U0248865

护理员标准化培训教程
——情景模拟（中级）

主　编　魏丽丽　修　红　王静远

科 学 出 版 社

北 京

内 容 简 介

本书共分4部分14章，分别介绍了中级护理员工作中需掌握的各项照护技能。第一部分为生活照护，介绍了饮食、排泄、睡眠等方面的照护内容；第二部分为本书重点，阐述了呼吸系统、循环系统、消化系统、神经系统、内分泌系统等常见疾病症状的照护；第三至四部分介绍了常见中医照护及康复护理基础知识和基本技能。本书内容新颖，采用情景模拟式，易学易掌握，适用于有照护基础的中级护理员及临床实习护士参考。

图书在版编目(CIP)数据

护理员标准化培训教程.情景模拟:中级 / 魏丽丽，修红，王静远主编.
— 北京：科学出版社，2023.8
ISBN 978-7-03-075983-2

Ⅰ.①护⋯　Ⅱ.①魏⋯②修⋯③王⋯　Ⅲ.①护理学－技术培训－教材
Ⅳ.① R47

中国国家版本馆 CIP 数据核字（2023）第 124475 号

责任编辑：郝文娜 / 责任校对：张　娟
责任印制：赵　博 / 封面设计：吴朝洪

科 学 出 版 社 出版
北京东黄城根北街 16 号
邮政编码：100717
http://www.sciencep.com

北京画中画印刷有限公司　印刷
科学出版社发行　各地新华书店经销

*

2023 年 8 月第 一 版　开本：787×1092　1/16
2023 年 8 月第一次印刷　印张：15 3/4
字数：373 000

定价：98.00 元
（如有印装质量问题，我社负责调换）

编著者名单

主　　审　　曲政海　　杨九龙　　张　粤　　高玉芳

主　　编　　魏丽丽　　修　红　　王静远

副 主 编　　金延春　　张　华　　郑学风　　高少波　　孙美凤

编　　委　　（以姓氏笔画为序）

　　　　　　王　静　　王静远　　司　辉　　刘晓敏　　刘淑芹

　　　　　　孙美凤　　李晓娟　　李梦丽　　李梦瑾　　张　华

　　　　　　张　艳　　张　梦　　张文洁　　张文燕　　陈　蕾

　　　　　　金延春　　郑学风　　修　红　　修　浩　　姚朵朵

　　　　　　徐毅君　　高少波　　唐一琳　　盖玉彪　　薛　莉

　　　　　　魏丽丽

前　言

　　随着人口老龄化发展及生态环境、生活行为方式变化，社会照护需求越来越大，慢性非传染性疾病（以下简称慢性病）如心脑血管疾病、癌症、慢性呼吸系统疾病、糖尿病等慢性病占总疾病的70%以上，成为制约健康预期寿命提高的重要因素，做好这些被照护者医疗救助的同时，养护看护是必不可少也是非常重要的过程。因此，做好社会护理、照护工作事关健康中国战略目标。

　　为满足社会对更加全面、更高质量的社会护理、养老照护等服务需求，精准对接人民群众多样化、多层次的健康照护要求，对不同层次的社会护理员进行规范的专业培训，提高其照护水平，培养过硬的专业素养是必不可少的环节，同时对促进就业创业，具有重要意义。

　　我国的护理员行业起步较晚，但发展较快，因此出现以下问题。①对于护理员没有明确的学会组织指导与监管，照护标准不一，事故投诉频发。②没有规范化的管理部门，护理学会、养老学会、保险学会等多行业都在管，造成都不管的局面，导致行业管理松散。③从业人员参差不齐。有年过半百、知识水平较低的中年人，有具有一定文化程度的年轻人，也有少数具有一定专业照护水平的人员，导致培训难度大、起效慢、时间长。④培训方式多样，但没有统一培训标准。有各从业公司内部培训的，有委托专业学校培训的，也有大部分没有培训，仅仅依靠日常经验的，因此，被照护者意见大、投诉多。

　　为适应我国护理员培训发展的需要，受青岛金澍医疗管理有限公司永康老年病医院的委托，我们组织编写了护理员情景模拟式标准化培训教材。本教材参照国家卫生健康委员会《医疗护理员培训大纲（试行）》（国卫医发〔2019〕49号）要求，创新培训模式，采用标准化情景模拟式培训方法，体现"以服务对象为中心、以岗位胜任力为核心"的指导思想，结构上针对护理员职业活动领域，按照职业功能模块分级别编写，共包括《护理员标准化培训教程——情景模拟（初级）》《护理员标准化培训教程——情景模拟（中级）》和《护理员标准化培训教程——情景模拟（高级）》3部。

　　《护理员标准化培训教程——情景模拟（初级）》主要适用于初次接触护理员职业的人员，介绍了初级护理员工作中涉及的基础知识、生活护理、基本技能等模块，重点阐述了初级护理员需掌握的职业素养、安全、沟通等基础知识，被照护者清洁、饮食、排泄、睡眠等照护知识，以及给药、冷热应用、急救技术、遗体料理等基本技能。

　　《护理员标准化培训教程——情景模拟（中级）》主要适用于在护理员工作领域有一

定的理论或实践经验的从业人员，介绍了中级护理员工作中涉及的生活照护，常见疾病症状的照护、中医照护、康复照护等模块，重点阐述了中级护理员需掌握的被照护者饮食、排泄、睡眠、消毒隔离等照护知识，呼吸系统、循环系统、消化系统、神经系统、内分泌系统等常见疾病症状的照护，中药、腧穴、中医技术等照护知识，以及康复基础知识和基本技能。

《护理员标准化培训教程——情景模拟（高级）》主要适用于在护理员工作领域有较丰富的理论及实践经验的从业人员，介绍了高级护理员工作中涉及的疾病观察与评估、应急救护、妇幼照护、康复照护及安宁疗护等模块，重点阐述了住院被照护者常见情景、伤口造口、被照护者心理的观察与评估，常用的应急救护知识及医疗仪器设备，婴幼儿、孕产妇照护，心肺重症、吞咽功能障碍、语言功能障碍、膀胱功能障碍等被照护者的康复照护，以及安宁照护相关知识和技能。

本教材在编写、审定过程中，反复核对校正，力求准确实用。但由于涉及范围较广，编者水平有限，疏漏与错误之处难以避免，恳请使用本教材的指导老师及学员批评赐教，以便再版时修正。

青岛大学附属医院

魏丽丽

2023 年 2 月

目 录

第一部分 生活照护

第二部分 常见症状的照护

第三部分　中医照护

第四部分　康复护理

第一章　饮食照护

　　护理员应该能够正确评估被照护者的身体状况、饮食状况和营养状况，结合被照护者疾病的特点，首先进行营养评估，根据评估情况为其制订有针对性的营养计划，并根据被照护者的具体进食情况帮助被照护者选择合适的进食方式。

第一节　营养评估

一、营养评估

影响营养和进食的因素

　　影响营养与进食的因素有很多，主要包括社会文化因素、病理因素、生理因素、心理因素、长期应用药物和饮酒等。

　　1.社会文化因素　主要包括饮食习惯、经济状况、生活方式和宗教信仰等。社会文化因素对营养和进食的影响详见表1-1。

表1-1　影响营养和进食的社会文化因素

因素	表现方式
饮食习惯	饮食习惯是指个体或群体在一定生活环境中逐渐形成的、自己特定地选择食物和餐具，以及进餐时间和方式等的习惯。饮食习惯受许多因素的影响，如对营养知识的了解、家庭饮食习惯、经济条件、地域等因素。一般饮食习惯在幼年时期即已养成
经济状况	经济状况的优劣直接影响人们对食物的购买力和饮食习惯。经济状况好，能够满足人对饮食的需求，但有可能发生营养过剩；经济状况差，轻者影响饮食及营养的质量，重者会发生营养不良等问题
生活方式	生活方式影响着人们的饮食、营养需要和习惯，如家庭的小型化及工作的高效率、快节奏使得接受快餐、速食食品的人越来越多
宗教信仰	不同宗教信仰的人对食物的种类、制作及进食的时间和方式等常有特殊的要求

　　2.病理因素　主要包括疾病影响、食物过敏或不耐受。病理因素对营养的影响详见表1-2。

表1-2 影响营养和进食的病理因素

因素	表现方式
疾病影响	机体对饮食和营养的需要，主要表现为机体对能量和营养素的需要发生改变、吸收、排泄障碍，进食形态异常等
食物过敏或不耐受	食物过敏与免疫因素有关，一般是指在体外异种抗原的作用下所出现的异常组织反应，如有的被照护者食入虾蟹可出现腹泻和哮喘。对食物不耐受则很少与免疫因素有关，它通常引起对特定食物的排斥，一般是由于体内某种特定酶的遗传缺陷而产生对食物色素、添加剂或食物中天然含有的物质不耐受。例如，有的被照护者空肠的乳糖酶缺乏，引起对乳及乳制品不耐受，食用乳制品后可发生腹泻及酸性便等

3.生理因素 主要包括年龄、身高和体重、活动量及特殊生理状况等。生理因素对营养的影响详见表1-3。

表1-3 影响营养和进食的生理因素

因素	表现方式
年龄	个人对食物的喜好，还可影响每日所需的食物量和特殊营养素的需要，如处于生长发育期的婴幼儿、青少年需摄入足够的蛋白质、各种维生素、矿物质等，而老年人因新陈代谢减慢，对热能的需要量就会逐渐减少，但是对钙的需要量增加
身高和体重	体格健壮、高大的人对营养需要量较高
活动量	日常活动量大的人所需的能量及营养素一般高于活动量小的人
特殊生理状况	妊娠及哺乳期妇女营养需要量明显增加，并可有饮食习惯的改变

4.心理因素 主要包括食欲、感官、认知、情绪、喜好。心理因素对营养的影响详见表1-4。

表1-4 影响营养和进食的心理因素

因素	表现方式
食欲	食欲是指人们想要并期待进食的一种心理反应。当食欲获得满足时，个体会产生愉快、满足的体验。影响食欲的因素很多，其中饿感是一个最基本的因素。饿感是身体对食物的需要所激发的一种生理反应，饥饿感可激起食欲，但有时在摄取足够的食物后仍可有食欲
感官因素	各种感官因素（包括视、听、味、嗅等）均可影响机体对饮食和营养需要。例如，食物的感官性质，包括食物的形状、软硬度、新鲜与否、冷热度、生熟、色、香、味等，均可影响机体对食物的选择
认知因素	人们对食物的理解、认识和分析，以及具备的饮食、营养知识是影响饮食、营养需要的高级心理活动过程。它可来源于个人的饮食体验、社会或家庭留下的饮食传统和理解等

5.长期应用药物和饮酒 对食欲和摄食有很大影响，详见表1-5。

表1-5 长期应用药物和饮酒对营养和进食的影响

因素	表现方式
药物	药物对饮食的影响则是多方面的,有的药物可增加食欲和胃纳;有的药物可降低食欲;有的药物可影响营养素的吸收等,如盐酸赛庚啶可增加饥饿感,从而促进食欲和胃纳;苯妥英钠则可干扰维生素D的吸收和代谢,引起钙的吸收不良等
饮酒	长期大量饮酒可使食欲缺乏,导致营养不良

二、营养评估的方法

营养评估的目的是确定被照护者是否有现存或潜在的营养问题。营养评估主要包括饮食营养调查、体格检查、人体测量及实验室检查4个方面的内容。

1.饮食营养调查 饮食调查的数据可用于被照护者个体化分析,对其进行营养素需要量的确定和整体营养情况的评估,饮食营养调查的内容详见表1-6。

表1-6 饮食营养调查内容

序号	主要内容
1	年龄、性别及活动水平
2	用餐情况,如每日进餐次数、方式、时间及规律性
3	食物的种类及摄入量、补品的种类及摄入量
4	对食物的特殊喜好、饮酒嗜好、偏食及食物过敏情况
5	食欲及体重变化
6	影响进食的原因,如咀嚼或吞咽功能减弱、身体残疾等
7	影响食物选择的文化与宗教信仰
8	经济状况
9	综合健康状况和疾病史

2.体格检查 除可发现明显的体重变化之外,还可发现营养不足或过剩。检查的重点是那些增生快速的组织,如皮肤、头发、指甲、眼睛和黏膜,同时与正常值做比较。有关营养不良的征象见表1-7。

3.人体测量 通过对人体相关部位的测量,达到根据被照护者的生长及发育情况了解其营养状况的目的。测量的内容主要包括体重、身高、皮褶厚度、围度(包括胸围、腰围、腹围、臀围及上臂围等)和握力等。通过人体测量可以反映被照护者营养状态的慢性变化。以下主要介绍体重测算和皮褶厚度。

(1)体重测算:准确测算被照护者的当前体重(current body weight,CBW)和标准体重(ideal body weight,IBW)是很有必要的,标准体重提供的是对个体应有的体重范围的估计。主要的测算方法见表1-8。

表1-7　营养不良的征象

序号	体检部位	营养不良的征象
1	外貌与活力	缺乏兴趣、倦怠、易疲劳
2	体重	超重或体重过低
3	皮肤	干燥、有鳞屑易脱落、苍白或色素沉着、皮下脂肪缺乏
4	指甲	变脆、甲床苍白、纵嵴或舟状甲
5	头发	干燥、无光泽、稀疏、焦脆
6	眼	结膜苍白或充血、干燥、角膜软化、角膜混浊
7	口唇	肿胀、口角裂隙
8	舌	肿胀、猩红或紫红色、光滑、肥大或缩小
9	齿龈	松肿、发炎、易出血
10	肌肉	不发达、消瘦、软弱
11	胃肠道系统	食欲缺乏、消化不良、腹泻、便秘

表1-8　体重测算方法

方法	公式
标准体重计算公式	我国常用的标准体重计算公式为Broca公式的改良公式 男性：标准体重（kg）＝身高（cm）-105 女性：标准体重（kg）＝身高（cm）-105-2.5
计算体重增加与减少的百分比	体重减少的百分比＝$\dfrac{标准体重－当前体重}{标准体重}$×100% 体重增加的百分比＝$\dfrac{当前体重－标准体重}{标准体重}$×100%
备注	正常体重范围是标准体重±10%；增加10%～20%为过重，超过20%为肥胖；减少10%～20%为消瘦，低于20%为明显消瘦

（2）体质指数（body mass index，BMI）：又称体重指数，是用体重千克数除以身高米数平方得出的数值，是目前国际上常用的衡量人体胖瘦程度及是否健康的一个标准。计算公式：BMI＝体重（kg）/身高（m²）。我国成人BMI评价标准如表1-9。

表1-9　成人BMI评价标准

分类	BMI（kg/m²）
健康体重	18.5≤BMI＜24
体重过轻	BMI＜18.5
超重	24≤BMI＜28
肥胖	BMI≥28

（3）皮褶厚度：反映人体脂肪的含量，方法是用皮褶计测量某特定部位的皮褶厚

度，用来计算人体脂肪的含量，又称为皮下脂肪厚度或皮脂厚度。体内脂肪存积多少与能量的供给关系密切，对被照护者皮下脂肪厚度的评估测量有助于帮助我们早期确定被照护者脂肪组织的存积情况，从而为改良生活方式提供依据。测量皮褶厚度的部位有肱三头肌部（图1-1）、肩胛下部（图1-2）、腹部（图1-3）等处，测定3次取平均值。最常测量部位为肱三头肌部，其标准值为：男12.5mm，女16.5mm。所测数值与同年龄的正常值相比较，较正常值少35%～40%为重度消耗，较正常值少25%～34%为中度消耗，较正常值少24%以下为轻度消耗。

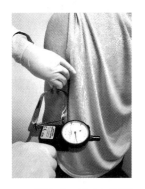
图1-1　肱三头肌部皮褶厚度测量

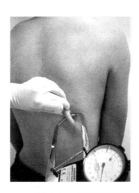
图1-2　肩胛下部皮褶厚度测量

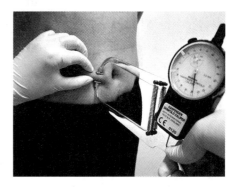
图1-3　腹部皮褶厚度测量

4.实验室检查　可以测定人体内各种营养素水平，是评价人体营养状况的较客观指标，可以早期发现亚临床营养不足。具体评估方法见表1-10。

表1-10　常用实验室检查方法及意义

评估方法	常用方法及意义
免疫功能测定	可了解人体的免疫功能状况，间接反映机体营养状况
生化检验	常用方法有测量血、尿中某些营养素或排泄物中代谢产物的含量，如血常规、尿常规、粪常规检验，血清蛋白、血清转铁蛋白、血脂、血清钙的测定，电解质、pH等的测定，亦可进行营养素耐量试验或负荷试验，或根据体内其他生化物质的检查间接推测营养素水平等

三、本节小结

本节主要阐述了影响营养和进食的因素及营养的评估方法，希望通过本节的学习，护理员能够了解营养的评估方法，掌握标准体重的计算方法。

四、思考与练习

填空题

影响营养与进食的因素有很多，主要包括（　　　）、（　　　）、（　　　）、（　　　）、（　　　）等。

第二节　特殊饮食及鼻饲饮食

一、特殊饮食

对无法正常摄入食物的被照护者，可通过特殊方法实施营养保障，包括肠内营养和肠外营养等，以增加对危重被照护者的抢救成功率。

1.**肠内营养**　是指经过消化道供给机体所需要营养素的渠道。依据供给渠道，肠道内营养素包括口服营养素和鼻饲营养素。而依据氮的种类，可将肠内营养素药物划分为非要素制剂、组件制剂和要素制剂。

2.**肠外营养**　是指经过静脉血液通道，为机体提供必需营养素的方式。按照满足被照护者营养需求的范围，可将肠外营养分为全部肠外营养和非全部肠外营养，按照静脉置管方式，分为中心静脉营养及外周静脉营养。

二、鼻饲饮食

鼻饲饮食是指利用各种管道（胃管、鼻肠管、胃造瘘管）把营养制剂、药物或水分直接灌入胃肠道中，是一种既安全又实用的营养提供方式。

鼻饲饮食的营养液在营养密度和营养种类方面有很大不同，种类有特殊疾病营养配方、水解蛋白质配方、标准蛋白质配方等。标准蛋白质配方主要适用于消化系统的消化功能基本没有显著变化者；水解蛋白质配方更适用于消化和吸收能力较弱人群；特殊疾病营养配方在营养的组成或能量的密度方面有所改变。鼻饲的方法有很多，但是日常生活中我们最常使用的方法是鼻饲术。

（一）鼻饲的概念

鼻饲方法是将管道经鼻置入胃肠管内后，在管中输注饮用水、流质饮食和药品等，以保证被照护者营养水平和治疗要求的一项技术。

（二）鼻饲操作法

1.**胃管的留置时间**　普通的胃管每周需要更换1次，硅胶材质的胃管需要每月更换1次。

2.**鼻饲时的体位**　脑血管意外被照护者因为咳嗽、吞咽功能降低，以及贲门括约肌处在开放的状态胃内容物容易反流而引起误吸，甚至引发肺炎。鼻饲时护理员应抬高床头30°～40°。将被照护者头偏向健侧，这样可以明显降低误吸的发生率。鼻饲后维持半卧位30～60分钟后再给予平卧位，以防胃内容物反流，造成窒息。

3.**温度**　鼻饲液配制的温度要求控制在38～40℃。

4.**常见的鼻饲食物有混合奶和匀浆食品**　制作混合奶的常见食物有豆汁、禽蛋、奶类、鸡汤等。匀浆饮食的常见食物有米饭/粥、面食、包子、禽蛋类、鱼虾等。鼻饲开始时食物应该少而清淡，其后慢慢增加。长时间不能吃饭的被照护者及昏迷的被照护者，鼻饲开始的前两天应该以混合奶为主，一次50～100ml，每4小时喂一次，若被照护者无不适症状，从第3天起，就可以改成匀浆饮食。长年用匀浆膳的人，每一次包含水在内的灌注量应在200～400ml，每天3～4次，再加水数次，通常每天量在1500～2000ml。

5.鼻饲注意事项

（1）在灌注食物前，要验证一下胃管是否还在胃内。

（2）每一次鼻饲前应先用50ml注射器或喂食器连接胃管末端回抽。

（3）协助被照护者用药时护理员应将药物研磨成末，溶化后灌入。速度要慢，并随时检查被照护者的反应。在抽吸鼻饲液时可将胃管反折，反折胃管可防止气体进入胃中引起腹痛。

（4）鼻饲后用温水30ml冲洗胃管，随后将胃管尾部反折，关闭盖管用纱布包住，用别针固定在枕边或者衣领上（图1-4）。

（5）口腔护理每天2次，护理员在进行口腔护理时，还应观察被照护者口腔的变化，及时发现异常。

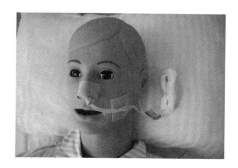

图1-4　胃管末端固定

6.鼻饲饮食的制作与要求　鼻饲营养液是长期昏迷、咀嚼或吞咽障碍被照护者的主要食物。这些被照护者，由于病情的影响和食物的特性，限制了食物选用的种类，需要对食物进行科学合理地配制及加工。详细配制要求如下所述。

（1）饮食配制要根据疾病种类，依据被照护者的症状、合并症等，制订不同的食谱。例如，高热、肺部感染、意识障碍、创伤愈合、病毒感染等，都需要增加热量及优质蛋白质。钠、氯、钾等电解质，要根据被照护者电解质的均衡状态及有无水肿来决定。

（2）营养液配制时要做到细软无渣，调配好后用铜丝箩或过箩，可以有效防止阻塞胃管。

（3）营养液配制时要严格注意卫生环境，任何器具都应经清洗灭菌后使用，同时重视手卫生，以防止细菌污染。

（4）所有乳制品配制后，不能直接在火上加温，应该使用热水保温法进行加温，避免使混合奶凝固而结成块儿状。混合奶调配好以后，加热时不用加盖，冷后再盖上瓶盖放进电冰箱，否则很容易酸败。

（5）果汁或维生素C粉剂与奶混合，容易产生沉淀，需要鼻饲时临时添加。

（6）要求动植物蛋白搭配使用，同时维生素和无机盐类也应合理添加。

（7）配制环境、器具、食物应注意清洁卫生，搭配饮食的原料一定要新鲜。

（8）配制好的营养液24小时内使用完。

三、本节小结

鼻饲饮食是指将营养制剂、水、药物直接灌入胃肠道内，是一种既安全又经济的营养支持方式。本节重点讲解了鼻饲饮食的概念，胃管留置的时间、鼻饲的体位及注意事项，希望护理员通过本节的学习能够掌握鼻饲饮食的注意事项。

四、思考与练习

1.填空题

（1）（　）是实施鼻饲饮食最常用的方法。

（2）鼻饲的食物温度为（　　）。

（3）（　　）是指将导管从鼻腔置入胃肠道中，通过管道输注流质食品、饮用水和药品，以保证被照护者营养和护理要求的方法。

2.单选题

（1）脑卒中被照护者鼻饲前应将床头升高（　　），可减少喂食过程中或喂食后的反流、咳嗽、恶心呕吐等的发生，从而降低肺炎的发病率。

A. 20°～30°　　　B. 25°～35°　　　C. 30°～40°　　　D. 35°～45°

（2）鼻饲时每次灌注量包含水在内一般控制量为（　　）。

A. 150～200ml　　B.100～200ml　　C.250～300ml　　D.200～400ml

3.是非题

（1）每天鼻饲总量在2000～2500ml。（　　）

（2）鼻饲所配制好的营养液若在24小时内未食用完就应扔掉。（　　）

4.思考题

鼻饲时需注意哪些事项？

情景模拟1　食物灌注

【情景导入】

被照护者，女，76岁，因吞咽困难，以食管癌收住院，被照护者院外带入胃管1根，遵医嘱给予被照护者流质饮食胃管内注入。

【路径清单】

（一）思考要点

怎样安全给予被照护者鼻饲流质饮食？

（二）操作目的

保证不能经口进餐的被照护者经胃管向胃内注入流质饮食，确保被照护者摄入充分的营养素、水分和药品，以利于早期病情的恢复。

（三）评估问题

1.被照护者使用鼻饲的过程中能否配合。

2.检查鼻腔内有无红肿、发炎，胃管固定状况，管道有无脱出。

3.查看上次鼻饲时间，鼻饲量。

（四）物品准备

结合被照护者的病情和营养需求配制38～40℃鼻饲液、灌注器、温开水杯、污物杯、毛巾等。

（五）操作过程

1.沟通　向被照护者解释，取得合作。

2.摆放体位　取坐位或者半坐卧位。

3.检查鼻胃管　鼻饲前首先要验证胃管是否在胃内，然后将胃管的末端反折，打开盖帽，用灌注器或者50ml空针的乳头与胃管末端相连接然后进行抽吸，观察是否有胃液或胃内容物通过胃管被抽出。检查完毕后再反折胃管末端，并盖帽。

4.鼻饲

（1）首先抽吸30～40ml的温开水缓慢灌注，一边灌注一边观察有无呛咳现象，检查胃管是否通畅，注射完毕后反折胃管末端，并盖帽。

（2）抽吸鼻饲液时，应该先测试温度，以温热但不烫为最佳。测试完毕后应反折胃管末端，打开盖帽，连接胃管与注射器，再缓慢灌注。

（3）鼻饲液全部灌注完，应抽吸30～50ml的温开水慢慢注入，冲洗胃管，之后反折胃管，并盖帽，维持鼻饲体位30分钟左右后，再回到平卧位置。

5. 整理

（1）撤下毛巾，整理床铺。

（2）洗涤用物时，将灌注器放入流动水下冲洗一遍后，用热水浸泡消毒后晾干备用即可。

（3）护理员应该准确记录鼻饲的量和鼻饲时间。

（4）鼻饲完成后护理员要重点观察被照护者鼻饲后有无腹痛、腹胀、腹泻、恶心、呕吐等情况。

（六）注意事项

1. 对于长期鼻饲的被照护者，每天晨、晚间都要进行口腔护理，以保证口腔干净。

2. 需要吸痰的被照护者，在鼻饲前30分钟进行；鼻饲后30分钟内禁止吸痰，以免引起被照护者恶心，引起误吸。

3. 被照护者需要服用口服药物时，应把片剂研磨成末，温水溶解之后再进行灌注。

4. 被照护者每次鼻饲前，都应验证胃管是否在胃内并抽吸胃液，发现异常，应立即通知医护人员。

5. 鼻饲过程中，被照护者出现恶心、呕吐等现象时应该立刻停止鼻饲，及时通知医护人员。

6. 鼻饲后，协助被照护者保持鼻饲体位30分钟后再卧床休息，这样可以有效预防食物反流引起的误吸。

［考核标准］

鼻饲技术操作考核评分标准

姓名_____ 考核人员_____ 考核日期： 年 月 日

项目	总分（分）	技术操作要求	标分（分）	评分标准	扣分（分）
仪表	5	符合护理员规范要求	5	一项不符合要求扣1分	
操作前准备	5	1.护理员服装整洁，洗净双手	2	一项不符合要求扣1分	
		2.备齐用物：38～40℃鼻饲液、灌注器、温水1杯、污物杯1个、毛巾	2		
		3.环境整洁、安静、安全，温湿度适宜	1		
安全评估	10	1.被照护者病情、管路、意识、自理能力、合作程度	4	一项不符合要求扣2分	
		2.查看鼻腔有无红肿、炎症，鼻饲管皮肤固定情况，鼻饲管有无脱出	4		
		3.查看上次鼻饲时间、鼻饲量等	2		

续表

项目	总分（分）	技术操作要求	标分（分）	评分标准	扣分（分）
操作过程	60	1.沟通：向被照护者解释，取得合作 2.摆放体位：协助被照护者取坐位或半卧位（上半身功能良好）或床头抬高30° 3.颌下垫毛巾 4.检查鼻饲管是否在胃内 （1）反折胃管末端，打开盖帽，将灌注器的乳头与胃管末端连接并进行抽吸，有胃液或胃内容物被抽出 （2）反折胃管末端，并盖帽 5.进行鼻饲 （1）抽吸少量温开水（20～30ml）缓慢灌注，以确定鼻饲管通畅并润滑管腔，反折胃管末端，并盖帽 （2）抽吸鼻饲饮食，推注少量于掌侧腕部测试温度，以温热、不烫为宜 （3）反折胃管末端，打开盖帽，连接胃管，缓慢灌注 （4）鼻饲饮食全部灌注完毕，抽吸30～50ml温开水缓慢注入，盖好鼻饲管盖帽 （5）保持鼻饲体位30分钟后，恢复平卧位	4 5 3 5 3 5 5 20 5 5	未向被照护者解释扣4分 抬高床头不符合要求扣5分 未检查胃管是否在胃内扣5分 未使用温水灌注扣5分 未试温度扣5分 未反折胃管末端扣3分 鼻饲后未使用温水冲管扣5分 其余一项不符合要求扣2分	
操作后	10	1.撤下毛巾，整理床铺 2.清洗用物，将灌注器在流动水下冲洗干净，并用开水浸泡消毒备用 3.准确记录鼻饲时间和鼻饲量，重点观察被照护者鼻饲后有无腹胀、腹泻等不适并记录	2 4 4	一项不符合要求扣2分	
评价	5	1.遵循标准预防、消毒隔离、安全的原则 2.操作者知晓注意事项 3.被照护者皮肤及床单位清洁，无皮肤擦伤	2 1 2	一项不符合要求扣1分	
理论提问	5	鼻饲的注意事项有哪些	5	少一条扣1分	
合计	100				

理论提问：

鼻饲的注意事项有哪些?

答：①长期鼻饲被照护者，每天晨、晚间要进行口腔护理，以保证口腔干净。②需要吸痰的被照护者，在鼻饲前30分钟进行，鼻饲后30分钟内禁止吸痰，以免引起被照护者恶心，导致误吸。③服用片剂药物时应研磨成粉，温水溶解，再进行灌注。④每次鼻饲前，都应验证胃管是否在胃内并抽吸胃液，发现异常，应立即通知医护人员。⑤鼻饲过程中，被照护者出现恶心、呕吐等现象时应该立刻停止鼻饲，及时通知医护人员。⑥鼻饲后，协助被照护者维持鼻饲体位30分钟后再卧床休息，这样可以有效预防食物反流引起的误吸。

情景模拟2　呕吐的紧急处置

【情景导入】

被照护者，女，86岁，因恶心、呕吐，收入院，入院后进食流质饮食，被照护者进食后出现呕吐，如何紧急处置？

【路径清单】

（一）思考要点

被照护者出现呕吐后应该怎样紧急处理？

（二）操作目的

清除呕吐物，防止误吸，促进被照护者舒适。

（三）评估问题

评估被照护者有无误吸发生。

（四）物品准备

无。

（五）操作过程

1.如被照护者进餐过程中发生呕吐，可嘱被照护者停止进餐，嘱其做张口深呼吸或深慢呼吸。在被照护者呕吐出现眩晕无力时，护理员应该给被照护者心理上的安慰并在旁边照顾被照护者。

2.在病情允许的情况下，护理员可扶着被照护者取坐位，并用双手托住其前额，保持被照护者舒适，嘱被照护者将呕吐物吐到专用器皿中，但仰卧位的被照护者宜把头朝向另一边。

3.护理员应该及时清除被照护者呕吐物，并协助更换污染的被服。协助被照护者漱口或给予被照护者口腔护理，保持口腔清洁。

4.清理完物品后护理员应在条件允许的情况下进行开窗通风，以去除室内不良气味。

5.对于刚发生恶心、呕吐的被照护者护理员应该让被照护者休息片刻后再询问其是否继续进食。对于不愿继续进食的，可以将剩余食物适当保存，待被照护者食欲好转后再提供。

6.护理呕吐被照护者时，护理员应该注意观察呕吐物量、性状、气味和颜色等，做好记录并及时与医护人员沟通。

7.当发现被照护者呕吐出现误吸后应按照误吸的紧急处置流程进行处理。

（六）注意事项

1.剧烈呕吐或呕吐不止的被照护者，须暂时停止进食。待呕吐停止，食欲好转后，再给予温热饮料，以补充水分。

2.当被照护者的胸腹部有伤口的时候，在呕吐时护理员应该帮助按压住伤口，以减轻因呕吐诱发的疼痛及避免伤口撕裂。

3.护理员在照料呕吐被照护者时，如果发现呕吐物中有大量的鲜血，应该立即通知医护人员，并协助被照护者平卧头偏向一侧以防误吸发生。

［考核标准］

呕吐紧急处置技术操作考核评分标准

姓名_____　考核人员_____　考核日期：　年　月　日

项目	总分（分）	技术操作要求	标分（分）	评分标准	扣分（分）
仪表	5	符合护理员规范要求	5	一项不符合要求扣1分	
操作前准备	5	1.洗手，戴口罩 2.用物：现场可徒手操作	2 3	一项不符合要求扣2分	
安全评估	10	1.判断被照护者意识状态、脉搏等 2.判断气道阻塞情况及处理 （1）是否气管部分阻塞：鼓励被照护者用力咳嗽，一般可将异物咳出，咳嗽间期有喘鸣音 （2）是否气管完全阻塞：被照护者不能说话、呼吸、咳嗽。呼吸困难加重、发绀、昏迷、呼吸、心搏骤停 3.现场环境安静、安全	2 3 3 2	一项不符合要求扣2分	
操作过程	60	1.当被照护者呕吐时，会出现眩晕无力，护理员应该给予被照护者心理上的安慰并在旁边照顾被照护者 2.在病情许可的情况下，护理员可以扶被照护者坐起，用手托住前额使被照护者舒适，呕吐物吐入容器中，仰卧的被照护者应将头偏向一侧，避免呕吐物误吸 3.在被照护者呕吐后，记录呕吐物的性质、量的多少 4.协助被照护者漱口、洗脸，必要的时候要帮助被照护者更换衣物和被单 5.清理周围的环境，安排被照护者休息 6.口述：当发现被照护者呕吐出现误吸应按照误吸的紧急处置流程进行处理	10 15 10 10 5 10	一项不符合要求扣5分 记录不符合要求一处扣2分 发现误吸后未紧急处理扣10分	
操作后	5	1.洗手 2.记录	2 3	一项不符合要求扣2分	
评价	10	1.按消毒技术规范要求分类整理使用后物品 2.全过程稳、准、轻、快，符合操作原则	5 5	一处不符合要求扣2分	
理论提问	5	呕吐的紧急处置注意事项有哪些	5	少一条扣1分	
合计	100				

理论提问：

呕吐的紧急处置注意事项有哪些?

答：①剧烈呕吐或呕吐不止的被照护者，需暂时停止进食，待呕吐停止，食欲好转后，可给予温热饮料，以补充水分。②当被照护者的胸腹部有伤口的时候，在被照护者呕吐时护理员应该帮助被照护者按压住伤口，以减轻被照护者因呕吐而引发的疼痛，防止伤口的撕裂。③护理员在照料呕吐被照护者时，如果发现被照护者的呕吐物中有大量的鲜血，应立即通知医护人员，并协助被照护者平卧头偏向一侧以防误吸发生。

情景模拟3 噎食紧急处置

【情景导入】

被照护者，女，86岁，因脑出血收入院，入院后进食流质饮食，被照护者进食过程中出现噎食，如何紧急处置？

【路径清单】

（一）思考要点

怎样迅速有效地帮助被照护者解除噎食？

（二）操作目的

清除梗塞在咽喉部的食物，维持呼吸畅通，减轻呼吸困难。

（三）评估问题

1.判断被照护者呼吸、意识状态、脉搏等。

2.判断气道阻塞情况及处理

（1）检查气道是否存在部分阻塞：在支持情况下被照护者仍可使劲咳，并能将异物咳出，在咳嗽间期有喘鸣声。

（2）检查气道是否被完全阻塞：被照护者无法发声、喘息、干咳。呼吸困难严重、发绀，甚至晕厥，喘息、心搏骤停。

（四）物品准备

无。

（五）操作过程

1.评估及观察：护理员应嘱被照护者，尤其是儿童和老年人，饮食要细嚼慢咽，进餐时不要讲话或行走。呛咳时，护理员可轻拍被照护者后背。若发生较严重的呛咳、出现脸色发绀、双手乱抓、呼吸困难或抽搐时，则有噎食的可能，护理员必须要争分夺秒地清理被照护者口腔内的积存食物并呼救。

2.意识清醒的被照护者，鼓励其用力向外咳或呕吐出食物，也可以协助被照护者侧卧位，头低足高位，拍打其胸背部，以帮助被照护者吐出食物。

3.若被照护者突然出现喉咙或气管骤然阻塞，引起呼吸困难，甚至呼吸停止时，对于意识清醒的被照护者应立即采用膈下腹部冲击法即海姆立克手法进行急救；如果被照护者的意识不清，可以协助被照护者取侧卧位，此时护理员应骑跨在被照护者的腿部或跪坐于被照护者的背侧，用同样的手法进行操作。同时，应立即通知医生或者护士，做好急救准备。海姆立克手法具体操作步骤：

（1）发现被照护者病情变化，先呼救："快来人啊！救命啊！"

（2）快速清理被照护者呼吸道：将被照护者头偏向一侧，有活动性义齿的取下义齿，清理口咽异物（深达舌根部）。

（3）海姆立克挤压法（根据被照护者情况三选一）

1）立位腹部冲击法（适用于意识清醒的被照护者）：被照护者取站位或者坐位，护理员站在被照护者的背后，用两侧手臂环绕被照护者的腰间，左手握拳用拇指突起的

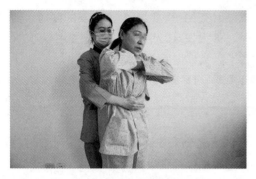

图1-5　立位腹部冲击法

部分顶住被照护者腹正中脐上剑突尖之下的部位，用右手握住左拳，向后上方用力冲击6～10次才能有效（图1-5）。

2）卧位腹部冲击法（适用于身材矮小或昏迷的被照护者）：协助被照护者取仰卧位，护理员骑跨在被照护者下半身或跪坐于被照护者的背侧，将右手的掌根放于被照护者的腹正中脐上剑突尖之下，左手压于右手上，双手的手指交叉翘起，双臂伸直向内向上快速挤压、冲击被照护者的腹部。如此反复冲击6～10次才能有效（图1-6）。

3）胸部冲击法（适用于肥胖的被照护者或孕妇）：协助被照护者取站位或者坐位，护理员站在被照护者的背后，双手臂从被照护者的腋下穿过至胸前，左手握拳用拇指侧顶住被照护者胸骨的中部用右手握住左拳，然后用力向后上方冲击和挤压。需要反复冲击6～10次才能有效（图1-7）。

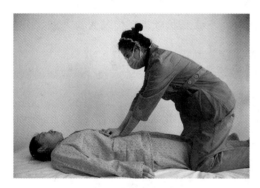

图1-6　卧位腹部冲击法

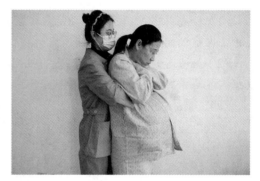

图1-7　胸部冲击法

（4）叩击被照护者的背部5次，用手抠出其口咽部的异物。

1）对于意识清醒的被照护者：护理员需协助被照护者取站位或者坐位，护理员一手伸向前，支持被照护者的前胸，使被照护者的头低到胸部下水平，用另一只手在被照护者的背侧双肩胛处使用掌根用力叩击5次，并嘱被照护者咳嗽，用力将异物咳出，当被照护者无力咳出时，护理员应该用手将异物抠出。

2）对于昏迷的被照护者：协助其取侧卧位，头偏向一侧，护理员在被照护者背侧双肩胛背间使用掌根用力叩击5次。打开被照护者口腔，护理员一手握住被照护者的舌，抬起下颌，使舌从咽后壁拉开，另一只手的示指沿被照护者的脸颊内侧插入，深达舌根部将异物取出。

（六）注意事项

1.护理员在护理被照护者时如果遇到噎食的被照护者，一定要争分夺秒，及时就地施救。

2.急救时护理员需用手把食品从嘴里抠出，可以将随手能及的物品如筷子、勺子等垫于被照护者上下齿中间，防止咬伤手指。

[考核标准]

噎食紧急处置技术操作考核评分标准

姓名＿＿＿＿＿ 考核人员＿＿＿＿＿ 考核日期： 年 月 日

项目	总分 （分）	技术操作要求	标分 （分）	评分标准	扣分 （分）
仪表	5	符合护理员规范要求	5	一项不符合要求扣1分	
操作前准备	5	用物：现场可徒手操作，病房操作备硬板床	5	一项不符合要求扣5分	
安全评估	10	评估		评估不全一项扣2分	
		（1）被照护者有无自主呼吸，呼吸道是否通畅，有无活动义齿	2		
		（2）判断被照护者意识状态、脉搏等	2		
		（3）判断气管阻塞情况及处理			
		1）是否气管部分阻塞：鼓励下被照护者能用力咳嗽，一般可将异物咳出，咳嗽间期有喘鸣音	3		
		2）是否气管完全阻塞：被照护者不能说话、呼吸、咳嗽、呼吸困难加重、发绀、昏迷、呼吸、心搏骤停	3		
操作过程（根据不同情况选择其中一项）	60	1.紧急呼叫："来人啊！救命！"去枕平卧于硬板床或地上，松解衣领、裤带	10	方法不正确扣10分 位置不正确扣5分 次数不正确扣5分 手法不正确扣5分 其余一项不符合要求扣2分	
		2.清理呼吸道：头向一侧，取下活动义齿，清除口咽异物（深达舌根部）	10		
		3.海姆立克挤压法（根据病情三选一）			
		（1）立位腹部冲击法（用于意识清醒者）			
		1）被照护者取站位或坐位	2		
		2）抢救者站于被照护者背后	3		
		3）双手臂环绕被照护者腰间，左手握拳拇指突起部顶住被照护者腹正中脐上剑突尖之下，右手握住左拳	10		
		4）向后上方用力冲击、挤压，反复冲击6～10次才能有效	10		
		（2）卧位腹部冲击法（用于昏迷、身材矮小者）			
		1）被照护者仰卧位	2		
		2）抢救者骑跨于被照护者下半身	3		
		3）右手掌根放于被照护者腹正中脐上剑突尖之下，左手压在右手上，双手手指交叉翘起	10		
		4）双臂伸直向内向上快速冲击、挤压腹部，反复冲击6～10次才能有效	10		
		（3）胸部冲击法（用于孕妇、肥胖者）			
		1）被照护者取站位或坐位	2		
		2）抢救者站于被照护者背后	3		
		3）双手臂从被照护者腋下穿过至胸前，左手握拳拇指侧顶住被照护者胸骨中部，右手握住左拳	10		
		4）向后上方用力冲击、挤压，反复冲击6～10次才能有效	10		

续表

项目	总分（分）	技术操作要求	标分（分）	评分标准	扣分（分）
		4.叩击背部5次，抠出口咽异物（根据情况二选一）			
		（1）意识清醒被照护者			
		1）被照护者取站位或坐位	5		
		2）抢救者一手伸向前，支持其前胸，被照护者头低于胸下水平	5		
		3）另一手在被照护者背侧双肩胛背间用掌根力量大力叩击5次，并鼓励被照护者咳嗽，将异物咳出，无力咳出者，抢救者用手抠出异物	5		
		（2）昏迷被照护者			
		1）被照护者侧卧，头偏向一侧	5		
		2）在被照护者背侧双肩胛背间用掌根力量大力叩击5次	5		
		3）打开口腔，抢救者一手握住被照护者舌头，抬起下颌，使舌从咽后壁拉开，另一只手示指沿被照护者颊内侧插入，深达舌根部抠出异物	5		
操作后	5	1.洗手 2.记录	2 3		
评价	10	1.按要求分类整理使用后物品 2.可触及颈动脉搏动，自主呼吸完全恢复，呼吸顺畅，发绀消失 3.全过程稳、准、轻、快，符合操作原则	2 5 3	一项不符合要求扣2分	
理论提问	5	噎食紧急处置注意事项有哪些	5	少一条扣2分	
合计	100				

理论提问：

噎食紧急处置注意事项有哪些?

答：①护理员在护理被照护者时如果遇到噎食的被照护者，一定要争分夺秒、及时就地施救。②急救时护理员需用手把食品从嘴里抠出，可以将随手能及的物品如筷子、勺子等垫于被照护者上下齿中间，防止咬伤手指。

情景模拟4　误吸紧急处置

【情景导入】

被照护者，女，86岁，因脑出血收入院，入院后进食流质饮食，被照护者进食过程中出现误吸，如何紧急处置?

【路径清单】

（一）思考要点

怎样迅速有效地帮助被照护者解除误吸?

（二）操作目的

清理误吸的食物，维持呼吸道的通畅，解除呼吸困难。

（三）评估问题

1.被照护者有无自主的呼吸，有无活动义齿，呼吸道是否通畅。

2.判断被照护者意识状态、脉搏等。

3.判断气道阻塞情况及处理。

（1）检查气道是否有部分阻塞：在支持情况下被照护者仍可使劲咳，并能把异物咳出，在咳嗽间期有喘鸣声。

（2）检查气道是否完全阻塞：被照护者无法发声、喘息、干咳。呼吸困难严重，发绀，甚至晕厥，喘息、心搏骤停。

（四）物品准备

现场可徒手操作。

（五）操作过程

1.当被照护者处于清醒状态时，协助其取站立身体前倾体位，护理员站在被照护者的身后，一手抱住被照护者的上腹部，另一手用力叩击背部。当被照护者处于昏迷状态时，协助其取仰卧位，使其头偏向一侧，护理员一边按压被照护者的腹部，一边用负压吸引器吸引，也可以让被照护者处于俯卧体位，取头低足高位，护理员为其进行叩背。护理员在抢救被照护者的过程中要密切观察被照护者的面色、意识、呼吸等情况。误吸紧急处置流程见图1-8。

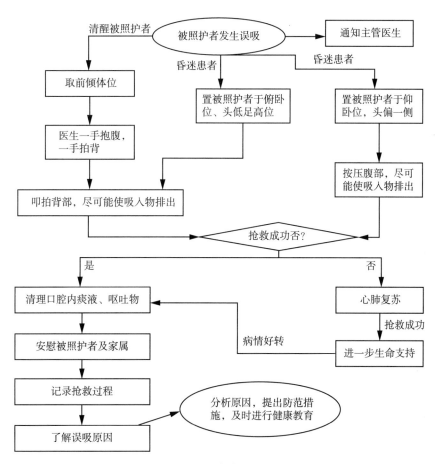

图1-8 误吸紧急处置流程

2.护理员要立即通知医护人员。

3.此外护理员还应密切观察被照护者的生命体征、意识及瞳孔的变化，一旦发现异常，要及时通知医护人员采取急救措施。

4.待被照护者病情出现好转，意识逐渐恢复，生命体征稳定后，可以给予被照护者以下护理措施。

（1）协助其清理口腔，更换脏床单及用物，整理床单位。

（2）安慰被照护者情绪。

5.待被照护者病情完全平稳，精神状态较好时，了解被照护者发生误吸的原因，制订预防措施，避免再次发生误吸。

（六）注意事项

当被照护者发生误吸时，立即协助被照护者清理口腔内的残余物，如痰液、呕吐物等。

看答案

（金延春　魏丽丽）

第二章　排泄照护

排泄是指身体在新陈代谢过程中，将所产生的不能再利用的尿酸、尿素、二氧化碳、氨等废物过剩的水和无机盐类及进入人体的各种异物，如药物等，排出体外。各种原因导致的排泄异常，均会给被照护者带来痛苦。本章重点阐述尿潴留、尿失禁、便秘、腹泻、肠胀气、人工造瘘等异常排泄情景的照护，旨在指导护理员在遇到被照护者排泄障碍时能够及时评估排泄障碍风险，采取有效措施缓解被照护者痛苦。

第一节　尿潴留照护

一、定义

尿潴留是指尿液潴留在充盈的膀胱内而不能自行排出。尿潴留通常是在排尿困难的基础上，病情进一步加重发展而来。

二、照护

（一）心理照护

1.被照护者在出现急性尿潴留时，通常会觉得十分恐怖。护理员，应当尽可能地稳定被照护者和亲属的情绪，并协助护士及时地采取措施消除尿潴留。

2.对于慢性尿潴留被照护者，护理员应让被照护者对于自身的疾病更加关注，但是，注意不能引起被照护者过分焦虑，对被照护者要重视病情检查，定时随访，肾损伤及其他严重的并发症是能够预防的。

（二）排尿的照护

1.急性尿潴留

（1）改变排便位置与方式：当被照护者出现急性尿潴留后，护理员首先要减少被照护者紧张的情绪，给被照护者创造一种不受他人干扰的适宜的排便条件，在疾病允许范围内引导被照护者采用正确体位排便，如扶卧床的被照护者略抬起上体或让被照护者坐起时躯体前倾，用手指加压腹部以提高腹内压力。尽量让被照护者以惯性体位排尿。对必须绝对卧床休息的或有些手术被照护者而言，要预先有意识地练习在床上排尿或排便，以防由于不习惯排泄体位的变化，而造成尿潴留。

（2）诱发排泄：运用某些条件的反射诱发排泄，如用温水清洗会阴部或是温水坐浴，听细细的流水声等方式促进排泄。

（3）热敷、按摩：通过按摩或热敷下腹部，能够松弛局部肌肉，促进排便。切记不能大力按摩，以免膀胱破裂。

（4）经以上所述治疗仍无法缓解尿潴留者，可协助护士采用导尿术。导尿后需小心控制尿液释放的速率，切勿太快。对极度充盈的膀胱，第1次排放尿液应小于1000ml，且要分多次排出体外，防止第一次排放大量尿液时被照护者出现不适，如出冷汗、面色苍白、低血压、膀胱内大出血等危险现象。

2.慢性尿潴留

（1）对慢性尿潴留的被照护者，除积极处理引起术后尿潴留的病变以外，可引导被照护者形成二次排尿的良好习惯，即被照护者每次排尿后，站立或坐下2～5分钟再进行排尿，如此做可提高膀胱系统的排泄功能，减少残尿。

（2）对排尿次数较少而膀胱感觉不足的被照护者可以定时排尿。一般先让被照护者做1～3天的排尿日记，而后再以每天15～30分钟的速率逐渐缩短排尿间歇，直至达到每4～6小时排尿一次的目的。

（3）对2次以上排尿和定期排尿无反应的被照护者可采取间歇导尿及留置导尿术的方式处理。

3.留置导尿管的照护

（1）应选用对尿路影响小、尺寸适宜的导尿管，以保证导尿管的通畅，并避免弯曲受压或折叠。

（2）要注意检查尿袋内尿液的性状、尿量、色泽和尿袋的大小等，被照护者在下床活动时要注意尿袋的高度，不应该高于耻骨联合的水平。

（3）尽可能减少导尿管与储尿袋连接处分离的频次。

（4）在病情许可的情况下，嘱被照护者多饮水，保持尿量每天不少于2500ml，降低尿路感染、结石的发生率。

（5）每2～3小时开放一次导尿管，可防止膀胱萎缩。

（6）预防泌尿系统逆行感染

1）截断医源性传染的传播渠道：如行排空集尿袋等，操作前应当认真洗手、佩戴口罩；护理完导尿管的被照护者，须在洗手后再触及另一例被照护者，以防止交叉感染；做好无菌操作，确保集尿袋的接口部位不被环境污染等。

2）保持被照护者尿道口清洁：用生理盐水棉球行会阴部擦洗2次/天。

3）储尿袋位置不能高于耻骨联合，避免尿液逆流。

4）如果尿液中有浑浊、沉淀或结晶应及时告知医务人员。

4.健康教育

（1）告知被照护者定时随访，并积极处理造成尿潴留的原发病，以防止因病情发展而造成肾损伤等严重后果。

（2）被照护者注意饮食的规律性，不要一次摄入太多水，以免引起尿潴留；同时，也不要为了防范尿潴留问题而减少饮食，不然可能导致尿路感染、尿路结石的发生。

（3）告知被照护者诱发排尿的办法，如倾听流水声、轻轻捶击下腹部和会阴部位、热敷下腹部等。

（4）指导被照护者在饮食上禁忌辛辣刺激性食物，戒烟、戒酒，培养良性的生活习惯，不要久坐也不要过劳，避免便秘和憋尿等。护理人员可记下导致尿潴留的药品名称，告诫被照护者禁止或慎用此类药物。

（5）留置尿管的被照护者，护理人员应教会被照护者导尿管护理的注意事项。

三、本节小结

尿潴留照护也是护理人员照护被照护者的必要技术之一，本节内容着重描述了尿潴留的定义和照护措施。希望通过本节课程的介绍，护理人员能够了解尿潴留的表现，知晓导尿管的照护要点，掌握尿潴留的照护措施，在医生和护士的指导下合理照护尿潴留被照护者。

四、思考与练习

1.单选题

缓解被照护者急性尿潴留的措施有误的是（　　）。

A.按摩膀胱区　　B.下腹部热敷　C.听流水声　D.多喝水

2.是非题

被照护者下床活动时注意尿袋的高度，不可超过耻骨联合水平。（　　）

3.思考题

对于极度充盈的膀胱，为什么在第1次放尿时不能超过1000ml？

情景模拟　更换一次性尿袋

【情景导入】

被照护者，女，78岁，尿潴留，长期留置导尿，被照护者今日出院。

【路径清单】

（一）思考要点

如何安全更换一次性尿袋？

（二）操作目的

1.排空膀胱。

2.保持皮肤及衣裤干燥、清洁。

（三）评估问题

1.被照护者更换一次性尿袋过程中能否配合。

2.评估被照护者病情及管路情况。

3.评估操作环境。

（四）物品准备

尿袋、手套、医用垫单、消毒液、棉签、免洗手消液、医用垃圾袋、生活垃圾袋、止血钳。

（五）操作过程

1.确认操作前准备充分

（1）护理员：洗手。

（2）用物：备齐并检查所有用物，摆放合理。

（3）环境：整洁、安静、安全、温湿度适宜。

2.携用物至床旁，为带管路的被照护者整理好管路。

3.询问被照护者需求，解释操作目的、方法、注意事项。

4.协助被照护者取舒适卧位，暴露尿管接口处。

5.尿管下铺一次性治疗巾。

6.打开无菌尿袋外包袋，拧紧出口处（评估：保证出口处于关闭状态），保持接头处无菌。

7.戴一次性手套。

8.用止血钳夹闭尿管管腔末端，引流袋接头和尿管分离。

9.用手套包裹污染尿袋放入医疗垃圾袋。

10.手消毒。

11.戴新的一次性手套。

12.旋转消毒尿管末端切面及管口周围。

13.将无菌尿袋接头与尿管连接。

14.松开止血钳，检查尿管引流是否通畅及尿液性状。

15.妥善固定尿袋。

16.撤一次性治疗巾，脱手套。

17.手消毒。

18.标签注明更换日期及时间并粘贴在尿袋上。

19.询问被照护者感受，向被照护者讲解尿袋的使用及携带方法。

（六）操作图（图2-1）

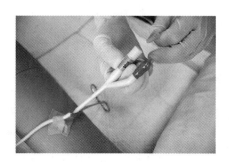

图2-1 止血钳夹闭尿管，引流袋接头和尿管分离

（七）注意事项

1.物品摆放合理、操作技能规范、符合无菌操作原则。

2.尿袋更换时间应符合本尿袋说明书。

3.操作过程轻柔、准确、熟练、安全。

4.尿袋低于会阴部，避免逆行感染。

［考核标准］

更换一次性尿袋技术操作考核评分标准

姓名_____ 考核人员_____ 考核日期： 年 月 日

项目	总分（分）	技术操作要求	标分（分）	评分标准	扣分（分）
仪表	5	符合护理人员规范要求	5	一项不符合要求扣1分	
操作前准备	5	1.洗手 2.备齐并检查所有用物、摆放合理	2 3	一项不符合要求扣2分	

续表

项目	总分（分）	技术操作要求	标分（分）	评分标准	扣分（分）
安全评估	10	1.被照护者的病情、管路、意识、合作程度、自理能力 2.查看尿袋有无破损、过期 3.环境整洁、安静、安全，温湿度适宜，关门窗	4 4 2	一项不符合要求扣2分	
操作过程	60	1.携用物至床旁，评估被照护者情况，为带管路的被照护者整理好管路 2.询问被照护者需求，解释操作目的、方法、注意事项 3.协助被照护者取舒适卧位 4.暴露尿管接口处 5.尿管下铺一次性治疗巾 6.打开无菌尿袋外包装，拧紧出口处（评估：保证出口处处于关闭状态），保持接头处无菌 7.戴一次性手套 8.用止血钳夹住尿管管腔末端 9.分离导管与尿袋 10.用手套包裹污染尿袋放入医疗垃圾袋 11.手消毒，戴新的一次性手套 12.旋转消毒导管末端切面及管口周围 13.将无菌尿袋接头与尿管连接 14.松开止血钳，观察引流是否通畅及尿液性状 15.妥善固定尿袋 16.撤一次性治疗巾，脱手套 17.手消毒 18.标签注明更换日期及时间并粘贴在尿袋上 19.询问被照护者感受，向被照护者讲解尿袋的使用及携带方法	3 3 3 3 3 3 3 3 3 3 4 5 5 3 3 3 2 3 2	过度暴露被照护者扣2分 污染一处扣2分 未观察被照护者管路、意识等情况扣2分 其余一项不符合要求扣2分	
操作后	5	1.撤去遮挡，开窗通风，调节室温 2.用物、垃圾分类正确处置 3.洗手、记录尿液情况	1 2 2	一项不符合要求扣1分	
评价	10	1.遵循标准预防、消毒隔离、安全的原则 2.护理员知晓注意事项 3.被照护者尿袋妥善固定，引流通畅	4 2 4	一项不符合要求扣2分	
理论提问	5	更换一次性尿袋的注意事项有哪些	5	少1条扣1分	
合计	100				

理论提问：

更换一次性尿袋的注意事项有哪些？

答：①物品摆放合理、操作规范、符合无菌操作原则。②尿袋要低于耻骨联合水平，以避免逆行感染。③尿量大于800ml或占尿袋的2/3时及时放掉尿液。④尿袋更换时间应符合本尿袋说明书要求。⑤操作过程轻柔、准确、熟练、安全。

第二节 尿失禁照护

一、定义

尿失禁，又称小便不禁，是由于膀胱括约肌损伤或神经功能障碍而丧失排尿自控能力，使尿液不自主地流出，在咳嗽、大笑、运动、抱重物时尤甚。

二、照护

（一）心理照护

尿失禁给被照护者造成极大的困扰与不便，严重损害了被照护者的生活质量。特别是老年人，由于行动迟缓，运动功能明显下降，其发病后自尊心容易遭受创伤，易产生不自信、偏执，严重者情绪低落、不安，甚至产生孤独感。因此护理员首先应耐心、和蔼、不厌其烦地，以良好的用语和动作唤起被照护者对健康的自信。

（二）生活照护

穿脱衣不便的被照护者，尽可能穿着方便易脱的衣裤。协助尿失禁被照护者树立良好的自信心，形成好的生活习惯，及时协助护士处理。

（三）皮肤照护

尿液中的氨对肌肤的刺激性较强，易诱发皮疹，注意保证臀部皮肤的洁净、干燥，并在排便后，及时用温水清洗会阴部皮肤，勤换衣裤。依据皮肤状况，定期按摩受压区域，避免压力性损伤的出现。

（四）外部引流

指导被照护者正确使用便器，必要时，利用接尿设备吸引排尿。女性用女士尿壶，男性用男士尿壶或戴阴茎套，但后者不能长时间使用，每天定期取下，清洗会阴部、阴茎。

（五）重建正常的排尿功能

若被照护者病情允许，可指导被照护者每天白天摄入液体2000～3000ml，因多饮水可以促进排尿反射的恢复，预防泌尿系统感染。指导被照护者进行骨盆底肌肉的锻炼，训练膀胱功能，增强控制排尿的能力。

骨盆底肌肉的锻炼具体方法：被照护者取立位、坐位或卧位，做排尿（排便）动作，先慢慢收紧盆底肌肉，再缓缓地放松，每次10秒左右，连续10次，每日完成数次，以不觉疲乏为宜。

（六）对长期尿失禁的被照护者，可行留置导尿术

1.保证会阴部的洁净干燥，以防止尿液浸泡皮肤，引起破溃。

2.可根据情况定时夹闭和引流尿液，重建膀胱储存尿液的功能。

3.保持尿液引流通畅，防止管路受压、扭曲、堵塞。

4.保持尿道口清洁，每天用生理盐水棉球清洁擦拭尿管、会阴部皮肤。

5.根据说明书，每周更换1～2次尿袋。

6.根据导尿管材质决定更换导尿管的频次，通常1～4周更换1次。

7.导尿管及尿袋均不可高于耻骨联合部位，防止尿液逆流。

8.被照护者下床活动或做进一步的检查时，可携带导尿袋前往。固定方法：将导尿管固定于大腿内侧，保持导尿袋低于耻骨联合水平。

9.经常变换体位，如果发现尿液浑浊、沉淀或出现结晶，要尽快通知护士。

三、本节小结

尿失禁照护是护理员照护被照护者的必备技术之一，本节内容着重描述了尿失禁的定义和照护措施。期望通过本节内容的学习，护理员能够认识尿失禁的症状，了解尿失禁被照护者的照护方法，在医生护士的指导下合理照护尿失禁被照护者。

四、思考与练习

1.单选题

以下对留置尿管被照护者的照护，错误的是（　　）。

A.导尿管及引流袋均不可高于耻骨联合

B.留置导尿可以防止膀胱的过度膨胀

C.每日用消毒液清洁尿道口2次

D.留置导尿要保持引流通畅

2.是非题

（1）对慢性尿失禁的被照护者，可考虑行留置导尿术。（　　）

（2）尽量避免咳嗽、大笑、运动、抱重物等易引起腹内压升高而致尿失禁的发生。（　　）

3.思考题

骨盆底肌肉的锻炼具体方法是什么？

情景模拟　膀胱冲洗技术

【情景导入】

被照护者，男，65岁。尿失禁，给予留置导尿术，定期进行膀胱冲洗。

【路径清单】

（一）思考要点

怎样安全进行膀胱冲洗技术？

（二）操作目的

1.留置导尿，保证被照护者的尿液引流通畅。

2.清除膀胱内的黏液、细菌等异物，预防膀胱感染。

（三）评估问题

1.被照护者在膀胱冲洗过程中能否配合。

2.评估尿管固定情况，尿道口皮肤、黏膜情况。

3.评估操作环境。

（四）物品准备

安尔碘、棉签、冲洗液、冲洗管、引流袋；弯盘、速干手消毒液、医疗垃圾袋、生活垃圾袋；输液架、屏风、膀胱冲洗标识牌。

（五）操作过程

1.操作前准备

（1）洗手。

（2）在医护人员的指导下，准备冲洗溶液，溶液的温度为38～40℃。

（3）与被照护者解释操作目的、方法。

（4）查看被照护者尿液的性状及导尿管通畅情况。

（5）环境整洁，温度适宜，保护被照护者隐私。

2.协助被照护者取舒适卧位。

3.确认导尿管引流通畅，引流袋调节夹处于开放状态，引流袋出口处于关闭状态。

4.输液架固定于床尾。

5.打开液体瓶盖并消毒，挂输液架上，瓶内液面距床面约60cm。

6.检查并打开冲洗管，将管插入液体瓶内，排气后先关闭调节夹。

7.旋转式消毒导尿管冲洗端管口的切面及管周，与冲洗管连接。

8.打开冲洗管调节夹。

9.在医务人员的指导下调节冲洗速度，一般为60～80滴/分。

10.挂膀胱冲洗标识牌。

11.冲洗完毕：冲洗液引流干净后，取下冲洗管，消毒导尿管冲洗端管口，连接新的引流袋。

12.妥善固定导尿管与引流袋，粘贴标识贴，取下膀胱冲洗标识牌。

13.手消毒。

14.协助被照护者取舒适卧位，整理床单位。

（六）注意事项

1.因个别被照护者对尿管刺激的敏感性比较高，会产生尿频、尿痛的刺激症状，从而不配合或中断治疗，护理员要安抚被照护者情绪，嘱放松心情，不要紧张。

2.膀胱冲洗时，协助被照护者取平卧或侧卧位，冲洗液距离床面约60cm，以便产生一定的压力，有利于液体流入。

3.冲洗液的温度控制在25～30℃，以预防膀胱痉挛的发生。但如果天气寒冷时，冲洗液的温度可加温至38～40℃，防止冷水刺激膀胱引起痉挛。

4.冲洗速度控制在60～80滴/分，根据尿液颜色，在医护人员的指导下，可适当调节冲洗速度。当尿液颜色深时，可适当加快冲洗速度，当尿液颜色浅时，可适当减慢冲洗速度。

5.确保冲洗通畅：冲洗过程中，观察管路有无打折，如果发现血凝块堵塞尿管导致引流不畅，应及时告知医护人员，通过挤捏尿管、加快冲洗速度、调整尿管位置等方法进行调节，直至引流通畅。

6.冲洗过程中密切观察被照护者的反应，如有不适，应及时告知值班人员，减慢冲洗速度和量，必要时给予停止，若被照护者感到腹部疼痛或引流中有鲜血时，应及时通知值班人员，停止冲洗。

第三节　便秘照护

一、定义

便秘是指正常的排便形态改变，排便次数减少，排出过干、过硬的粪便，且排便不畅、困难。

二、照护

（一）培养定时排便的习惯
即使无便意，也坚持定时蹲厕。

（二）观察排便情况
观察间隔时间、粪便形态、排便后有无出血、腹部有无硬块、有无腹胀等情况。

（三）合理安排膳食
指导被照护者提高膳食中纤维素食物的数量和水分摄入量，包括青菜、果汁、粗粮和多纤维食品等；餐前供给柠檬水等，可促进大肠的蠕动，增强排便反射；每日的水分摄入量至少2000ml，并合理供给轻泄饮料，如梅子汁，以促进排便。

（四）适当活动
进行适当的运动，避免久坐、久卧。

（五）提供适当的排便环境
给被照护者提供隐蔽的位置和足够的排便时间。

（六）排便姿势
帮助被照护者选择良好的排便姿势，并合理地利用重力和腹内压力。对于术后被照护者，在术前有计划地培训其在床边应用便器。

（七）腹部按摩
顺结肠走行方向做环形按摩，有利于大肠的蠕动，也有助于排便。

（八）引导并帮助被照护者合理应用简易通便方法
引导并帮助被照护者合理应用简易通便方法，如使用开塞露等。开塞露法：使用前先剪去开塞露的封口端，慢慢挤出少量的药液润滑开口处，让被照护者取左侧卧位，深呼吸并放松肛门，将开塞露前端开口轻轻插入肛门后缓慢挤出全部药液入直肠内，尽量保持5～10分钟后排便。

（九）用药照护
便秘者切忌滥用泻药。护理员应告知被照护者长期应用缓泻剂的风险，它可能导致肠道系统缺乏自主排便的功能，甚至导致被照护者对药物的生理、心理上的依赖性。

（十）辅助照护
必要时进行人工辅助通便或灌肠。

三、本节小结

便秘照护是护理员照护被照护者的必备技能之一，本节内容着重讲述了便秘的定义和便秘被照护者的照护措施。期望通过本节课程的介绍，护理员能够了解便秘的表现，掌握缓解便秘的措施，在医生护士的指导下合理照护便秘被照护者。

四、思考与练习

是非题
（1）对便秘被照护者进行正确的腹部按摩，逆结肠走行方向做环形按摩。（　　）
（2）便秘被照护者可以长期经常使用泻药。（　　）

（3）便秘被照护者可以多饮水、食用蔬菜、水果等。（　　）

情景模拟　人工辅助排便技术

【情景导入】

被照护者，女，78岁，因胆石症收入院，被照护者术后留置T管，持续行心电监护，近5天未排便，使用了开塞露和服用缓泻药都没有明显好转。

【路径清单】

（一）思考要点

如何安全进行人工辅助排便技术？

（二）操作目的

1.解除便秘痛苦。

2.防止老年人肛周损伤和便血。

3.防止由于用力排便而导致老年人的心脑血管意外发生。

（三）评估问题

1.被照护者在人工辅助排便过程中能否配合。

2.评估被照护者肛门情况，有无肛裂、痔疮等。

3.评估操作环境。

（四）物品准备

手套、一次性尿垫、液状石蜡棉球、卫生纸、便盆、免洗手消液、医用垃圾袋、生活垃圾袋。

（五）操作过程

1.确认操作前准备充分

（1）护理员：洗手。

（2）用物：备齐并检查所有用物，摆放合理。

（3）环境：整洁、安静、安全、温湿度适宜。

2.携用物至床旁，为带管路的被照护者整理好管路。

3.在右侧床边操作，协助被照护者左侧卧位。

4.褪下裤子，两腿屈曲呈90°。臀部靠近床边。

5.垫上尿垫，盖好被子，暴露局部。

6.戴手套，液状石蜡棉球润滑右手示指。

7.润滑被照护者肛门。

8.左手分开肛门，右手示指缓慢进入肛门内。

9.告知勿着急、放松、深呼吸等，在取粪便过程中随时询问被照护者情况，如被照护者突然出现脸色苍白、大汗淋漓、剧烈疼痛等不适，应立即停止。

10.沿直肠内部将干硬的粪便取出置便盆内。

11.取粪便后，退出手指，翻转脱下手套。

12.擦净肛门。

13.用温毛巾和水清洁局部，湿敷肛门处。

14.协助被照护者穿好裤子，取舒适卧位。

15.整理床单位，开窗通风。

16.洗手、记录。

（六）注意事项

1.人工取粪便禁止使用器械，防止损害肠道黏膜。

2.操作动作轻柔，注意观察被照护者情况，如有面色苍白、呼吸急促、出汗等不适时立即停止，并及时告知医生。

［考核标准］

人工辅助排便技术操作考核评分标准

姓名_____ 考核人员_____ 考核日期： 年 月 日

项目	总分（分）	技术操作要求	标分（分）	评分标准	扣分（分）
仪表	5	符合护理员规范要求	5	一项不符合要求扣1分	
操作前准备	5	1.洗手	2	一项不符合要求扣2分	
		2.备齐并检查所有用物、摆放合理	3		
安全评估	10	1.被照护者病情、管路、意识、自理能力、合作程度	4	一项不符合要求扣2分	
		2.被照护者肛门情况，有无痔疮、肛裂	4		
		3.环境整洁、安静、安全，温湿度适宜，关门窗	2		
操作过程	60	1.携用物至床旁，评估被照护者情况，为带管路的被照护者整理好管路	2	未整理管路扣2分 过度暴露被照护者扣2分 未询问被照护者感受扣5分 其余一项不符合要求扣2分	
		2.询问被照护者需求，解释操作目的、方法、注意事项	2		
		3.在右侧床边操作，协助被照护者左侧卧位	3		
		4.褪下裤子，两腿屈曲呈90°，臀部靠近床边	3		
		5.垫上尿垫，盖好被子，暴露局部	3		
		6.戴手套，液状石蜡棉球润滑右手示指	5		
		7.润滑被照护者肛门	3		
		8.左手分开肛门、右手示指缓慢进入肛门内	5		
		9.告知被照护者勿紧张、放松、深呼吸等，在取粪便的过程中，随时关注并询问被照护者感受，若被照护者突然出现面色苍白、大汗淋漓、剧烈疼痛等不适，应立即停止	10		
		10.沿直肠内部将干硬的粪便取出置便盆内	10		
		11.取粪便后，退出手指，翻转脱下手套	3		
		12.擦净肛门	3		
		13.用温毛巾和水清洁局部，湿敷肛门处	5		
		14.协助被照护者穿好裤子，取舒适卧位	3		
操作后	5	1.撤去遮挡，开窗通风，调节室温	1	一项不符合要求扣1分	
		2.用物、垃圾分类正确处置	2		
		3.洗手、记录粪便情况	2		
评价	10	1.遵循标准预防、消毒隔离、安全的原则	4	一项不符合要求扣2分	
		2.护理员知晓注意事项	2		
		3.被照护者排便通畅，无不适	4		
理论提问	5	人工辅助排便的注意事项有哪些	5	少1条扣1分	
合计	100				

理论提问：

人工辅助排便的注意事项有哪些？

答：①人工取粪便禁止应用器械，防止损害肠道黏膜。②操作动作轻柔，注意观察被照护者情况，如有面色苍白、呼吸急促、出汗等不适时立即停止，并及时告知医生。

第四节　腹泻照护

一、定义

腹泻是指每天排便的次数增多，粪质稀薄，或者带有未消化的食物及黏液、脓血等，分为急性腹泻和慢性腹泻。

二、照护

（一）病情观察

护理员需严密监测被照护者的生命体征、精神、神志、尿量的变化、粪便的颜色、性状、次数。频繁腹泻的被照护者，护理员要密切观察其有无脱水、代谢性酸中毒、电解质紊乱等临床表现，必要的时候要记录被照护者的出入量，出现异常时要及时通知医护人员。

对于需要做粪便检验标本的被照护者，护理员要留取新鲜的粪便并及时通知护士送检。对于慢性腹泻的被照护者，要仔细留意被照护者的体重变化。

疑有传染性疾病被照护者，应按隔离原则护理。对于传染病被照护者，护理员一定要做好被照护者食具、便器和排泄物的消毒，防止交叉感染的发生。

（二）饮食护理

选择少渣、易消化清淡的流质饮食、半流质饮食、软食等，并避免生冷、刺激性食品。康复期可选细、软、烂、少渣、易消化、含有丰富维生素C的饮食。

（三）活动与休息

急性发作、全身疾病较严重的被照护者要卧床休息，并注意腹部的保暖。护理员要帮助被照护者安抚不良情绪，鼓励其保持情绪的稳定，积极配合医师的治疗。

（四）用药护理

腹泻被照护者需及时进行补液、抗感染等支持治疗，护理员注意监测药物的疗效及不良反应。

（五）肛周皮肤护理

注意观察肛周皮肤有无红肿、破溃等情况，排便后及时用温水擦洗肛周，保持清洁干燥，必要时涂抹氧化锌软膏。

三、本节小结

腹泻照护是护理员照护被照护者的必备技能之一，本节内容着重描述了腹泻的定义和照护措施。希望通过对本节内容的学习，护理员们可以认识腹泻的症状，并了解对腹泻被照护者的护理，在医生和护士的指导下合理照护腹泻被照护者。

四、思考与练习

1.是非题

（1）腹泻严重者需注意检查有无脱水、电解质紊乱的现象，必要时及时就医。（　　）

（2）对于腹泻严重的被照护者，要注意观察肛周皮肤情况，排便后用温水清洗肛周。（　　）

（3）腹泻被照护者的康复期，可选择细、软、烂、少渣、易消化食物。（　　）

2.思考题

腹泻被照护者的照护包括哪些？

情景模拟1　腹泻被照护者的照护

【情景导入】

被照护者，男，76岁，因溃疡性结肠炎入院，住院后每日腹泻6～8次。你应该怎样照护该被照护者。

【路径清单】

（一）思考要点

如何为腹泻被照护者提供照护？

（二）操作目的

1.保护肛周皮肤。

2.促进被照护者舒适。

3.防止并发症。

（三）评估问题

1.被照护者的肛周皮肤。

2.评估被照护者的自理能力与病情及管路是否安全。

3.评估环境是否整洁，有无异味。

（四）物品准备

便器、温水、软纸、水盆、护臀膏、毛巾、粪便标本存放杯和医用看护垫等。

（五）操作过程

1.将用物推至被照护者床旁，评估被照护者的身体状况和配合水平，并向被照护者解释使用的目的、手段和配合要求，征询意见并帮助处理。

2.卧床休养，可降低体能损耗，注意腹部保暖，对无法自理的被照护者应当及时给予便器。

3.饮食护理：鼓励被照护者多喝水，酌情予以少脂、低渣、流质及半流质食物，腹泻加重者暂禁食物。

4.保护肛周皮肤：被照护者排便后用软纸轻擦，用温水冲洗，以毛巾擦干，在肛门周围涂油膏或者护肤粉等，保护肛周皮肤，注意皮肤有无破溃、湿疹等情况。

5.更换被服：在被照护者臀下铺医用看护垫后，应尽快更换被污染的皮肤，保持床铺清洁、干燥、无臭味。

6.遵医嘱用药：如给予止泻、抗感染的药物，被照护者进食口服补盐液或者通过静脉输液来维持体液和电解质的平衡。

7.观察和记录：护理员要密切观察被照护者粪便的次数、性状和量，并做好记录，必要时遵医嘱留取标本送检。

8.怀疑被照护者为传染病时，要按肠道隔离原则进行照护，防止交叉感染。

9.健康指导：要指导被照护者注意饮食卫生，餐前及便后要及时洗手。

（六）注意事项

1.护理员要做好被照护者粪便颜色、量、次数、性状的记录。

2.注意做好被照护者肛周皮肤的护理。

3.照护传染病被照护者的时候要按照医护人员的要求做好自身及他人的防护。

[考核标准]

腹泻被照护者照护操作考核评分标准

姓名＿＿＿＿＿　考核人员＿＿＿＿＿　考核日期：　　年　　月　　日

项目	总分（分）	技术操作要求	标分（分）	评分标准	扣分（分）
仪表	5	符合护理员规范要求	5	一项不符合标准扣1分	
操作前准备	5	1.护理员：洗手 2.用物：备齐并检查用物，放置合理	2 3	一项不齐扣2分	
安全评估	10	1.被照护者肛周情况 2.被照护者病情、管路、意识、自理能力、合作程度 3.环境：整洁、安全，温湿度适宜	4 4 2	一项不符合要求扣1分	
操作过程	60	1.将用物推至被照护者床旁，核对床号、姓名、腕带信息，评估被照护者的病情和合作程度，并向被照护者说明操作的目的、方法及配合要点，询问被照护者的需求并协助解决 2.卧床休息，以减少体力消耗，注意腹部保暖；对不能自理的被照护者应及时给予便器 3.饮食护理：鼓励被照护者多饮水，酌情给予低脂、少渣、流质或半流质饮食；腹泻严重时暂禁饮食 4.保护肛周皮肤：每次排便后用软纸轻擦，用温水清洗，毛巾擦干，肛门周围涂油膏或护肤粉，以保护局部皮肤；注意肛周皮肤有无破溃、湿疹等情况 5.更换被服：被照护者臀下铺医用看护垫，被服被污染时要及时更换，保持床铺干燥、整洁、无异味 6.遵医嘱用药：如给予止泻剂、抗感染药物，口服补盐液或静脉输液以维持体液和电解质平衡 7.观察记录：观察粪便的次数和性状，及时记录，必要时用粪便标本存放杯留取标本送检 8.怀疑为传染病时，按肠道隔离原则护理 9.健康指导：指导被照护者注意饮食卫生，餐前、便后要洗手；指导被照护者观察排便情况（次数、量、颜色、性状）	6 6 8 8 6 6 6 6 8	一项不符合要求扣2分	

项目	总分（分）	技术操作要求	标分（分）	评分标准	扣分（分）
操作后	5	1.开窗通风、调节室温 2.用物、垃圾分类处理 3.洗手，记录粪便情况	1 2 2	一项不符合要求扣4分	
评价	10	1.遵循标准预防、消毒隔离、安全的原则 2.健康指导正确 3.记录准确	4 3 3	一项不符合扣2分	
理论提问	5	腹泻被照护者的照护注意事项有哪些	5	少一条扣3分	
合计	100				

理论提问：

腹泻被照护者的照护注意事项有哪些？

答：①护理员要做好被照护者粪便颜色、量、次数、性状的记录。②注意做好被照护者肛周皮肤的护理。③照护传染病被照护者的时候，要按照医护人员的要求做好自身及他人的防护。

情景模拟2　肛周皮肤护理技术

【情景导入】

被照护者，女，78岁，胰腺恶性肿瘤术后，留置肠内营养管1根，近3天腹泻，肛周皮肤破溃、疼痛。

【路径清单】

（一）思考要点

如何安全进行肛周皮肤护理技术？

（二）操作目的

1.观察肛门黏膜及周围皮肤完整性。

2.预防肛周脓肿、肛裂。

3.减轻疼痛，促进肛周感染愈合。

（三）评估问题

1.被照护者肛周皮肤护理过程中能否配合。

2.评估被照护者肛门皮肤、黏膜情况。

3.评估操作环境。

（四）物品准备

脸盆、温水、水温计、坐浴用消毒液（高锰酸钾粉）；干毛巾、清洁手套（必要时备氧化锌软膏、无菌棉签）、免洗手消液、医用垃圾袋、生活垃圾袋。

（五）操作过程

1.确认操作前准备充分

（1）护理员：洗手。

（2）用物：备齐并检查所有用物，摆放合理。

（3）环境：整洁、安静、安全、温湿度适宜。

2.携用物至床旁，为带管路的被照护者整理好管路。

3.在右侧床边操作，协助被照护者左侧卧位。

4.褪下裤子，两腿屈曲呈90°，臀部靠近床边。

5.垫上尿垫，盖好被子，暴露肛门。

6.戴清洁手套。

7.评估查看肛门黏膜及肛周皮肤情况。

8.配制坐浴液体，高锰酸钾溶液（浓度1∶5000，呈淡粉红色，浓度过高易灼伤黏膜及皮肤），水温38～42℃。

9.注意坐浴时的保暖及安全。

10.协助被照护者坐浴，避免过多暴露被照护者。

11.坐浴完毕，用干毛巾擦干肛周皮肤，必要时用棉签在肛门处由内至外涂抹氧化锌软膏，防止肛门黏膜及周围皮肤过干，进而引起肛裂。

12.协助被照护者恢复舒适体位。

13.整理床单位及用物。

（六）注意事项

1.坐浴用新盆时，应先查看（用手摸）盆口边，一旦出现粗糙或裂纹则不要使用。

2.协助被照护者坐浴时，避免因长时间暴露被照护者的身体而导致被照护者受凉。

3.协助有管路的被照护者坐浴时，注意不要拽拉管路，以免管路脱出。

4.放置、取盆时，被照护者臀部抬起要达到适当的位置，不可勉强放取，切忌拉、拽盆，以防损害被照护者骶尾部皮肤。

5.如果排泄物污染了衣服、被褥等，要及时更换。

6.检查骶尾部的皮肤，如有红肿、破损等异常需及时处理。

7.坐浴时注意水温，防止烫伤，调好水温后再进行坐浴。

8.注意安全，坐浴的过程中必须有人陪同，严防意外发生。一旦发生皮肤烫伤，立即去除致热源，冷水冲洗15分钟，汇报医师后立即给予相应处理。

［考核标准］

肛周皮肤护理操作考核评分标准

姓名_____　考核人员_____　考核日期：　年　月　日

项目	总分（分）	技术操作要求	标分（分）	评分标准	扣分（分）
仪表	5	符合护理员规范要求	5	一项不符合要求扣1分	
操作前准备	5	1.洗手 2.备齐并检查所用物、摆放合理	2 3	一项不符合要求扣2分	
安全评估	10	1.被照护者的病情、管路、意识、合作程度、自理能力 2.被照护者肢体活动情况 3.环境整洁、安静、安全，温湿度适宜，关门窗	4 4 2	一项不符合要求扣2分	

续表

项目	总分（分）	技术操作要求	标分（分）	评分标准	扣分（分）
操作过程	60	1.携用物至床旁，评估被照护者情况，为带管路的被照护者整理好管路 2.询问被照护者需求，解释操作目的、方法、注意事项 3.在右侧床边操作，协助被照护者左侧卧位 4.褪下裤子，两腿屈曲呈90°，臀部靠近床边 5.垫上尿垫，盖好被子，暴露肛门 6.戴清洁手套 7.评估查看肛门黏膜及肛周皮肤情况 8.配制坐浴液体，高锰酸钾溶液（浓度1∶5000，呈淡粉红色，浓度过高易灼伤被照护者的黏膜及皮肤），水温控制在38～42℃ 9.注意坐浴的保暖及安全 10.协助被照护者坐浴，避免过多暴露被照护者 11.坐浴完毕，用干毛巾擦干肛周皮肤。必要时用棉签在肛门处由内至外涂抹氧化锌软膏，防止肛门黏膜及周围皮肤过干引起的肛裂 12.协助被照护者恢复舒适体位	2 2 3 3 3 2 3 10 5 20 5 2	过度暴露被照护者扣2分 未观察被照护者管路、意识等情况扣2分 水温过高扣5分 烫伤被照护者皮肤扣50分 其余一项不符合要求扣2分	
操作后	5	1.撤去遮挡，开窗通风，调节室温 2.用物、垃圾分类正确处置 3.洗手，记录肛周皮肤情况	1 2 2	一项不符合要求扣1分	
评价	10	1.遵循标准预防、消毒隔离、安全的原则 2.护理员知晓注意事项 3.被照护者肛周皮肤无损伤、无不适	4 2 4	一项不符合要求扣2分	
理论提问	5	肛周皮肤护理时的注意事项有哪些	5	少1条扣1分	
合计	100				

理论提问：

肛周皮肤护理时的注意事项有哪些?

答：①坐浴用新盆时，应先查看（用手摸）盆口边，一旦出现粗糙或裂纹则不要使用。②协助被照护者坐浴时，避免因长时间暴露被照护者的身体而导致被照护者受凉。③协助有管路的被照护者坐浴时，注意不要强行拽拉管路，以免管路脱出。④放置、取盆时，被照护者臀部抬起要达到适当的位置，不可勉强放取，切忌拉、拽盆，以防损伤被照护者骶尾部皮肤。⑤如果排泄物污染了衣服、被褥等，要及时更换。⑥检查骶尾部的皮肤，如有红肿、破损等异常，需及时处理。⑦坐浴时注意水温，防止烫伤，调好水温后再进行坐浴。⑧注意安全，坐浴过程中必须有人陪同，严防意外发生。一旦发生皮肤烫伤，立即去除致热源，冷水冲洗15分钟，汇报医师后立即给予相应处理。

第五节　人工造瘘（肠造瘘、膀胱造瘘、肾造瘘）照护

一、肠造瘘

（一）定义

肠造瘘俗称为"人工肛门"。它是以治疗为目的而人为造成的肛门改道，暂时或永久性地将小肠或结肠提至腹壁作为肠内容物排出口的技术，建立肠道与腹部体表相通的一个通道，使粪便通过该造口排出体外。

肠造瘘表面为肠黏膜，红润且有光泽。由于造瘘口无神经组织，无痛觉，无括约肌，所以不能通过自己的意志控制排便这一生理过程。

（二）肠造瘘的观察与评估

1.造口的活力　造口部位黏膜颜色红润，富有光泽，代表血供良好。暗红色也属于正常。但如果造口黏膜呈现暗紫红或发黑，则表明造口肠管血供有障碍，应立即与医师联络。

2.造口的高度和直径　造口高度表现为突出、平坦、回缩或脱垂。

3.造口的外形　可表现为圆形、椭圆形、不规则形，理想的造口为圆形。

4.造口的位置　右下腹、右上腹、左上腹、左下腹、造口正中或脐部。

5.造口的类型　回肠造口、结肠造口等。

6.造口周围皮肤的评估　正常造口周围的皮肤是健康、平整的，无破溃、过敏等表现。

7.造瘘口的功能评估

（1）横结肠造瘘口：常在术后3～4天开始排泄，排泄物从糊状到松软。

（2）降结肠和乙状结肠造瘘口：一般在术后5天开始排泄，排泄物为柔软或成形粪便。

（3）回肠造瘘口：一般在术后48～72小时开始排泄。等待肠蠕动恢复后，每天排出的量可超过1000ml，排泄物为流质状、持续排放。

（三）肠造瘘的照护

1.学会更换造口，并教会被照护者及家属造口的更换步骤和注意事项。

2.护理用物

（1）底盘：具有较好的柔韧性、黏性和皮肤顺应性，且安全、不易出现渗漏。

（2）两件式造口袋：不必撕开底盘便可护理造口，且更换方便。

（3）一件式造口袋：造口袋和底盘为一体式，对气味隔离能力较强。

（4）护肤粉：主要用于造口及周围肌肤护理，产生较好的吸附功能，高效吸附人体排泄物，保持肌肤的干爽，特别适合于红肿、瘙痒、丘疹、溃疡等皮肤。使用方法：先清洁造口周围皮肤；旋开瓶盖，使瓶口指向所需防护的皮肤；轻轻地摇动瓶体，取少许粉剂均匀撒于皮肤表面，在过敏严重时可多撒；用小方纱或毛巾擦匀，3～4分钟，待散剂充分吸水，将最上一层揩去即可。

（5）防漏膏：填实造口周边的皮肤凹陷和褶皱部分，抵御排泄物对皮肤的侵蚀。使用方法：直接从管中挤出适量防漏膏，涂抹在相应部位；或者直接把防漏膏涂抹在造口

袋或底盘的粘贴材料上，然后再将造口袋或者造口底盘贴在造口周围。必要时可用手指把防漏膏抹平。

（6）防漏条：使用方法与防漏膏相似。

二、膀胱造瘘

（一）定义

膀胱造瘘是因尿道梗阻，在耻骨上膀胱做造瘘术，将尿液引流到体外，解决被照护者的排尿困难，分为暂时性或永久性两种。膀胱造瘘术后需要进行妥善周到的护理，才能使被照护者早日康复，防止产生各种并发症。

（二）膀胱造瘘的照护

1.观察　观察流出尿液的色泽、性状，若引流管中有絮状物、引流液体颜色浑浊、坏死或脱落细胞数量过多，则表明有膀胱炎或尿路感染的存在，须及早告知医师解决，如出现血性尿，应立即通知值班人员。

2.消毒　每日碘伏消毒造瘘口2次。

3.固定　膀胱造瘘管一定要稳妥牢固，避免弯曲、折叠。

4.位置　确保尿袋的高度低于造瘘口，以避免尿液倒流。

5.清洁　定期擦洗会阴部，保持被服和衣物的干净，发现污垢及时更换。

6.活动　对长期卧床的被照护者，护理员应该做到勤翻身，以避免尿液中沉淀的产生，从而防止尿管阻塞和尿路感染。

7.健康教育

（1）引导被照护者多食清淡、易消化的食物，以保证排便通畅，防止因排便用力造成腹压过高引起伤口出血和瘘管脱出。多食富含蛋白质和维生素的食物，促进细胞组织的修复和营养，同时减少动物内脏、高钙和高草酸食物摄入，防止结石的产生。多喝水，每日饮水量维持在2000ml以上，具有稀释尿液冲刷尿路的功能。

（2）指导被照护者正确检查尿液的色泽、性状。一般尿液呈浅黄色、明亮，若出现尿色加深，应多喝水；出现尿液颜色浑浊、造瘘口和尿道口的分泌物较多、有特殊臭味、尿急、尿痛、低热等，都应及时告知值班人员或到院就诊，必要时留尿送检。如果出现造瘘管的尿液颜色变深、变红，则说明有可能发生了膀胱出血，应立即去医院治疗。

（3）引流袋的高度不要超过耻骨联合水平，以免尿液逆流造成尿路感染，若引流袋有2/3满便要及时倒掉。

三、肾造瘘

（一）定义

肾造瘘术是通过穿刺或切开肾实质，把导管送到肾盂内以行引流，适用于上尿路梗阻、肾积液、肾积脓及肾盂成形等，以解决尿液改道，引流脓液。

（二）肾造瘘的照护

1.体位　根据瘘口位置，被照护者采取仰卧位或侧卧位，以免引起瘘管在肾内移动、梗阻造成大出血。

2.固定　造瘘管与引流袋均需妥善放置，并确保通畅。

3.记录　记录肾造瘘处排出尿液的量及颜色。

4.清洁　仔细观察有无尿液外漏，若有浸湿的现象，须尽快更换敷料，以避免刺激造瘘口附近皮肤。

5.观察

（1）经肾实质造瘘者，术后需严密观察有无出血倾向。

（2）在自行拔管前先闭管2～3天，观察有无排尿障碍、腰腹痛、高热等反应。拔管后3～4天，指导被照护者每2～4小时排尿一次，以防膀胱过度充盈。

6.造瘘口的护理

（1）依据不同造口特点、被照护者自身喜好、经济条件等选用不同的造口袋。

（2）密切观察造口有无异常，在造口开放前严密观察有无出血、坏死等迹象。

（3）保持造口清洁。

（4）支持被照护者自己护理造口，以实现被照护者在出院时可以完全自己管理造口。

（5）根据有无渗漏物和造口的皮肤状况，适时更换造口袋。

7.健康宣教

（1）对于长期携带肾造瘘管的被照护者，宜每周更换一次抗反流尿袋，普通尿袋宜一周换2次。

（2）多饮水以冲洗尿路，防止尿路感染，每日饮水2000～3000ml。

（3）保持造瘘口周围皮肤洁净、干爽。

（4）服装要柔软舒适，防止穿着紧身衣裤，避免挤压、摩擦造口，影响血液循环。

（5）体育锻炼方面，可适当进行某些不剧烈的运动。

四、本节小结

人工造瘘照护是护理员照护被照护者的必备技能之一，本节内容着重描述了肠造瘘、膀胱造瘘、肾造瘘的定义和照护措施。期望通过本节内容的学习，护理员能够学会造瘘的观察和照护、知晓造瘘用品的使用，在医师及护士的指导下合理照护人工造瘘被照护者。

五、思考与练习

1.单选题

肾造瘘被照护者的健康教育错误的是（　　）。

A.长期携带肾造瘘管的被照护者，每周更换一次引流袋

B.多饮水可以冲洗尿路，防止尿路的感染

C.服装尽量柔软舒适，避免穿着紧身衣裤

D.可适量参加剧烈的体育运动

2.是非题

（1）当造口黏膜呈现暗紫色或黑色，提示造口肠管的血液供应出现障碍，应立即与医师联系。（　　）

（2）若膀胱造瘘引流管中有絮状物出现，引流的液体较浑浊且坏死脱落细胞也较多，表明有膀胱炎或尿路感染，应及时告知医师处置。（　　）

（3）肠造口红润、有光泽，造口无神经组织，也无痛觉。（　）

3.思考题

如何正确观察膀胱造瘘被照护者的尿液颜色和性状？

看答案

（郑学风　修　红）

第三章　睡　眠　照　护

睡眠对于维护人的心理健康与正常心理活动极其重要，睡眠障碍可引发焦虑及抑郁情绪，影响被照护者生活和工作。本章主要讲述了睡眠障碍的基础知识、改善睡眠障碍的基本技术，旨在指导护理员在遇到睡眠障碍的被照护者时能够正确地评估被照护者的睡眠形态，采用多种有效的方式帮助被照护者促进睡眠，促进被照护者康复。

第一节　睡　眠　障　碍

一、睡眠障碍的定义

睡眠障碍是指由特殊原因导致的入睡困难、早醒，或者睡眠中有行为异常，反复觉醒。

入睡困难中有很多原因，如白天睡眠过多，或服用、饮用影响睡眠的兴奋性的食物、药物、饮料。常见的短暂性睡眠障碍包括倒时差等。这时去除诱因，症状即可明显好转。

短暂的早醒有时与精神压力大、环境变化，或者最近有家庭变故等因素有关。如果反复早醒，可能已形成生物钟，这种情况下，进行睡眠习惯的纠正和自我调整后可慢慢好转。但如果早醒伴有难以控制的精神情况改变，则需到医院进行相应评估，必要时辅助抗焦虑、抑郁的药物。

二、睡眠障碍的类型

1.睡眠时间不足。
2.睡眠质量差。
3.睡眠维持障碍。
4.睡眠质量下降。

三、睡眠障碍的主要表现

1.入睡困难　是最常见的睡眠障碍表现，主要是指很难进入睡眠状态。睡眠延迟是指从起床、关灯、开始睡眠到进入睡眠的时间，通常应该在30分钟内，躺在床上长时间不能够入睡，超过30分钟就是入睡困难。

2.早醒　一般在凌晨三四时的时候清醒过来，醒来之后很难入睡，可能影响到第2天的精神状态。

3.睡眠质量差　如果睡眠质量差，则很难让人得到充分休息和放松。

4.失眠多梦　在晚上睡觉时，容易做梦，从梦中醒来影响到睡眠质量。

5.不宁腿综合征　有些人还表现为不宁腿综合征，在睡觉的时候腿部不由自主地运动。

6.全身不适　如果出现了睡眠障碍，没有得到很好休息，可能会有全身酸软无力的表现，影响到日常工作。

四、本节小结

良好的睡眠状态可以消除疲劳，恢复体力和脑力，补充机体能量，增强免疫功能。睡眠对于维护人的心理健康与正常精神状态非常重要。睡眠障碍可以引发焦虑及抑郁情绪，影响生活和工作。本节主要讲述了睡眠障碍的基础知识，以方便帮助判断睡眠障碍的类型及表现形式，利于对被照护者进行干预。

五、思考与练习

多选题

（1）睡眠障碍的原因有（　　）。

A.服用、饮用影响睡眠的、兴奋性的食物、药物、饮料

B.精神压力大、环境的变化

C.焦虑

D.时差问题

（2）睡眠障碍的类型有哪些（　　）？

A.睡眠时间不足

B.睡眠质量差

C.睡眠维持障碍

D.睡眠质量下降

（3）睡眠障碍的主要表现是什么（　　）？

A.入睡困难　　B.睡眠质量差　　C.失眠多梦　　D.不宁腿综合征

第二节　助眠方法

一、指导良好的睡眠习惯

1.打造舒适的睡眠环境。卧室温度适宜，避免受凉。及时关闭门窗，避免外界噪声影响睡眠。设计安静的卧室，适时关灯或灯光柔和，不刺激眼睛，为被照护者创造适宜的睡眠环境。

2.根据需要准备干净舒服的床铺、枕头。根据被照护者需要准备干净、舒适的寝具，调整被褥厚度，枕头高度。协助被照护者取舒适卧位。

3.睡前避免饮食过多，如饮食不消化，给予顺时针按摩被照护者腹部，促进食物消化。喝牛奶可以一定程度上促进睡眠，但过敏者慎用。

4.睡前避免剧烈运动，保持情绪稳定。睡前可采用音乐辅助，建议以轻柔音乐为主。协助睡前舒缓心情，避免观看、收听节奏刺激的电视和广播等。

5.睡前温水泡足可以舒缓紧张及疲劳，放松交感神经。

6.指导被照护者形成早睡早起的日常规律，按时上床睡觉。

二、照护睡眠障碍被照护者入睡

1.协助被照护者睡前泡足。

2.协助被照护者上床，卧床后调整舒适的体位。

3.根据需要调节柔和的灯光或关灯。

4.关闭房间门窗，拉上窗帘。

5.了解被照护者的情绪状态，协助放松心情，播放轻音乐。

6.必要时协助被照护者服用促进睡眠的药物。

三、本节小结

对出现睡眠障碍的被照护者，需观察寻找睡眠障碍的原因，针对性地创造利于助眠的整体环境。本节主要列举被照护者个人睡前准备及物资、环境准备，希望通过本节的学习，护理员能从细节入手，改善被照护者的睡眠状态。

四、思考与练习

思考题

照护入睡的评估内容有哪些？

情景模拟1　照护睡眠障碍人员入睡

【情景导入】

被照护者，男，76岁。坐轮椅入院，患有风湿性关节炎、冠心病等多年，因家属暂不能照顾，住养老院1周，安排在3人病室。查房时发现被照护者精神状态差，时常白天在轮椅上打盹。

【路径清单】

（一）思考要点

如何协助睡眠障碍的被照护者入睡。

（二）操作目的

1.为睡眠障碍被照护者做好睡眠准备。

2.满足睡眠要求。

（三）评估问题

1.被照护者能否配合睡眠准备。

2.评估被照护者病情及管路情况。

3.评估环境是否整洁，声音是否嘈杂。

（四）物品准备

根据需要准备干净舒服的床铺和枕头。

（五）操作过程

1.携用物至床旁，评估被照护者的睡眠障碍情况。

2.向被照护者说明睡眠时间，询问有无特殊要求。

3.协助睡前舒缓心情，避免观看、收听节奏刺激的电视和广播等。

4.睡前饮食适宜，如饮食不消化，给予顺时针按摩被照护者腹部，促进食物消化。

5.协助被照护者取舒适卧位。

6.设计安静的卧室，适时关灯或灯光柔和，不刺激眼睛，为被照护者创造适宜的睡眠环境。

7.根据需要，协助被照护者服用催眠药。

（六）注意事项

1.卧室温度适宜，避免受凉。

2.及时关闭门窗，避免外界噪声影响睡眠。

3.药物不易过量。

［考核标准］

照护睡眠障碍人员入睡技术操作考核评分标准

姓名＿＿＿＿＿　考核人员＿＿＿＿＿　　考核日期：　　年　　月　　日

项目	总分（分）	技术操作要求	标分（分）	评分标准	扣分（分）
仪表	5	符合护理员规范要求	5	一项不符合要求扣1分	
操作前准备	5	1.洗手 2.备齐并检查用物，放置合理	2 3	一项不符合要求扣2分	
安全评估	10	1.被照护者病情、管路、意识、自理能力、合作程度 2.床体是否安全 3.环境整洁、安静，声音是否嘈杂	4 4 2	一项不符合要求扣2分	
操作过程	60	1.携用物至床旁，评估被照护者的睡眠障碍情况 2.向被照护者说明睡眠时间，询问有无特殊要求 3.协助睡前放松心情，避免接触过多刺激 4.睡前饮食适宜，如饮食不消化，给予顺时针按摩被照护者腹部，促进食物消化 5.协助被照护者取舒适卧位 6.设计安静的卧室，适时关灯或灯光柔和，不刺激眼睛，为被照护者创造适宜的睡眠环境 7.根据需要，协助被照护者服用催眠药	5 5 10 10 10 10 10	未与被照护者沟通扣10分 其余一项不符合要求扣5分	
操作后	5	1.用物、生活垃圾、医疗废弃物分类处置 2.流动水洗手	3 2	一项不符合要求扣2分	
评价	10	1.被照护者能安静入睡 2.操作者动作轻柔	5 5	一项不符合要求扣5分	
理论提问	5	协助被照护者睡眠的注意事项是什么	5	少一条扣2分	
合计	100				

理论提问：

协助被照护者睡眠的注意事项是什么？

答：①卧室温度适宜，避免受凉。②及时关闭门窗，避免外界噪声影响睡眠。③服用药物不宜过量。

情景模拟2　指导良好的睡眠习惯

【情景导入】

被照护者，女，70岁。因行动不便乘坐轮椅入院，既往患冠心病、糖尿病、关节炎，因家人暂不能照料，住养老院2周，居住在3人房间。巡视时发现被照护者精神不佳，了解得知被照护者晚上经常失眠，导致白天容易坐着睡着。

【路径清单】

（一）思考要点

护理员协助被照护者培养良好的睡眠习惯。

（二）操作目的

1.为被照护者好的睡眠习惯做好引导。

2.满足睡眠要求。

（三）评估问题

1.被照护者能否配合睡眠准备。

2.评估被照护者病情及管路情况。

3.评估环境是否整洁，声音是否嘈杂。

（四）物品准备

根据需要准备干净舒服的床铺和枕头。

（五）操作过程

1.携用物至床旁，评估被照护者的睡眠习惯。

2.向被照护者说明睡眠时间，询问有无特殊要求。

3.协助被照护者睡前泡足。

4.协助被照护者上床，卧床后调整舒适的体位。

5.根据被照护者需求调整被褥厚度、枕头高度等。

6.根据需要调节柔和的灯光或关灯。

7.关闭房间门窗，拉上窗帘。

8.协助被照护者揉腹部，促进食物消化。

9.了解被照护者的情绪状态，协助放松心情，如听轻音乐等，避免接触过多刺激。

10.允许情况下握住被照护者的手，让被照护者感觉到你在她身边，不感到孤独。

11.必要时协助被照护者服用促进睡眠的药物。

12.观察被照护者是否已经睡着，听呼吸音是否平稳。

（六）注意事项

1.卧室温度适宜，避免受凉。

2.及时关闭门窗，避免外界噪声影响睡眠。

3.药物不宜过量。

［考核标准］

指导良好睡眠习惯技术操作考核评分标准

姓名_____　考核人员_____　考核日期：　　年　　月　　日

项目	总分 （分）	技术操作要求	标分 （分）	评分标准	扣分 （分）
仪表	5	符合护理员规范要求	5	一项不符合要求扣1分	
操作前 准备	5	1.洗手 2.备齐并检查用物，放置合理	2 3	一项不符合要求扣2分	
安全 评估	10	1.被照护者病情、管路、意识、自理能力、合作程度 2.床是否安全 3.环境整洁安静、安全，是否有噪声	4 4 2	一项不符合要求扣2分	
操作 过程	60	1.携用物至床旁，评估被照护者的睡眠习惯 2.向被照护者说明睡眠时间，询问有无特殊要求 3.协助被照护者睡前泡足 4.协助被照护者上床，卧床后调整舒适的体位 5.根据被照护者需求调整被褥厚度、枕头高度等 6.根据需要调节柔和的灯光或关灯 7.关闭房间门窗，拉上窗帘 8.协助被照护者揉腹部，促进食物消化 9.了解被照护者的情绪状态，协助放松心情，如听 　轻音乐等，避免接触过多刺激 10.情况允许下握住被照护者的手，让被照护者感觉 　到你在她身边，不感到孤独 11.必要时协助被照护者服用促进睡眠的药物 12.观察被照护者是否已经睡着，听呼吸音是否平稳 13.记录睡眠时间	5 5 10 5 5 5 3 2 5 5 3 3 4	未与被照护者沟通扣 5分 其余一项不符合要求扣 2分	
操作后	5	1.处理用物 2.洗手 3.记录	3 2	一项不符合要求扣2分	
评价	10	1.被照护者能快速入睡 2.能够找出入睡困难的原因 3.护理员保证被照护者安全，无跌倒、坠床	2 4 4	少一项入睡障碍原因扣 1分	
理论提问	5	被照护者睡眠障碍与哪些因素有关	5	回答错误扣5分	
合计	100				

理论提问：

被照护者睡眠障碍与哪些因素有关?

答：与被照护者体位如被动卧位，治疗用药，疾病导致的疼痛，外周环境，同屋人员干扰等因素有关。

看答案

（刘淑芹　司　辉）

第四章 消毒隔离

消毒和隔离是减少传染病病原体传播的重要措施，保护被照护者及护理员的健康至关重要。本章主要从清洗与清洁、常见消毒灭菌方法与基本要求、特殊传染病原体的消毒及床旁隔离几个方面介绍消毒隔离相关知识，设定典型场景的情景模拟，旨在指导护理员在日常工作中能够正确评估感染风险，必要时积极主动实施消毒隔离技术，切断病原体传播途径，减少医院感染，保障护理员及被照护者安全。

第一节 清洗与清洁

一、基础知识

清洗适用于所有耐湿的医疗器械、器具和物品，清洁适用于各类物体表面。

1.清洗 反复使用的医疗器械、器具和物品应由消毒供应中心（CSSD）及时收回后，再进行分类、清洗、干燥和检查保养。手工清洗应用于有特殊要求的诊疗器械、精密器械、结构复杂器械、有机物污染较重器械的初步处理及无机械清洗设备的情况等；机械清洗适用于大部分常规器械的清洗。具体清洗方法及注意事项遵循WS310.2的要求。

2.清洁 治疗车、器械车、仪器设备表面，床头桌等物体表面，可使用清洁布巾或消毒湿巾，进行擦拭。擦拭不同护理单元的物品之间应更换消毒布巾。擦拭用的消毒布巾、保洁手套等应分区域使用，使用后定点放置，统一清洗消毒，干燥备用。

3.注意事项

（1）对于管腔、表面光滑的物品，用洗涤剂浸泡后应仔细清洗或超声处理。可拆卸的复杂物品应在清洗后进行拆卸。

（2）对清洁水和洗涤剂的要求应遵循WS310.1的规定。

（3）刷子等手动清洗工具每天使用后应进行清洗和消毒。

（4）内镜、口腔器械的清洁应遵循国家有关规定。

（5）对于含有少量血液或体液的物质，可在消毒前先清洗；对于大量血液或体液污染的物品或表面，应先使用吸湿材料去除可见污染物，然后进行清洁消毒。

（6）清洁物体表面的毛巾每次使用后应清洁消毒，干燥备用。

二、本节小结

本节主要讲解了清洗与清洁的适用范围及注意事项。护理员应熟练掌握各类物品清洗与清洁的方法与注意事项，避免精密器械、复杂器械、有特殊要求的医疗器械等因清洗与清洁造成损坏，减少器械的损耗，降低成本，避免因器械损坏影响正常医疗活动的进行。

三、思考与练习

1.单选题

有特殊要求的诊疗器械、精密器械、结构复杂的器械、有机物污染较重的器械的初步处理及无机械清洗设备等应采取哪种清洗方法（　　）。

A.手工清洗　　B.机械清洗　　C.超声波清洗　　D.以上都可以

2.是非题

（1）对于管腔、表面光滑的物品，用洗涤剂浸泡后应仔细清洗或超声处理。可拆卸的复杂物品应在清洗后进行拆卸。（　　）

（2）对含有少量血液或体液的物质，可直接消毒；对大量血液或体液污染的物品或表面，应先使用吸湿材料去除可见污染物，然后清洁消毒。（　　）

第二节　常见的消毒灭菌方法

一、常见消毒灭菌术语及定义

常见消毒灭菌术语及定义见表4-1。

表4-1　常见消毒灭菌术语及定义

序号	术语	定义
1	消毒	清除或杀死传播媒介上的病原微生物，以实现无害处理
2	灭菌	杀死或清除医疗器械、器具和物品中的所有微生物
3	高效消毒剂	可以杀死所有细菌繁殖体（包括分枝杆菌）、病毒、真菌及其芽孢等，并对细菌芽孢也有一定杀灭作用的消毒制剂
4	中效消毒剂	可杀死分枝杆菌、真菌、病毒及细菌繁殖体等微生物的消毒制剂
5	低效消毒剂	可以杀死细菌繁殖体和亲脂病毒的消毒制剂
6	高度危险性物品	进入无菌组织、器官、血管系统或无菌体液流动或接触受损皮肤、受损黏膜的物品，一旦被微生物污染，就有很高的感染风险，如手术器械、穿刺针、腹腔镜活检钳、心导管、植入物等
7	中度危险性物品	接触完整黏膜，不进入人体无菌组织、器官、血流，不接触损伤皮肤、损伤黏膜的物品，如胃肠道内镜、气管镜、喉镜、肛表、口表、呼吸机管路、麻醉管路、舌压板、肛肠测压导管等
8	低度危险性物品	接触无黏膜的完整皮肤的设备，如听诊器、血压监测袖带等；床栏、床面、床头柜、被褥；墙壁、地面、痰盂（杯）、卫生间等
9	灭菌水平	杀死所有微生物，包括细菌孢子，达到无菌保证水平。达到灭菌水平的最常用方法包括热灭菌、辐射灭菌和其他物理灭菌方法，以及在规定条件下使用环氧乙烷、过氧乙烷、甲醛、戊二醛、过氧乙酸等化学灭菌剂
10	高水平消毒	杀死所有细菌繁殖者，包括分枝杆菌、病毒、真菌及其孢子和绝大多数细菌孢子。实现高水平消毒的常用方法包括氯制剂、二氧化氯、多氧化物、过氧化氢、臭氧、碘酊等，以及在规定条件下以适当浓度和有效作用时间达到杀菌效果的化学消毒剂

序号	术语	定义
11	中水平消毒	可杀死除细菌外的各种病原微生物，包括分枝杆菌。达到中等水平消毒的常用方法包括使用碘消毒剂、乙醇和氯己定的化合物、乙醇和季节性盐类化合物，以及在规定的条件下以适当的浓度和有效的作用时间进行消毒
12	低水平消毒	可杀灭细菌（分枝杆菌除外）和亲脂性病毒化学消毒方法及通风，冲洗机械划分如季铵盐消毒剂（苯扎铵、溴化）、双胍消毒剂（氯己定）等，在规定条件下，消毒时间合适

二、常见的病区消毒灭菌方法

常见的病区消毒灭菌方法见表4-2。

表4-2　常见的病区消毒灭菌方法

序号	消毒灭菌方法		适用范围
1	紫外线消毒		适用于病区内空气和物体表面的消毒
2	臭氧		适用于没有人的状态下的病房、口腔科等区域的空气消毒和物体表面的消毒
3	含氯消毒剂		适用于分泌物、排泄物、物品、物体表面等的消毒
4	醇类消毒剂		适用于手、皮肤、物体表面及医疗器械及器具的消毒
5	碘伏		适用于手、皮肤、黏膜及伤口的消毒
6	氯己定		适用于手、皮肤、黏膜及伤口的消毒
7	季铵盐类		适用于环境、物体表面、皮肤与黏膜的消毒
8	酸性氧化电位水		适用于消毒供应中心手工清洗后不锈钢和其他非金属材质器械、器具和物品灭菌前的消毒、物体表面、内镜等的消毒
9	煮沸消毒		适用于金属、玻璃制品、餐饮具、织物或其他耐热和耐湿物品的消毒
10	流动蒸汽消毒		适用于医疗器械、器具和物品手工清洗后的初步消毒，餐饮具和部分卫生用品等耐热、耐湿物品的消毒
11	醛类	戊二醛	适用于不耐热医疗器械、器具与物品的浸泡消毒与灭菌
12		邻苯二甲醛	适用于不耐热医疗器械、器具与物品的浸泡消毒
13	过氧化物类	过氧乙酸	适用于耐腐蚀物品、环境、病区内空气等物品的消毒。专用的机械消毒设备适用于内镜的消毒
14		过氧化氢	适用于手术伤口、皮肤及黏膜冲洗消毒、病区内空气消毒
15		二氧化氯	适用于病区内物品、环境、物体表面及空气的消毒
16	其他消毒灭菌方法	过滤除菌	过滤除菌是将待消毒的介质，通过规定孔径的过滤材料，以物理电阻为原理，去除气体或液体中的微生物，但不能杀死微生物。其可用于医疗机构中低危险、中等危险物品的消毒，主要用于空气净化和不适合压力蒸汽灭菌的液体过滤
17		微波消毒	微波是一种频率高、波长短、穿透性强的电磁波。其频率为2450 MHz，可以杀死包括芽孢在内的所有微生物。微波可用于医疗机构低度危险品、中度危险品的消毒，如餐具的消毒。经微波消毒的物品应浸在水中或用湿布包裹
18		其他消毒产品	使用方法和注意事项应基于产品的使用说明

三、本节小结

本节主要阐述了消毒和灭菌方法的术语、定义，常用的消毒、灭菌方法及适用范围，护理员应掌握本节涉及的相关内容。对日常工作规范的消毒与灭菌是减少医院感染和保障被照护者安全的基础，通过本节学习，护理员应能够正确选择消毒剂，日常工作过程中，使用正确的消毒灭菌方法，减少院内感染的发生。

四、思考与练习

1.单选题

（1）针对医疗器械、器具和物品，经过手工清洗后，可以采用多种消毒方法进行初步灭菌；而对于耐热、耐湿的餐饮具和部分环卫用具，则可以采用更加有效的消毒方法（　　）。

A.紫外线消毒　　B.臭氧　　C.戊二醛　　D.高压蒸汽灭菌

（2）以下哪些是高度危险性物品（　　）。

A.腹腔镜活检钳、心导管、植入物　　B.胃肠道内镜

C.气管镜　　D.喉镜

（3）可以用于病区内空气和物体表面的消毒方法是（　　）。

A.紫外线　　B.酒精　　C.碘伏　　D.臭氧

2.是非题

（1）清除或杀死传播载体上的所有致病微生物，使达到无菌化的处理。（　　）

（2）过氧乙酸可以有效地清洁耐腐蚀性物质、周围环境、室内外温度等，而专用的机械清洁装置则可以有效地清洁内镜等物体。（　　）

（3）煮沸消毒方法适用于金属、玻璃制品、餐饮用具、织物或其他耐湿热物品的消毒。（　　）

第三节　消毒、灭菌的基本原则

一、基本要求

1.使用过的医用器械、物件和用具应当进行彻底的消毒和灭菌处置。消毒和灭菌前先进行清洗。

2.对于耐热性和耐湿性的手术器械，应该首先使用压力蒸汽灭菌法，而不是化学消毒剂浸渍灭菌。

3.一般来说，环境和物品表面应经过彻底的清洁和消毒；但是，如果发现有明显的分泌物、血液、体液或污染物污染，就需要进行清洗和消毒。

4.在医院消毒工作中，所用的灭菌商品必须经过卫生行政部门批准，并且必须符合国家相关管理规定，同时必须在有效期内进行，并且必须按照规定的应用范围、方法和注意事项进行操作。

二、基本原则

1.根据物品污染的程度，采取适当的消毒或灭菌措施，以降低感染的风险。

（1）对于高度危险性物品，应采取有效的灭菌措施。

（2）对于中度危险性物品，应采取有效的灭菌方法，以确保其达到最佳的灭菌作用。

（3）对于低度危险性物品，应采取适当的消毒措施，以确保安全；而对于可能存在病原微生物污染的物品，则应根据其种类和特性选择最适宜的消毒方法。

2.依据物体中存在的细菌类型和多少，需采取适当的杀菌或灭菌措施。

3.依据物体的特性，选用最佳的杀菌或杀菌方法。

（1）耐高温、耐湿的医疗用品，应优先采用压力蒸汽灭菌技术；而对于耐热的油剂类和干粉类物质，则应采用干热灭菌技术。

（2）对于不耐热、不耐湿的物质，应采取低温杀菌方法，如EO、过氧化氢低温等离子体杀菌或低热甲醛蒸气杀菌，以确保其质量和安全性。

（3）为了确保物体表面的卫生，应根据其表层的特性，选用适当的杀菌剂进行擦拭或紫外线消毒器进行近距离暴晒；而多孔材料表层则应采取浸渍或喷洒杀菌的方式来进行杀菌。

三、各类危险性物品的消毒、灭菌方法

（一）高度危险性物品

在灭菌前，应当严格按照WS310.2的规定进行清洗、包装和装载。

1.各类物品灭菌方法

（1）对于不能承受高温和潮湿环境的手术器械，治疗用具应采用低温灭菌技术。

（2）而针对无要求的医院，可以考虑使用灭菌剂直接浸渍消毒。

（3）对于耐热且不耐湿的手术器械，可以采用干热灭菌技术来处理。

（4）医院应要求医疗器械企业供应完善的洗涤、打包、灭菌技术和循环参数，以确保外来医疗器械的安全性和有效性。

（5）植入物的材料要求医疗器械企业供应、洗涤、包装材料、消毒方式和循环系统技术参数，并严格遵守这些规定予以消毒。在生物检测结果显示符合要求后，植入物才能被允许使用。在特别紧急情况下，植入物的灭菌应遵守WS310.3的规定。

（6）动力工具可分为气动式和电子式，它们通常由钻头、锯片、电动机、输气接头、动力电池等组件构成，在使用前，应当遵照用途说明的规定进行彻底的清洗、包装和灭菌处理。

2.手术敷料的灭菌

（1）灭菌前准备

1）手术敷料灭菌前应保存在温度18～22℃，相对湿度35%～70%的环境中。

2）为了保证敷料的质量，棉布类敷料应使用满足YY/T0698.2标准的食品包装物料；而棉纱类敷料则可以选择医用纸袋、非织造布、皱纹纸或综合包装袋，无论是小包装物还是单包装物都可以满足要求。

（2）灭菌方法

1）棉布类敷料和棉纱类敷料应该首先选择压力蒸汽灭菌。

2）根据YY/T 0506.1的规定，应当根据手术敷料的材质特性，采取适当的灭菌措施确保其质量。

（二）中度危险性物品

1.消毒方法

（1）口腔护理用具等耐热、耐湿中等危险物品，宜采用压力蒸汽消毒；温度计（肛门表或口表）、氧气面罩、麻醉口罩等不耐热物品应采用含氯消毒剂浸泡方法。

（2）氧气加湿瓶、胃肠道减压器、抽吸力装置、引流瓶等仪器的消毒方法如下所述。

1）湿热消毒是最佳选择，特别是对于高温耐湿管道和引流瓶。

2）不耐高温的部位可用中效或高效含氯消毒剂浸泡消毒。

3）使用专业的清洗消毒机对吸氧机和麻醉机的螺纹管及附件加以彻底的清洁和消毒，以确保其安全性和可靠性。

4）对于无条件的医院，可浸泡呼吸机和麻醉机的螺纹管及附件进行消毒。

2.注意事项

（1）消毒物品消毒前应充分清洗。

（2）当管路中出现血液或其他有机物质污染环境时，应立即使用超声波和医用冲洗剂予以彻底冲洗，并尽快予以消毒处理。

（3）使用中的消毒剂应用专用试纸进行监测，合格后才可使用。监测其浓度，以便在保质期内使用。

（三）低度危险性物品

消毒方法

（1）对于医疗保健用具，如血压计袖带、听诊器等，应定时加以清洗和灭菌，以确保其质量。如果发现有污染物，应立即予以清洗，并使用低效消毒剂加以消毒。

（2）被照护者的卫生用品应该经常清洁和消毒，包括毛巾、脸盆、痰液（杯）、卫生间、餐具等。应该定期进行消毒，按照规定的标准进行消毒处理。

（3）被照护者床单元的清洁与消毒

1）医疗机构应保持床单清洁

2）医疗机构应定期对床单表面实行清洗和消毒，以确保其卫生安全。在传染病发生时，应立即采取措施予以清洗和灭菌，并在治疗时实行终末消毒。使用灭毒剂时，应严格遵守产品说明书中的使用方法和备注要求。

3）为了保证被照护者的健康，应定时清洁和消毒，如被芯、枕芯、褥子、病床隔帘和床垫。如果发现有污染情况，应及时更换并加以灭菌。

四、职业防护

1.应按照不同的消毒与灭菌方法的特点，采取正确的职业防护措施，并进行规范的职业防护。

2.在对受污染的设备、器具和物品的回收和清洗过程中，应防止护理员的直接接触，加强护理员安全职业防护相关的培训。

3.针对不同消毒、灭菌方法的职业防护，应采取以下措施。

（1）热力消毒、灭菌：操作人员应佩戴防热棉手套和长袖工装，防止压力蒸汽灭菌器蒸汽泄漏造成皮肤烧伤。

（2）紫外线杀菌：应尽量避免直接接触身体，必要时应佩戴护目镜和预防服。

（3）空气化学杀菌和灭菌：应采取有效措施阻止毒性损害的气体进入人身，确保所用周围环境的正常通气。

（4）液体化学消毒和灭菌：在保护皮肤和黏膜的同时，应该采取有效的措施来防止过敏反应。

五、本节小结

本节主要阐述了消毒与灭菌的基本要求、消毒与灭菌方法的选择原则，高、中、低度危险性物品的消毒、灭菌方法及操作过程中应该采取的职业防护措施。护理员应当熟悉各种物品的消毒和灭菌技术，在日常工作中，采取有效的职业防护措施，精确选择消毒剂，并且运用正确的消毒灭菌方法，以最大限度地减少医院感染，保障护理员及被照护者的安全。

六、思考与练习

1.单选题

（1）针对医疗器械、器具和物品，经过手工清洗后，可以采用多种消毒方法进行初步灭菌，而对于耐热、耐湿的食品具和局部保健用具，则更加适用（　　）。

A.紫外线消毒　　　B.臭氧

C.戊二醛　　　　　D.高压蒸汽灭菌

（2）以下哪些是高度危险性物品（　　）。

A.腹腔镜活检钳、心导管、植入物　　　B.胃肠道内镜

C.气管镜　　　D.喉镜

（3）适用于室内空气和物体表面的消毒方法是（　　）。

A.紫外线　　B.酒精　　C.碘伏　　D.臭氧

2.是非题

（1）清除或杀死传播载体上的所有致病微生物，使其达到无菌化的处理。（　　）

（2）过氧乙酸可以有效地杀菌耐腐蚀性物质、周围环境、室内外空气质量等，而专用的机械杀菌装置则可以有效地杀菌内镜等物体。（　　）

（3）煮沸消毒方法适用于金属、玻璃制品、餐饮用具、织物或其他耐湿热物品的消毒。（　　）

第四节　特殊病原体感染物品和环境的消毒方法

一、朊病毒

1.对于朊病毒及疑似朊病毒被照护者，应尽量选择使用一次性物品。将医疗废物封装在双层医用垃圾袋中，然后进行焚烧处理。

2.可反复用于感染朊病毒或疑似朊病毒被照护者的高度危险组织（脑、硬脑膜、垂体、眼、脊髓组织）污染的高度危险医疗器械、物品，根据物品的性质，可以采取不同的消毒方法，以达到最佳的消毒效果，并且消毒的程度也会逐渐增加。

（1）将使用过的物品放入1mol/L氢氧化钠溶液内浸泡60分钟，并且按照WS310.2

的规定开始冲洗、杀菌和灭菌，压力蒸汽灭菌应该在134～138℃的温度下继续进行18分钟，或者132℃的温度下进行30分钟，或者121℃的温度下进行60分钟。

（2）应用后的物品应以有效除去可见物质后将其放入1moL/L氢氧化钠溶液中浸泡60分钟，再将其放入121℃压力蒸汽灭菌箱中，灭菌30分钟，最后进行彻底清洗，并按照规定的程序进行灭菌。

3.对于可能受到朊病毒感染的物品应使用10 000mg/L的含氯消毒剂或1mol/L氢氧化钠溶剂进行擦拭或浸泡灭菌，灭菌时间不少于15分钟。

4.对于被感染朊病毒或疑似感染朊病毒的被照护者，应采取有效的治疗措施，以防止其他中度和高度危险物质的污染。

（1）按照常规高水平消毒和灭菌程序进行清洁处理。

（2）除了与中枢神经系统接触的神经外科内镜，其他内镜应当严格遵守国家规定的清洁和消毒技术标准，以确保安全性和有效性。

（3）使用标准灭菌技术处理低危害性物品和周围环境表面时，可以使用500～1000mg/L的含氯消毒剂或一些更高效的灭菌剂，以确保周围环境的安全和卫生。

5.注意事项

（1）一旦确认被照护者感染朊病毒，应立即通知参与医院感染管理、诊断、治疗的临床部门，并对相关人员进行朊病毒感染及消毒处理的专业培训，以确保被照护者的安全。

（2）对于可能受到朊病毒感染或疑似感染的物品，应立即采取措施进行处置，以防止其干燥；不得采用迅速杀菌方式；如果未按适当方式进行消毒灭菌处置，应立即召回，并再次按照有关规定进行处置。

（3）被被照护者感染的或疑似朊病毒污染的中度、高度危险物品，不能清洗或只能低温消毒的，应作为特殊医疗废物处理。

（4）每次均应更换所使用的洗涤剂和消毒剂。

（5）每次处理后，清洁用具应立即进行消毒，并应更换个人防护用品，双手应进行清洁和消毒。

二、气性坏疽病原体

1.消毒方法

（1）创口应当用3%的过氧化氢溶液进行彻底清洗，而创口周围的肌肤则可以使用碘伏原液进行灭菌。

（2）治疗器具的应先消毒，再经过彻底冲洗，然后再经过杀菌处置。为了达到最佳效果，建议使用1000～2000mg/L氯化杀菌剂浸泡灭菌30～45分钟，如果有明确污染，则应使用5000～10 000mg/L氯化杀菌剂浸泡消毒≥60分钟，最后按照规范完成冲洗和灭菌。

（3）对传染病被照护者的物品，表面采用0.5%的过氧乙酸或500mg/L的含氯消毒剂，以确保其表层上的洁净和安全。

（4）环境表面的消毒：当手术室、换药室和病房的环境表面受到明显污染时，应立即采取措施，使用0.5%的过氧乙酸或1000mg/L的氯化杀菌剂进行彻底灭菌，以确保环境卫生。

（5）终末消毒：在转院或去世后，空气、环境应做好终末消毒。为了达到最佳效果，可以使用3%过氧化氢或过氧乙酸熏蒸，3%过氧化氢根据20ml/m³的气溶胶喷洒，相应温湿度保持在70%～90%，并且密闭24小时；5%过氧乙酸水溶液根据2.5ml/m³的气溶胶喷洒，相应温湿度保持在20%～40%。

（6）被照护者使用的床单、被罩和衣服应当严格分开收集，严格密封，并且做好明确标记，在清洗前应当进行压力蒸汽消毒。

2．注意事项

（1）被照护者应使用一次性医疗器械、物品。

（2）护理人员应当严格遵守WS/T 311的防护措施，在接触被照护者时应当佩戴一次性手套，并且要求手部卫生符合WS/T 313的标准。

（3）医疗废物，如纱布、布垫、一次性医疗用品及与被照护者伤口分泌物接触的坏死肢体等，应当按照《医疗废物管理条例》的规定进行妥善处理，以确保被照护者的安全和健康。

三、突发不明原因传染病的病原体

突发不明原因的传染病病原体危害的医学设备、工具与用品，应当严格遵守国家有关规定，在传播途径未知的情况下，应根据病原菌的特性，选择灭菌的区域和设备；同时，应根据病原菌属于细菌种类中抗性最强的细菌，选择最佳的灭菌药物（可以根据杀灭芽孢的用量来决定），并且工作人员应当采取职业防护措施，以确保安全。

四、本节小结

本节旨在探讨特殊感染性（朊病毒、气性坏疽和突发不明原因传染病）病原体物质和周围环境的灭毒方法和注意事项，以期为减少医院感染和保障被照护者安全提供有效的指导。护理员应当熟悉本节涉及的内容，并在日常工作中正确选择消毒剂及杀菌浓度，以及采用正确的消毒灭菌方式，以最大限度地减少院内感染的发生率。

五、思考与练习

1．单选题

对于受朊病毒感染或可能感染朊病毒的环境表面，应使用（　　）含氯消毒剂进行清洁，并且消毒时间不少于15分钟。

A. 500mg/L　　　B. 1000mg/L　　　C. 5000mg/L　　　D. 10 000mg/L

2．是非题

（1）在条件允许的情况下，建议被照护者使用一次性医疗器械、器具和物品，并将其密封封装在双层医用废物袋中，然后经过燃烧处置，以避免病毒的传染。（　　）

（2）被照护者使用的床单、被罩和衣服应严格分开收集，并且在重复使用时，应当进行密封、标记，并且要先进行清洗和灭菌处理。（　　）

（3）当突发传染病的传播途径不明确时，应根据多种传播途径，确定最佳的消毒措施和物品，以有效防止疾病的传播和蔓延。（　　）

第五节　床旁隔离概念及要求

一、床旁隔离相关术语及定义

床旁隔离相关术语及定义见表4-3。

表4-3　床旁隔离相关术语及定义

序号	术语	定义
1	隔离	采取多种措施，包括使用各种技术和方法，来阻止病原体从被照护者或携带者传播给其他人
2	清洁区	医务人员应该确保被照护者的血液、体液和病原微生物不会污染诊断和治疗区域，同时也要确保感染人群不会进入值勤室、洗手间、男女更衣室、浴室、收藏室、餐饮室等区域
3	潜在污染区	进行呼吸道传染病诊治的病区中位于清洁区与污染区之间，有可能被被照护者血液、体液和病原微生物等物质污染的区域，包括医务人员的办公室、治疗室、护士站、被照护者用后的物品、医疗器械等的处理室、内走廊等
4	污染区	是一个专门用于治疗呼吸道传染病的区域，这里有被照护者和可疑被照护者的鲜血、体液、内分泌物和粪便，这些物品都需要暂时存储和处置。污染区分为病房、处理室、污水间，还有被照护者入院和出院的处理室
5	两通道	进行呼吸道传染病诊治的病区中的医务人员通道和被照护者通道。医务人员通道、出入口设在清洁区一端，被照护者通道、出入口设在污染区一端
6	缓冲间	是一种特殊的设施，用于在清洁区和潜在污染区之间提供医疗服务，它们两侧都有门，为医务人员提供了一个安全的空间
7	负压病区（房）	由于安装特殊的通风系统，负压病房可以将室内空气从洁净区流入空气污染区，使其内部压力小于室外空气压强，并且在流出的室内空气中经过处理，以确保不会对周边自然环境造成任何环境污染
8	床单位消毒	对被照护者住院、出院、转移、死亡后，对床表面及床周围物体进行清洁、消毒
9	终末消毒	是指在传染病源脱离疫源区后，对其实施全面的清洗和灭菌，以确保被照护者的健康安全。特别是在被照护者出院、转院或去世后，应当对病室实行最后一次性清洁

二、隔离病房的管理要求

1.隔离病房的建筑布局应符合医院的卫生要求，符合隔离和预防的功能，并应明确界定区域划分，明确标识。

2.应该根据国家的有关法律法规，同时结合医院的实际情况，制订病房消毒隔离预防制度并组织实施。

3.隔离的实施应遵循"标准预防"和"基于疾病传播途径的预防"的原则。

4.应严格管理传染病被照护者，包括隔离被照护者，制订合理的探视制度并严格遵守。

5.应采取有效隔离措施，控制感染源、阻断传播途径和保护易感人群。

6.为了确保护理员的安全，我们应该加强对隔离距离和防护知识的培训，并准备充足的防护装备。同时，我们还应该了解一般感染的路径、分离方法和预防方法，并熟悉了解操作标准和程序。

7.护理员进行手卫生，应符合WS/T 313—2019。

8.隔离区域的消毒应符合国家有关法律法规的规定。

三、普通病区的隔离病房建筑布局与隔离要求

1.建筑布局应设置在病房末端，并根据医院的实际情况设置一个或多个隔离室。

2.传染病被照护者和非传染病被照护者应被安置在单独的房间里。

3.在受条件限制的医院中，可将具有相同传染病和相同病原体的被照护者安置在一个房间内，床位间距应大于0.8m。

4.病情较严重的被照护者应住在单室里。

5.病区内单排床位不超过3张，双排床位不超过6张

四、经接触传播疾病病区的建筑布局与隔离要求

1.该病区适用于主要经接触传播疾病被照护者的隔离。

2.建筑应该被设计成完全独立于诊所的地区，避开重症监护室和儿科住院的居民区。每个地区都应该有一个独自的进门和出口，并设有出院管理室。

3.该病区应分区明确，标识清楚。

4.病房内空气清新。

5.病房内应配备非手触式开关的手龙头及其他洗手设施。

五、经呼吸道传染病病区的建筑布局与隔离要求

1.隔离措施适用于那些患有呼吸道传染疾病的人。

2.医院的建设布置应该独立于其他地区，分为洁净区、潜在空气污染区和环境污染区。两个地区之间应该设置一个缓冲室，以减少空气流通。在隔离病房中，应该设置负压室，以防止疾病传播。压力应为-30Pa，缓冲室内的压力应为-15Pa。

3.应严格操作流程和三区两通道的管理。各区之间界线标识清楚，分解明确。

4.病室内应设有良好的通风设备。

5.每个区域应配备适当数量的非手触摸开关移动水池。

6.患有不同类型传染病的被照护者应分开放置。

7.疑似被照护者应安置在单人隔离房间。

8.在受到严格限制的医院中，患有相同疾病的被照护者可以被安置在一个房间内，两张床之间的距离必须不低于1.1m。

六、本节小结

本节内容着重为护理员讲述床旁隔离的术语定义、隔离病房的管理要求、普通病区的隔离病房、经接触传播疾病病区及经呼吸道传染病病区建筑布局与隔离要求，可以有效指导护理员的职业防护，护理员要有隔离防护的观念，既保护护理员，又保护被照护者，降低传染性疾病传播风险。最后本节通过以下3个场景情景模拟的方式，详细讲解了常见消毒隔离技术操作的思考要点、操作目的、操作标准、注意事项等内容，如

正确地使用紫外线灯消毒可有效杀灭环境中的致病菌，护理员应掌握紫外线灯的使用方法及日常监测及维护，同时在操作过程中应保证人员安全；配制浓度准确的含氯消毒剂可有效杀灭物品表面的致病菌，护理员在日常工作中应规范配制消毒剂并合理使用；根据隔离要求正确选择并规范穿脱隔离衣，可有效阻止病原菌的传播，减少院内感染的发生；选择合适的防护服，并进行正确穿脱，可有效避免致病菌的播散，护理员需要掌握这项技能，并注意操作要点，避免脱防护服时造成自身及环境的污染。这是护理员日常工作中需要掌握的必备技能，护理员应在日常工作中始终保持规范操作的自律性，在做好个人防护的同时，有效阻止病原菌的传播，避免院内感染，保障工作人员及被照护者安全。

七、思考与练习

1.单选题

（1）紫外线适用于哪种场所的消毒（　　）？

A.室内空气和物表　　B.地面　　C.被褥　　D.皮肤

（2）使用紫外线进行室内空气消毒时，紫外线灯开启时间适宜的是（　　）。

A.5分钟　　B.10分钟　　C.30分钟　　D.2小时

（3）紫外灯的有效使用时间限制一般为（　　）。

A.100小时　　B.500小时　　C.1000小时　　D.10 000小时

（4）在紫外线照射5分钟后，使用紫外线强度指示卡进行实时监测，并在1m处进行照射，照射（　　）后进行色块比较，确定照射强度。

A.5分钟　　B.10分钟　　C.1分钟　　D.30分钟　　E.60分钟

（5）若需配制500mg/L的含氯消毒液，将（　　）片500mg/片的含氯消毒片放入1L消毒桶中完成配制。

A.1　　B.2　　C.3　　D.4

（6）使用含500～1000mg/L有效氯的消毒剂擦拭，作用时间为（　　）。

A.10分钟　　B.20分钟　　C.30分钟　　D.60分钟

（7）含氯消毒剂使用时限≤（　　）。

A.8小时　　B.12小时　　C.24小时　　D.3天

（8）穿脱隔离衣时用物准备内容包括哪些（　　）？

A.用物准备齐全，摆放有序、合理

B.隔离衣的大小是否合适

C.隔离衣折叠是否正确，有无破损、潮湿

D.以上都是

（9）穿隔离衣的过程中，系领口时，污染的袖口可触及的部位有哪些（　　）？

A.衣领　　B.面部　　C.帽子　　D.以上都不可触及

（10）对于长期大量使用免疫抑制剂的被照护者的隔离类型是（　　）。

A.采取严格的隔离措施　　B.采取保护性措施　　C.对呼吸道进行隔离

D.对消化道进行隔离　　E.对接触者进行隔离

（11）穿防护服前需进行哪些准备（　　）？

A.仪表、着装符合礼仪规范

B.洗手、戴口罩，手部未佩戴饰品

C.物品准备齐全，防护服的大小合适，无破损、潮湿

D.环境整洁、安静、宽敞、光线明亮

E.以上都是

（12）关于穿脱防护服，以下说法正确的是（　）。

A.防护服长短要合适，穿着后应全部遮盖工作服

B.保持衣领清洁，系领口时，已被污染的袖口不可触及衣领、面部和帽子

C.穿防护服后不得进入清洁区

D.防护服应每班更换，如有潮湿、污染，及时更换

E.以上都是

2.是非题

（1）紫外线灯照射期间，人员不得进入。（　）

（2）紫外线灯照射时间长短是影响灭菌效果的主要因素。（　）

（3）病区内温湿度增加时，紫外线照射量不用进行增加。（　）

（4）配制消毒液的容器必须盖上盖子，并应保存在阴凉和封闭的地方。（　）

（5）所配制的消毒剂可与其他消毒剂混合，增强消毒效果。（　）

（6）含氯消毒剂，需要现配现用，使用时限≤24小时。（　）

（7）参照隔离种类及隔离衣的污染情况规范处置用物。不再使用的隔离衣清洁面向外，卷起来投入污物袋中。（　）

（8）应每日更换隔离衣，如有潮湿晾干后继续使用。（　）

（9）隔离衣越长越好。（　）

（10）防护服有破损时不用及时更换，坚持到工作结束。（　）

（11）穿防护服后可以随意进出清洁区。（　）

（12）穿防护服前不需要进行手卫生。（　）

情景模拟1　居室紫外线消毒

【情景导入】

护理人员完成当日治疗室药物配制工作后，护理员要进行治疗室终末消毒处置。

【路径清单】

（一）思考要点

1.治疗室除常规表面擦拭消毒外，护理员还应采取什么消毒措施？

2.如何进行紫外线消毒效果监测？

（二）操作目的

通过施加一定波段的紫外线，可以损坏微生物细胞中DNA和RNA的分子物质构成，进而导致细胞灭亡或再生，进而起到杀灭病菌的目的。

（三）评估问题

1.护理员仪表、着装是否符合礼仪规范。

2.护理员是否洗手、戴口罩。

3.物品准备是否齐全。

4.确保消毒的居室处于无人状态，关闭门窗。

（四）物品准备

物品准备包括移动式紫外线灯、紫外线灯使用与监测登记本、酒精消毒湿巾、紫外线强度照射指示卡、"紫外线消毒中"提示牌。

（五）操作过程

1.推移动式紫外线灯至需要消毒的治疗室，打开紫外线灯盒盖，右手托住灯管往上抬至适宜高度。

2.接通电源，将时间调节旋钮调至60分钟，打开开关，护理员立即离开房间，门口悬挂"紫外线消毒中"提示牌。

3.紫外线灯关闭后，等待10～20分钟，护理员进入房间。

4.消毒完毕，紫外线灯开关关闭，右手将灯管向上轻抬，左手按下灯箱上的按钮，轻扶灯管至其回到灯箱内以避免灯管破裂，拔掉电源。

5.记录消毒日期和时间，对紫外线灯的使用时间进行登记并签名，使用时间大于1000小时时应更换紫外线灯管。

6.紫外线灯归位整理，每周使用75%乙醇溶液对灯管擦拭消毒确认操作前准备充分。

（六）注意事项

1.一般用于杀菌的紫外线波长为200～300nm，杀菌功率最强的波长为253.7nm。

2.在紫外线灯辐照过程中，工作人员严禁走进房间内；如果确实需要进驻，应提早20～30分钟关掉紫外线灯；紫外线辐照过久可能会引发结膜炎、红斑及肌肤烧灼等不良反应，在特殊情况下建议，在有人的情况下，仍需要紫外线灯灭菌时，应采取有效的防护措施，以保护人体的健康。

3.紫外线的杀菌功率，随着紫外线灯使用时间的增加而衰弱，一般使用时间至额定时间的70%应更换紫外线灯管，以保证灭菌效果。采用紫外线灯辐照计测定法，每6个月进行一次检测，而紫外线强度照射指示卡则每季度进行一次实时监测。紫外线灯的有效使用时间限制一般为1000小时。

4.在使用紫外线消毒室内空气时，应确保室内空气洁净晾干。当气温低于20℃或高于40℃时，紫外线照射量应根据相对湿度调节至60%以上，以确保室内空气的清洁度和安全性。

5.当使用紫外线消毒物表时，被消毒对象的表面应充分暴露在紫外线下。

6.当使用紫外线灯对纸张、织物等粗糙表面进行消毒时，应适当延长辐照时间，并且要对两侧进行辐照。

7.利用紫外线辐射杀死受有机物保护的微生物和空气中的悬浮颗粒多时，应增加暴露剂量。

8.不得在易燃易爆的场所使用。

9.紫外线光源不应直接暴露于人身上。

10.紫外线强度计，每年至少校准一次。

[考核标准]

居室紫外线消毒技术操作考核评分标准

姓名_____ 考核人员_____ 考核日期： 年 月 日

项目	总分（分）	技术操作要求	标分（分）	评分标准	扣分（分）
仪表	5	符合护理员规范要求	5	一项不符合要求扣1分	
操作前准备	10	1.无长指甲，摘下手表，洗手或卫生手消毒	4	口述内容不全一项扣1分 一项不符合要求扣2分	
		2.用物准备：移动式紫外线灯、紫外线灯使用与监测登记本、酒精消毒湿巾、紫外线强度照射指示卡、"紫外线消毒中"提示牌，所有物品均处于备用状态，放置合理有序	4		
		口述：紫外线灯辐照计测定法每半年监测一次；紫外线强度照射指示卡监测法每季度监测一次	2		
安全评估	5	1.护理员是否洗手、戴口罩	2	一项不符合要求扣2分	
		2.确保消毒的居室处于无人状态，关闭门窗	3		
操作过程	60	1.推移动式紫外线灯至需要消毒的居室，打开紫外线灯盒盖，右手托住灯臂往上抬至适宜高度	10	使用指征不正确扣5分 关闭后未等待后进入扣5分 未记录开始、结束时间扣5分 未用酒精擦拭消毒扣5分 操作不规范一项扣5分 其余一项不符合要求扣2分	
		2.接通电源，将时间调节旋钮调至60分钟，打开开关	10		
		3.护理员立即离开房间，门口悬挂"紫外线消毒中"提示牌	5		
		4.消毒完毕后，等待10～20分钟，护理员进入房间	5		
		5.关闭紫外线灯开关	5		
		6.右手将灯管向上轻抬，左手按下灯箱上的按钮，轻扶灯管至其回到灯箱内以避免灯管破裂	10		
		7.关闭紫外线灯盒盖，拔掉电源	5		
		8.记录消毒日期和时间，记录紫外线灯管使用时间并签名，超过1000小时更换紫外线灯管	5		
		9.紫外线灯归位整理，每周使用75%酒精溶液对灯管擦拭消毒	5		
操作后	5	1.垃圾分类正确	3	一项不符合要求扣2分	
		2.洗手或卫生手消毒步骤正确	2		
评价	10	1.操作准确、熟练，保证消毒效果	5	一项不符合要求扣5分	
		2.操作过程使用记录完整	5		
理论提问	5	简述治疗室紫外线灯的使用注意事项	5	少一条扣1分	
合计	100				

理论提问：

简述治疗室紫外线灯的使用注意事项。

答：①一般用于灭菌的紫外线波长为200～300nm，灭菌力最强的波长为253.7nm。

②紫外灯照射期间，人员不得进入；人员进入房间时，也应提前20～30分钟关闭紫外线灯；因紫外线对人体照射过久会发生结膜炎，红斑及皮肤烧灼等现象。特殊情况，若必须在人进去后仍要开紫外线灯灭菌时，则人的皮肤及眼睛应有有效的防护措施。③紫外线的杀菌力，随着紫外线灯管使用时间增加而减退，一般使用时间达到额定时间70%时应更换紫外线灯管，以保证杀菌效果。紫外线灯有效使用时限一般为1000小时。④用紫外线消毒室内空气时，房间内应保持清洁干燥。当温度低于20℃或高于40℃，紫外线照射通常按相对湿度为60%的基础设计；室内湿度增加时，照射量应相应增加。⑤采用紫外线消毒物体表面时，应使消毒物品表面充分暴露于紫外线。⑥采用紫外线消毒纸张、织物等粗糙表面时，应适当延长照射时间，且两面均应受到照射。⑦采用紫外线杀灭被有机物保护的微生物及空气中悬浮粒子多时，应加大照射剂量。⑧不应在易燃、易爆的场所使用。⑨不应使紫外线光源直接照射到人。⑩紫外线强度计至少每年标定一次。

情景模拟2 配制含氯消毒液消毒房间

【情景导入】

被照护者，男，66岁，肺癌术后病情好转，今日出院，需要对其所在的病房及床单位进行终末消毒处理。

【路径清单】

（一）思考要点

1.护理员应该如何配制含氯消毒液？

2.护理员应如何对房间进行终末消毒？

（二）操作目的

在感染源离开住宿环境后，应当经过严格的灭菌，以彻底消除其所传播的病原体，并将其从房间和物体表面上彻底清除，以防止其再次传播。

（三）评估问题

1.护理员仪表、着装是否符合礼仪规范。

2.护理员是否洗手、戴口罩，个人防护是否到位。

3.护理员根据居室环境污染程度及病原体种类确定消毒液配制浓度。

（四）物品准备

物品准备包括500mg/片含氯消毒片、标有刻度的带盖消毒桶、抹布、拖布、医疗垃圾桶等。

（五）操作过程

1.配制方法

（1）佩戴防腐蚀的橡胶手套。

（2）按照配制比例在消毒桶标记消毒用水的刻度。

（3）若消毒液配比浓度为500mg/L，将1片500mg的含氯消毒片放入1L消毒桶中完成配制。

（4）消毒液配制完成后用专用试纸进行浓度监测，合格后才能使用。

（5）消毒液配制人员进行浓度监测登记。

2.使用方法

（1）清洁：在对物体表面进行消毒前，先清理物体表面，将杂物分类处置。

（2）去污：处理可见污染物。在清除污染时，应使用一次性吸水材料浸泡在氯消毒剂中，以确保有效去除少量污染。如果污染量较大，应将氯消毒剂倒在吸水材料上，并保持30分钟以上的浸泡时间，以确保清洁效果。在清洗过程中，应尽量避免触及污染，清洗后的污染应参照医疗废物处理标准实行集中处理。

（3）消毒：墙壁和地板采用湿式消毒方法，应用500～1000mg/L含氯消毒剂加以擦拭，持续30分钟，随后用清水完全冲洗，灭菌时采用"Z"形或"S"形，以确保消毒过程的完整性和灭菌质量。应注意仪器设备遮挡部位，避免遗漏。

（六）注意事项

1.消毒液必须现配现用，专人配制。

2.配备消毒剂的容器必须盖上盖子并保存在阴凉的地方并密封。配制好的消毒剂的使用时间限制在24小时。

3.配制好的消毒液不能与其他消毒剂混合使用，避免中毒。

4.消毒液配制完成后用专用试纸进行浓度监测。

［考核标准］

配制消毒液消毒房间技术操作考核评分标准

姓名＿＿＿＿＿＿　考核人员＿＿＿＿＿＿　考核日期：　　年　　月　　日

项目	总分（分）	技术操作要求	标分（分）	评分标准	扣分（分）
仪表	5	符合护理员规范要求	5	一项不符合要求扣1分	
操作前准备	5	1.无长指甲，摘下手表，洗手 2.用物准备：500mg/片含氯消毒片、标有刻度的带盖消毒桶、橡胶手套、含氯消毒液浓度监测试纸、记录表、笔，备齐并检查用物，放置合理	2 3	一项不符合要求扣2分	
安全评估	10	1.护理员是否洗手、戴口罩，个人防护是否到位 2.确保消毒的治疗室处于无人状态，关闭门窗	5 5	一项不符合要求扣5分	
操作过程	60	1.配制方法 （1）佩戴防腐蚀的橡胶手套 （2）按照配制比例在消毒桶上做好消毒用水到达的标志 （3）按照院感规定若消毒液配比浓度为500mg/L，将1片500mg的含氯消毒片放入1L消毒桶中完成配制 （4）消毒液配制完成后用专用试纸进行浓度监测，合格后才能使用 （5）消毒液配制人员进行浓度监测登记 2.使用方法 （1）清理：物体表面消毒前应对物品进行清理，将杂物分类处置	5 5 5 5 5 5	未戴手套扣5分 配制浓度不正确扣5分 未用试纸监测扣5分 未记录扣5分 处理方法不正确扣5分 消毒原则不正确扣5分 消毒有遗漏扣5分 医疗垃圾处理不规范扣5分 其余一项不符合要求扣5分	

续表

项目	总分 （分）	技术操作要求	标分 （分）	评分标准	扣分 （分）
		（2）去污：处理肉眼可见的污染物。少量污染物可用一次性吸水材料蘸取含氯消毒液小心移除。大量污染物应使用正确浓度的含氯消毒液浇在吸水材料上，作用30分钟以上，小心清除干净。清除过程中避免接触污染物，清理的污染物按医疗废物集中处置	15		
		（3）消毒：墙面、地面湿式消毒，使用500～1000mg/L含氯消毒液进行擦拭消毒，作用30分钟后清水擦拭干净，消毒时采用"Z"形或"S"形，确保无遗漏及消毒质量。应注意仪器设备遮挡部位，避免遗漏	10		
		（4）清理消毒过程中产生的医疗垃圾，正确封口处置	5		
操作后	5	1.垃圾分类正确 2.墙面、地面消毒步骤及原则正确	2 3	一项不符合要求扣2分	
评价	10	1.操作过程中个人防护到位 2.配制消毒液浓度正确，消毒原则正确	5 5	一项不符合要求扣5分	
理论提问	5	简述消毒液配制的注意事项	5	少一条扣1分	
合计	100				

理论提问：

简述消毒液配制的注意事项。

答：①消毒液须现配现用，专人配制。②盛装消毒液的容器必须加盖好，应于阴凉处避光、密闭保存。消毒液应现配现用，使用时限≤24小时。③配制好的消毒液不能与其他消毒剂混合使用，避免中毒。④消毒液配制完成后用专用试纸进行浓度监测。

情景模拟3　呼吸道床旁隔离技术

【情景导入】

被照护者，男，82岁，生活不能自理，无明显诱因开始出现鼻塞、流涕、咳嗽，胸部CT检查提示：左肺上叶及下叶有磨玻璃样病灶，新型冠状病毒核酸检测阳性，护理员要协助被照护者进食。

【路径清单】

（一）思考要点

1.接触被照护者前，为避免交叉感染，护理员应该采取什么防护措施？

2.如何正确穿、脱防护服？

（二）操作目的

保护护理员和被照护者不受病原微生物的传播，避免交叉感染。

（三）评估问题

1.护理员仪表、着装是否符合礼仪规范。

2.护理员是否洗手、戴口罩，手部是否佩戴饰品。

3.护理员物品准备是否齐全，防护服的大小是否合适，有无破损、潮湿。

4.评估环境条件，环境整洁、安静、宽敞、光线明亮。

（四）物品准备

物品准备包括医用N95口罩、防护服、一次性防护面罩、一次性帽子、一次性鞋套、一次性靴套等。

（五）操作过程

1.确认操作前准备充分

（1）护理员：仪表、着装符合护理员礼仪规范，洗手，戴口罩，摘下手表。

（2）用物：用物准备齐全，摆放有序、合理，防护服的大小是否合适，防护服折叠是否正确，有无破损、潮湿。

（3）环境：环境条件，环境整洁、安静、宽敞、光线明亮。

2.穿防护服

（1）更换刷手服（将上衣下缘扎进裤子），工作鞋。

（2）手消毒。

（3）检查医用防护口罩有效期及外包装材料的密封性，开启口罩检查是不是有损坏，并确保系带紧固。

（4）用左手握住防护口罩，将有鼻夹的一边朝外，贴近口、鼻和下巴，以确保防护口罩与脸部完美贴合。

（5）右手将下方系带拉过头顶，放在颈后双耳下，再将上方系带拉至脑后。

（6）调整舒适位置，松紧适宜。

（7）将双手指尖放到金属鼻夹上，从中心部位出发，用中指、示指向内按压，并依次向两边推移，以便依据鼻梁的形态塑造出一个完美的鼻夹，以达到最佳的密封效果。

（8）检查口罩密合性，（操作同时进行口述）双手捂住口罩快速呼气或吸气，感觉口罩略微鼓起或塌陷，若鼻夹附近有漏气应重新塑鼻夹，若漏气位于四周应调整系带及塑鼻夹，调整到不漏气为止。

（9）双手撑开帽子，将帽子由额前置于脑后，罩于头部，盖住耳朵，把所有头发都包裹在内，避免头发外露。

（10）穿鞋套，包住工作鞋。

（11）选择合适型号防护服，查看有效期及密闭性，打开防护服，检查有无破损。

（12）将拉链拉至最低点，确保防护服不会接触到地面，以确保安全。

（13）先穿下衣，再穿上衣，戴帽子（防护服帽子要完全盖住一次性帽子），拉上拉链。

（14）戴外层手套，选择合适型号，检查有效期及外包装密闭性，打开手套包装，检查手套是否漏气，佩戴手套。

（15）戴手套时把防护服袖口完全包裹。

（16）穿靴套，包裹住防护服裤筒，松紧适宜，避免靴套滑落。

（17）佩戴护目镜或防护面屏前检查有无破损，系带是否牢固，将护目镜或防护面屏，置于眼部和头部合适部位，调节舒适度，并检查有无戴牢。

（18）检查穿戴完整性，活动下蹲检查防护服的延展性。

（19）密封拉链口，注意防护服的颈部不能遮挡医用防护口罩。

（20）安全评估：必要时外面增加一次性隔离衣和手套。

3.脱防护服（图4-1）。

（1）进入第一脱卸间。

1）手消毒。

2）双手拉护目镜或面屏侧方系带，身体前倾，低头、闭眼，将护目镜或防护面屏轻轻摘下，复用物品放入指定专用回收容器中，一次性物品投入医疗垃圾桶。

3）手消毒。

4）解开靴套系带。

5）手消毒。

6）解开密封胶条，拉开拉链至底端，左手持防护服密封条顶端，右手持帽子外缘，向上提拉，将帽子翻脱离头部。

7）双手从后方由上向下脱防护服，边脱边卷防护服，污染面向里，直至连同靴套、外层手套全部脱下，投入医疗废物容器中，污染面不得触碰清洁部位。

8）手消毒。

（2）进入第二脱卸间。

1）手消毒。

2）双手伸入一只鞋套内侧，将内层鞋套翻转脱下，投入医疗垃圾桶（同法脱对侧）。

3）手消毒。

4）右手持帽子顶部，将帽子脱下投入医疗垃圾桶。

5）手消毒。

6）松开口罩系带，双手取下医用防护口罩，一手拉住下带，另一只手再摘下上带，用手指握住口罩的系带，放入医疗废物容器中。请勿接触面罩正面（污染表面）。

7）手消毒（优选流动水洗手）。

8）应当佩戴一次性医用外科口罩，而且近视眼镜的使用者应当定期清洗或消毒，以确保安全性。

（六）操作图

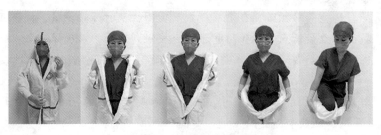

图4-1　脱防护服

（七）注意事项

1.防护服长短要适宜，穿着后应全部遮盖工作服。

2.保持衣领处清洁，系领口处系带时，被污染的袖口不能触及衣服领口、颜面部和帽子。

3.穿防护服后不得进入清洁区。

4.防护服应每班更换，如有潮湿、污染，及时更换。

［考核标准］

呼吸道床旁隔离技术操作考核评分标准

姓名_____ 考核人员_____ 考核日期： 年 月 日

项目	总分（分）	技术操作要求	标分（分）	评分标准	扣分（分）
仪表	5	符合护理员规范要求	5	一项不符合要求扣1分	
操作前准备	5	1.洗手，必要时更换刷手服 2.备齐用物，用物放置合理、有序，依次检查所备物品：一次性帽子、医用外科口罩、医用防护口罩、医用防护服、护目镜或一次性面屏、鞋套、靴套、手套、速干手消毒剂 另备：穿衣镜及脚踩式医疗垃圾桶，必要时专用回收容器	2 3	一项不符合要求扣1分	
安全评估	10	1.隔离种类，防护级别，工作区域 2.选择合适型号，检查有效期及符合质量标准，保证安全有效，有无破损、无潮湿 3.环境整洁、安静、宽敞，光线明亮	4 4 2	一项不符合要求扣2分	
操作过程	穿防护用品 30	1.更换刷手服（将上衣下缘扎进裤子），工作鞋 2.手消毒 3.检查医用防护口罩有效期及外包装密闭性，打开口罩，检查有无破损，系带是否牢固 4.左手托住防护口罩，有鼻夹的一面背向外，罩住口、鼻及下巴，贴合面部 5.右手将下方系带拉过头顶，放在颈后双耳下，再将上方系带拉至脑后 6.调整舒适位置，松紧适宜 7.塑鼻夹，将双手指尖放在金属鼻夹上，从中间位置开始用手指向内按鼻夹，并分别向两侧移动和按压，根据鼻梁的形状塑造鼻夹 8.检查口罩密合性，（操作同时进行口述）双手捂住口罩快速呼气或吸气，感觉口罩略微鼓起或塌陷，若鼻夹附近有漏气应重新塑鼻夹，若漏气位于四周应调整系带及塑鼻夹，调整到不漏气为止 9.双手撑开帽子，将帽子由额前置于脑后，罩于头部，盖住耳朵，把所有头发都包裹在内，避免头发外露	1 1 1 2 1 1 2 2 1	上衣未扎进裤子扣1分 手不规范扣一次2分 口罩戴反扣2分 口罩系带顺序颠倒扣1分 未罩住口鼻扣1分 未拉至颌下扣1分 口罩过松扣2分 未塑鼻夹扣2分 未检查口罩密合性扣2分 帽子未盖住耳朵扣1分 头发外露扣1分 防护服触地扣2分 手套未包住衣袖扣1分 防护服帽子未盖住一次性帽子扣1分 靴套未包住裤筒扣1分 护目镜或面屏佩戴不符合适扣2分 未贴封条扣2分	

续表

项目	总分（分）	技术操作要求	标分（分）	评分标准	扣分（分）
		10.穿鞋套，包住工作鞋	1	防护服颈部遮挡口罩扣2分 其余一项不符合要求扣1分	
		11.选择合适型号防护服，查看有效期及密闭性，打开防护服检查有无破损	1		
		12.将拉链拉至底端，防护服不能触及地面	2		
		13.先穿下衣，再穿上衣，戴帽子（防护服帽子要完全盖住一次性帽子），拉上拉链	3		
		14.戴外层手套，选择合适型号，检查有效期及外包装密闭性，打开手套包装，检查手套是否漏气，佩戴手套	2		
		15.戴手套时把防护服袖口完全包裹	1		
		16.穿靴套，包裹住防护服裤筒，松紧适宜，避免靴套滑落	1		
		17.佩戴护目镜或防护面屏前检查有无破损，系带是否牢固，将护目镜或防护面屏，置于眼部和头部合适部位，调节舒适度，并检查有无戴牢	2		
		18.检查穿戴完整性，活动下蹲检查防护服的延展性	2		
		19.密封拉链口，注意防护服的颈部不能遮挡医用防护口罩	2		
		20.安全评估：必要时外面增加一次性隔离衣和手套	1		
脱防护服	30	进入第一脱卸间 1.手消毒	1	手消毒不规范扣一次1分 污染面触及清洁部分一次扣2分 口罩系带顺序颠倒扣2分 手碰触污染面外侧一次扣2分 开关垃圾桶声音过大扣2分 垃圾外漏一次扣2分 其余一项不符合要求扣1分	
		2.双手拉护目镜或面屏侧方系带，身体前倾，低头、闭眼，将护目镜或防护面屏轻轻摘下，复用物品放入指定专用回收容器中，一次性物品投入医疗垃圾桶	3		
		3.手消毒	1		
		4.解开靴套系带	1		
		5.手消毒	1		
		6.解开密封胶条，拉开拉链至底端，左手持防护服密封条顶端，右手持帽子外缘，向上提拉翻帽脱离头部	2		
		7.双手从后方由上向下脱防护服，边脱边卷，污染面向里，直至连同靴套、外层手套全部脱下，投入医疗废物容器中，污染面不得触碰清洁部位	5		
		8.手消毒	1		
		进入第二脱卸间	1		
		9.手消毒	1		
		10.双手伸入一只鞋套内侧，将内层鞋套翻转脱下，投入医疗垃圾桶（同法脱对侧）	1		
		11.手消毒	1		
		12.右手持帽子顶部，将帽子脱下投入医疗垃圾桶	2		
		13.手消毒	1		

续表

项目	总分（分）	技术操作要求	标分（分）	评分标准	扣分（分）
		14.双手将医用防护口罩下带摘下，一手拉住下带，另一只手再摘下上带，用手指捏住口罩的系带投入医疗废物容器中，不要接触口罩前面（污染面）	5		
		15.手消毒（优选流动水洗手）	1		
		16.戴一次性医用外科口罩。戴近视眼镜者清洗或消毒眼镜	2		
操作后	5	1.用物处置方法正确 2.环境消杀、记录	3 2	一处不符合要求扣2分	
评价	10	1.穿、脱隔离衣时，未污染面部、颈部 2.动作熟练、准确，符合操作程序 3.清洁区污染区的概念清楚	4 2 4	一处不符合要求扣2分	
理论提问	5	1.二级防护适用范围有哪些 2.二级防护用品有哪些	5	少一条扣1分	
合计	100				

理论提问：

1.二级防护适用范围有哪些?

答：发热门诊及隔离病区内，隔离重症病区，疑似及确诊被照护者影像学检查及检验，消毒供应中心对新型冠状病毒感染病区物品回收、清点及清洗时，疑似及确诊被照护者转运、陪检、尸体处置时，为疑似或确诊被照护者手术，新型冠状病毒核酸检测时采用二级防护措施。

2.二级防护用品有哪些?

答：二级防护主要防护用品包括医用防护口罩、护目镜或防护面屏、一次性工作帽、防渗隔离衣或防护服、一次性乳胶手套或丁腈手套、鞋套等。

看答案

（王　静　高少波　李梦丽）

第五章　呼吸系统常见症状的照护

呼吸系统能够吸入氧气呼出二氧化碳，为全身组织提供足量的氧气，保证正常的新陈代谢；具有一定的防御功能，可以通过鼻部加温、过滤吸入呼吸道内的空气，以及通过气管的纤毛运动、咳嗽、打喷嚏等形式，把异物和异常的分泌物等排出体外。如果发生呼吸系统疾病，常表现为咳嗽咳痰和胸闷憋气，本章以情景模拟的形式重点介绍这两大症状的照护理论及照护技能，护理员应在医护人员的指导下做好被照护者的居家照护。

第一节　咳嗽咳痰的照护

咳嗽是人体的一种反射性防御动作。咳痰是将呼吸道分泌物排出体外的动作。

一、分类

1.干性咳嗽　是指无痰或者痰量较少的咳嗽。
2.湿性咳嗽　是指咳嗽同时伴有咳痰。

二、评估

1.评估被照护者有无呼吸道感染、吸入刺激性气味或者粉尘、有无服用血管紧张素转化酶抑制药等，以上因素可引发咳嗽。
2.评估被照护者咳嗽发生和持续的时间有无规律性，咳嗽的音色、性质及伴随症状，咳嗽与体位、气候变化是否有关系。
3.评估被照护者咳出痰液的量、颜色、性状，是否有异物等。
4.评估被照护者咳出痰液的气味，在正常情况下痰液没有特殊的气味。
5.评估被照护者的身体状况、咳痰能力及配合程度。

三、咳嗽咳痰的照护

1.环境　环境舒适，定时开窗通风，空气新鲜，避免有害烟雾、粉尘和刺激性气体的污染。温湿度以18～20℃、50%～60%最为适宜。
2.饮食　给被照护者提供高热量、高蛋白、高维生素的饮食，避免吃过咸、油炸、辛辣等食物。被照护者如果没有心脏、肾功能障碍，每天可饮水1500～2000ml。

3.生活　养成良好的生活习惯，注意个人卫生；注意劳逸结合，适当户外活动；避免前往人员密集的场所，以减少感染的机会。

4.促进有效排痰

（1）湿化痰液：对于痰液黏稠而不易咳出者，常用氧气驱动雾化吸入化痰药物湿化痰液。通常调节氧流量6～8L/min，保持出雾的量大小适中，每次持续时间10～20分钟。指导被照护者用嘴巴含住吸嘴，用嘴巴吸气，鼻子呼气。

（2）深呼吸和有效咳嗽：被照护者应采用坐位，先进行深而慢的腹式呼吸（吸气时鼓肚子），然后屏气3～5秒，继而缩唇，缓慢地经口将肺内气体呼出，如此反复5～6次，再深吸一口气屏气3～5秒，将身体前倾，进行2～3次短促有力的咳嗽，咳嗽时同时收缩腹肌，或用手按压上腹部，帮助痰液咳出。被照护者也可取俯卧屈膝位，借助膈肌、腹肌的收缩，增加腹压，咳出痰液。

（3）背部叩击：适用于卧床时间长、体质弱、咳痰无力者。协助被照护者取侧卧位或者坐位，叩击者手指并拢弯曲，使掌心呈杯状（图5-1），使用手腕的力量，自肺底部从下而上、从外向内、迅速而有节律地叩击背部，每一肺叶叩击1～3分钟，叩击时发出一种空而深的拍击音则表明叩击手法正确（图5-2）。叩击力量以被照护者不感到疼痛为宜；每次叩击的时间以3～5分钟为宜，一般在餐后2小时或餐前30分钟完成。

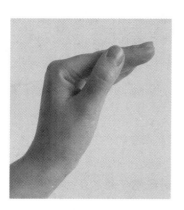

图5-1　手指弯曲并拢呈杯状

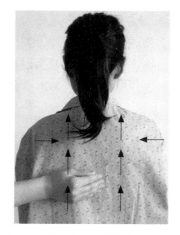

图5-2　胸部叩击

（4）体位引流（图5-3）：是在重力的作用下，使肺、支气管内分泌物排出体外的胸部物理疗法之一，适用于肺脓肿、支气管扩张症等有大量痰液排出不畅时。在医生指导下，使病变部位位于高处，支气管开口向下，有利于潴留的分泌物排出。每天进行1～3次，每次持续15～20分钟，一般在餐前进行，早晨清醒后立即进行效果更好。

（5）吸痰：适用于痰液黏稠咳出困难、意识不清或气管切开被照护者，家中可备电动吸引器，经被照护者的口腔、鼻腔或气管切开处进行负压吸痰。每次吸痰时间应小于15秒，两次吸痰间隔时间应大于3分钟；吸痰动作要迅速、轻柔；吸痰管要一次性使

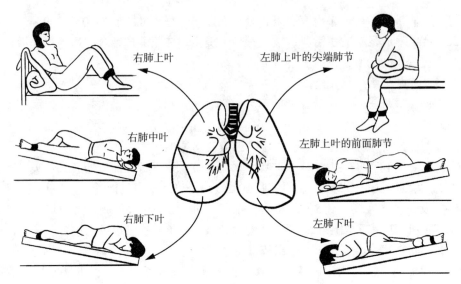

右肺上叶

左肺上叶的尖端肺节

右肺中叶

左肺上叶的前面肺节

右肺下叶

左肺下叶

图5-3　体位引流

用；吸痰前应洗手，吸痰时注意不要污染吸痰管，避免引起交叉感染。

5.预防　积极防治感冒等呼吸道感染。根据气候变化增减衣服，寒冷季节或气候骤变时要注意防寒保暖，避免受凉或过热，以减少疾病的急性发作。

四、本节小结

本节主要阐述了咳嗽咳痰的分类及评估，咳嗽咳痰的日常照护，促进有效排痰的方法。通过本节的学习，护理员应掌握咳嗽咳痰被照护者在环境、饮食和生活方面的照护要点，并在医生和护士的指导下促进被照护者有效排痰。

五、思考与练习

1.单选题

（1）一般情况下，有利于痰液咳出的体位是（　　　）。

A.平卧位　B.坐位　C.半坐位　D.坐位或半坐位

（2）被照护者如无心功能、肾功能障碍，应补充充足的水分，每天饮水（　　　）。

A. 1500 ～ 2000ml

B. 1500 ～ 2000ml

C. 2000 ～ 2500ml

D. 2500 ～ 3000ml

2.是非题

（1）湿性咳嗽是指咳嗽同时伴有咳痰，常见于慢性支气管炎、支气管扩张症、早期肺癌等。（　　）

（2）一般室内温度保持在18 ～ 20℃，湿度50% ～ 60%。（　　）

（3）氧气驱动雾化吸入气氧流量，一般为6 ～ 8L/min。（　　）

3.思考题

促进有效排痰的方法有哪些？

第二节 胸闷憋气的照护

胸闷憋气是一种主观症状，是指被照护者自觉胸部有憋闷感，呼吸不顺，呼吸困难。

一、分类

1.功能性胸闷 机体没有器质性的疾病，可由于所处的环境密闭、空气不流畅，或精神过度紧张、心理压力过大，或所处区域气压过低、劳累过度等引发。

2.病理性胸闷 由于机体的部分器官发生疾病引起的，最常见于器质性心肺疾病，如冠状动脉粥样硬化性心脏病、哮喘、肺炎、胸腔积液等。

二、评估

1.评估被照护者出现胸闷憋气时，是否与天气变化、环境改变、情绪变化、劳累等有关，在脱离环境、吸入新鲜空气、情绪调整或休息后是否有缓解。

2.评估被照护者出现胸闷憋气时，有没有其他症状出现，如有无发绀，发绀是指因身体缺氧，嘴唇及四肢指端呈现紫色；有无三凹征，即胸骨上窝、锁骨上窝和肋间隙明显凹陷；有无心律失常，夜间憋醒的情况；有无呼吸困难，咳嗽、胸痛等表现。

3.评估被照护者出现胸闷憋气时，有无低氧血症发生。低氧血症是指在标准大气压下，血液中的动脉血氧分压＜60mmHg，脉搏血氧饱和度＜90%。脉搏血氧仪小巧、使用简单，可以用来测量脉搏血氧饱和度和心率，当出现胸闷憋气时，在家庭中可以使用脉搏血氧仪来初步判断有无低氧血症发生。

三、缺氧程度

主要根据动脉血氧分压（PaO_2）和动脉血氧饱和度（SaO_2），判断被照护者缺氧程度。

1.轻度缺氧 PaO_2＞50～70mmHg，SaO_2＞80%，无发绀。

2.中度缺氧 PaO_2在35～50 mmHg，SaO_2在60%～80%，有发绀、呼吸困难。

3.重度缺氧 PaO_2＜35mmHg，SaO_2＜60%，显著发绀、呼吸极度困难，三凹征明显。

四、胸闷憋气的照护

1.日常护理 居住环境安静舒适，空气清新，室内温湿度适中。对于不能平躺的被照护者，可使用枕头、靠背垫等协助被照护者采取舒适的坐位或者半坐位。被照护者衣服宽松，盖被不要太厚，以免压迫胸部不适。

2.心态良好 平时保持乐观情绪，面对工作和烦恼保持冷静，多与人沟通，劳逸结合，控制心态，避免愤怒和激动等。

3.适当运动 可进行散步、慢跑、做瑜伽等活动，平时要注意休息，避免受累、规律作息。

4.及时就医 突然发生没有确切原因的胸闷憋气，或者测量脉搏血氧饱和度在90%

以下，应马上去医院。

5. 氧气疗法　如果被照护者感到胸闷，有低氧血症，应吸入氧气。在医生和护士的指导下，根据被照护者的意识、呼吸状况、缺氧程度、气道通畅情况，选择合适的供氧方式和吸氧工具。

6. 吸入剂使用　被照护者坐位或者立位，上半身直立，先尽量呼气，把吸入器的吸嘴放入口中含住吸气，吸气时要平稳、深长，吸入药物后把吸嘴从嘴巴移开，屏气5～10秒，然后正常呼吸。

7. 呼吸功能锻炼

（1）缩唇呼吸（图5-4）：被照护者闭上嘴巴，用鼻子吸气，然后把嘴唇缩小，呈吹口哨的样子，慢慢往外呼气，呼气的同时腹部收缩。吸气与呼气时间比为1:2或1:3。呼气量不要过大，可以在距离口唇部15～20cm处，平行放置点燃的蜡烛，呼气时火焰倾斜但不熄灭即可。

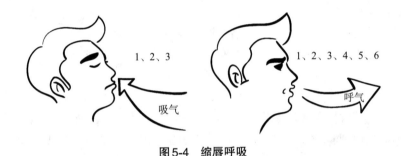

图5-4　缩唇呼吸

（2）腹式呼吸（图5-5）：被照护者可以站立、平躺或者半坐，一手放在胸部，一手放在上腹部，用鼻子慢慢吸气，被照护者腹部肌肉放松，腹部向上凸出，手感到抬起。用嘴巴呼气，被照护者腹部肌肉收缩，手感到下降。每天可以训练3～4次，每次可以重复8～10次。

8. 俯卧位通气（图5-6）　俯卧位通气适用于新型冠状病毒感染重症被照护者及急性呼吸窘迫综合征的被照护者。俯卧位通气可提升被照护者的血氧饱和度，同时对气道分泌物也可以起到引流作用。鼓励清醒被照护者尽可能早趴，建议每天不少于12小时。进行俯卧位前2小时暂停进食，随时保持舒适体位，可使用枕头垫于身下，保护好骨骼隆突处，避免受压，避免发生压疮。

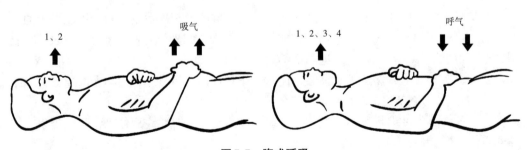

图5-5　腹式呼吸

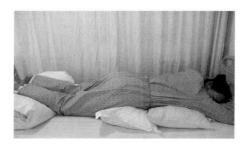

图5-6　俯卧位通气

五、本节小结

本节主要阐述了胸闷憋气的分类及评估，缺氧程度判断，胸闷憋气的日常照护，以及吸氧、使用吸入剂、呼吸功能锻炼、俯卧位通气的照护。通过本节的学习，护理员应能够掌握胸闷憋气被照护者的日常照护，指导被照护者实施缩唇呼吸和腹式呼吸，协助被照护者吸氧和使用吸入剂，并在医生和护士的指导下协助清醒被照护者俯卧位通气。

六、思考与练习

1.填空题

（1）低氧血症是指在标准大气压下，血液中的动脉血氧分压＜60mmHg，脉搏血氧饱和度（　　）。

（2）用氧时注意用氧安全，做好"四防"，即（　　）、（　　）、（　　）、（　　）。

（3）俯卧位通气时间不少于（　　），俯卧位前（　　）暂停进食。

2.是非题

（1）胸闷都是由于身体内某些器官发生疾病引起的。（　　）

（2）被照护者使用吸入剂时，如若需要多吸一剂，可即刻再次吸入。（　　）

3.思考题

被照护者在吸氧过程中需要调节氧流量应怎么做？

情景模拟1　氧气驱动雾化吸入技术

【情景导入】

被照护者，男，71岁，入住养老机构，被照护者有慢性支气管炎病史30余年，近3日感咳痰困难，去医院就诊，医生给予化痰药物雾化吸入。

【路径清单】

（一）思考要点

如何正确雾化吸入？

（二）操作目的

1.治疗呼吸道感染，消除炎症、水肿。

2.解除支气管痉挛。

3.稀释痰液，协助排痰。

（三）评估问题

1.被照护者病情、意识状态、自理能力、合作程度。

2.被照护者口腔黏膜情况。

3.用氧环境安全。

（四）物品准备

吸氧装置、一次性氧气驱动雾化器1套，生理盐水、药液、水杯（内盛清水）。

（五）操作过程

1.确认操作前准备充分

（1）护理员：洗手。

（2）用物：备齐并检查所有用物，物品放置合理、有序。

（3）环境：整洁安静，安全、温湿度适宜。

2.根据医嘱将药液注入雾化器内。

3.协助被照护者取坐位或半坐位。

4.安装氧气装置。

5.将氧驱动雾化器管道与氧气装置连接。

6.调节氧气流量，一般为6～8L/min。

7.被照护者手持雾化器，将吸嘴放入口中，紧闭嘴唇，用口吸气、鼻呼气，如此反复直至药液吸完（图5-7）。

8.雾化完毕，去除雾化器。

9.关闭氧气。

10.帮助被照护者擦净面部，协助被照护者漱口。

11.洗手。

（六）操作图

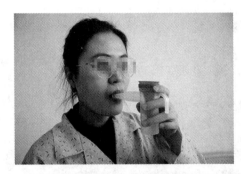

图5-7　被照护者坐位使用口含雾化器吸入药物

（七）注意事项

1.操作时注意用氧安全，正确使用供氧装置，严禁接触烟火和易燃品。

2.雾化过程中如被照护者感到疲劳，可暂时停止雾化，待休息片刻后再继续吸入。

[考核标准]

氧气驱动雾化吸入技术操作考核评分标准

姓名_____　考核人员_____　考核日期：　年　月　日

项目	总分（分）	技术操作标准	标分（分）	评分标准	扣分（分）
仪表	5	符合护理员规范要求	5	一项不符合要求扣1分	
操作前准备	5	1.洗手 2.备齐用物，用物放置合理、有序，依次检查所有物品，保证安全有效，吸氧装置1套、一次性氧气驱动雾化器1套，生理盐水、药液、水杯（内盛清水）	2 3	一项不符合要求扣2分	
安全评估	10	1.评估被照护者病情，意识状态，自理能力、合作程度，解释雾化的目的、方法 2.评估被照护者口腔黏膜情况 3.评估用氧是否安全 4.评估周围环境整洁，光线明亮 5.沟通时语言规范，态度和蔼	3 2 3 1 1	一项不符合要求扣1分	
操作过程	60	1.根据医嘱将药液注入雾化器内 2.协助被照护者取坐位或半坐位 3.安装氧气装置 4.将氧驱动雾化器管道与氧气装置连接 5.调节氧气流量，一般为6～8L/min 6.指导被照护者手持雾化器，将吸嘴放入口中，紧闭嘴唇，用口吸气、鼻呼气，如此反复直至药液吸完 7.雾化完毕，去除雾化器 8.关闭氧气 9.帮助被照护者擦净面部，协助被照护者漱口 10.洗手	10 10 10 3 10 10 2 1 2 2	连接不紧密，有漏气扣3分 指导被照护者吸入方法不正确扣10分 其余一项不符合要求扣1分	
操作后	5	1.协助被照护者取舒适体位 2.正确处理物品，清水冲洗、晾干备用	2 3	一项不符合要求扣2分	
评价	10	1.操作熟练、正确 2.正确指导被照护者雾化吸入，被照护者无不适	5 5	一项不符合要求扣5分	
理论提问	5	氧气驱动雾化吸入的注意事项有哪些	5	少一条扣2分	
合计	100				

理论提问：

氧气驱动雾化吸入注意事项有哪些？

答：①操作时注意用氧安全，正确使用供氧装置，严禁接触烟火和易燃品。②雾化过程中如被照护者感到疲劳，可暂时停止雾化，待休息片刻后再继续吸入。

情景模拟2　氧气吸入技术

【情景导入】

被照护者，男，71岁，入住养老机构，被照护者有慢性支气管炎病史30余年，晨起后感觉胸闷憋气，测量指脉氧饱和度为90%，护理员给予被照护者氧气吸入。

【路径清单】

（一）思考要点

如何正确吸氧？

（二）操作目的

提高动脉血氧分压、血氧饱和度及氧含量，纠正低氧血症。

（三）评估问题

1.被照护者病情，意识状态，自理能力、合作程度。

2.被照护者鼻腔黏膜、鼻腔通气情况。

3.用氧环境安全。

（四）物品准备

氧气桶（或制氧机）、氧气表、扳手、水杯1个（内盛清水）。

（五）操作过程

1.确认操作前准备充分。

（1）护理员：洗手。

（2）用物：备齐并检查所有用物，物品放置合理、有序。

（3）环境：整洁安静，安全、温湿度适宜。

2.协助被照护者取舒适卧位。

3.打开吸氧装置

（1）氧气桶：吹尘，装表，将鼻导管一端与湿化瓶的出口处相连接。先关小流量表，再打开氧气筒大开关，调节所需氧流量。

（2）制氧机：插上电源，打开开关，调节所需氧流量。具体操作方法参考使用说明书。

4.检查氧气管道是否通畅（将氧气管头端置于清水内，有气泡冒出）。

5.将鼻导管插入被照护者双侧鼻腔。

6.将导管环绕被照护者耳部向下放置至下颌，调整合适松紧度。

7.洗手。

8.询问被照护者感受。

（六）注意事项

1.用氧时要注意用氧安全，做好"四防"，即防火、防震、防热、防油。

2.被照护者在吸氧过程中，如需要调节氧流量，应先将被照护者的吸氧鼻导管取下，调节好氧流量后，再将鼻导管与被照护者连接。停止吸氧时，先取下吸氧鼻导管，再关流量表。

3.持续吸氧的被照护者，应当保持管道通畅，必要时进行更换。

[考核标准]

氧气吸入技术操作考核评分标准

姓名＿＿＿＿＿　考核人员＿＿＿＿＿　考核日期：　　年　　月　　日

项目	总分（分）	技术操作标准	标分（分）	评分标准	扣分（分）
仪表	5	符合护理员规范要求	5	一项不符合要求扣1分	
操作前准备	5	1.洗手 2.备齐用物，用物放置合理、有序，依次检查所有物品，保证安全有效：氧气表一套、扳手、水杯1个（内盛清水）	2 3	一项不符合要求扣2分	
安全评估	10	1.评估被照护者病情、意识状态、自理能力、合作程度，解释吸氧的目的、方法 2.评估被照护者鼻腔黏膜、鼻腔通气情况 3.评估用氧是否安全 4.评估周围环境整洁，光线明亮 5.沟通时语言规范，态度和蔼	3 2 3 1 1	一项不符合要求扣1分	
操作过程	吸氧 40	1.协助被照护者取舒适卧位 2.吹尘，装表 3.将鼻导管与湿化瓶的出口相连接 4.先关小流量表 5.再打开氧气筒大开关 6.调节所需氧流量 7.检查氧气管道是否通畅（将氧气管头端置于清水内，有气泡冒出） 8.将鼻导管插入被照护者双侧鼻腔 9.将导管环绕被照护者耳部向下放置至下颌，调整合适松紧度 10.口述并操作：用氧途中需调节氧流量要先分离鼻导管 11.洗手 12.询问被照护者感受	2 3 3 3 5 5 5 2 2 5 2 3	吹尘过响扣2分 氧气表安装不垂直扣2分 调节氧流量顺序错误扣5分 氧气管固定不牢扣2分 其余一项不符合要求扣1分	
	停止吸氧 20	1.向被照护者解释停止吸氧原因 2.松解下颌处氧气导管，慢慢撤除鼻导管 3.清洁被照护者鼻部及面颊部 4.将氧气管放于垃圾袋内 5.关流量表，关氧气表开关，开流量表开关，放出余气，关流量表 6.卸表 7.洗手	3 3 2 2 5 3 2	关闭氧气表顺序不正确扣5分 未先撤氧气管后关氧气表扣3分 余一项不符合要求扣1分	
操作后	5	1.协助被照护者取舒适体位 2.正确处理物品	2 3	一项不符合要求扣2分	
评价	10	1.操作熟练、正确 2.正确指导被照护者吸氧，被照护者无不适	5 5	一项不符合要求扣5分	

续表

项目	总分（分）	技术操作标准	标分（分）	评分标准	扣分（分）
理论提问	5	1.用氧安全要做好哪"四防"	3	少一条扣1分	
		2.为被照护者吸氧时应注意哪些事项	2		
合计	100				

理论提问：

1.用氧安全要做好哪"四防"？

答：用氧时注意用氧安全，做好"四防"，即防火、防震、防热、防油。

2.为被照护者吸氧时应注意哪些事项？

答：①用氧时要注意用氧安全，做好"四防"，即防火、防震、防热、防油。②被照护者在吸氧过程中，如需要调节氧流量，应先将被照护者的吸氧鼻导管取下，调节好氧流量后，再将鼻导管与被照护者连接。停止吸氧时，先取下吸氧鼻导管，再关流量表。③持续吸氧的被照护者，应当保持管道通畅，必要时进行更换。

情景模拟3　吸入剂使用技术

【情景导入】

被照护者，男，74岁，入住养老机构，被照护者有慢性支气管炎病史20余年，近3日感胸闷，去医院就诊医生诊断为慢性阻塞性肺疾病，给予支气管扩张剂吸入治疗。

【路径清单】

（一）思考要点

如何正确使用吸入剂？

（二）操作目的

选择不同药物组合的吸入剂长期治疗，延缓肺功能的进一步下降甚至改善肺功能。

（三）评估问题

1.被照护者病情、意识状态、自理能力、合作程度。

2.被照护者口腔黏膜情况。

3.周围环境整洁，光线明亮。

（四）物品准备

物品包括定量吸入气雾剂或干粉吸入器、水杯（内盛清水）。

（五）操作过程

1.确认操作前准备充分

（1）护理员：洗手。

（2）用物：备齐并检查所有用物，物品放置合理、有序。

（3）环境：整洁安静，安全、温湿度适宜。

2.协助被照护者取坐位或立位。

3.根据装置类型，正确开启药物。

4.被照护者深呼气，将肺内气体尽量排出去。

5.将吸入器的吸嘴放入口中含住（图5-8）。

6.深长、平稳地吸气，然后将吸嘴从嘴部移开。

7.屏气5～10秒后恢复正常呼吸。

8.口述：如若需要多吸一剂，应等待至少1分钟后再次吸入。

9.擦干吸入器吸嘴，正确关闭吸入器。

10.协助被照护者昂头漱口至咽部，擦净面部。

11.洗手。

（六）操作图

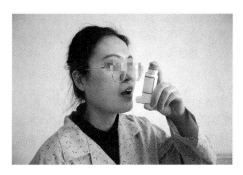

图5-8　被照护者使用吸入剂

（七）注意事项

1.根据药物剂型不同，正确开启药物。

2.被照护者取坐位或站立，上半身保持直立。

3.在吸入药物前先缓慢深呼气，呼气时不要对着吸入装置出口处。

4.上下嘴唇封住吸嘴，不要漏气，然后吸气，吸气应深长、平稳。

5.屏气5～10秒或尽可能长，然后呼气。

6.用干净纸巾擦拭吸嘴，严禁用水或其他液体擦拭吸嘴。

7.吸入药物结束后漱口数遍，建议上下、左右、咽喉内打转这3个动作分别做3次。

［考核标准］

吸入剂使用技术操作考核评分标准

姓名＿＿＿＿＿＿　考核人员＿＿＿＿＿＿　考核日期：　　年　　月　　日

项目	总分（分）	技术操作标准	标分（分）	评分标准	扣分（分）
仪表	5	符合护理员规范要求	5	一项不符合要求扣1分	
操作前准备	5	1.洗手 2.备齐用物，用物放置合理、有序，依次检查所有物品，保证安全有效，用物有定量吸入气雾剂或干粉吸入器、水杯（内盛清水）	2 3	一项不符合要求扣2分	

续表

项目	总分（分）	技术操作标准	标分（分）	评分标准	扣分（分）
安全评估	10	1.评估被照护者病情，意识状态，自理能力、合作程度，解释使用吸入器的目的、方法 2.评估被照护者口腔黏膜情况 3.评估周围环境整洁，光线明亮 4.沟通时语言规范，态度和蔼	4 2 3 1	一项不符合要求扣1分	
操作过程	60	1.协助被照护者取坐位或立位 2.根据装置类型，正确开启药物 3.被照护者深呼气，将肺内气体尽量排出去 4.将吸入器的吸嘴放入口中含住 5.深长、平稳地吸气，然后将吸嘴从嘴部移开 6.屏气5～10秒后恢复正常呼吸 7.口述：如若需要多吸一剂，应等待至少1分钟后再次吸入 8.擦干吸入器吸嘴，正确关闭吸入器 9.协助被照护者昂头漱口至咽部，擦净面部 10.洗手	5 10 10 2 10 10 5 3 3 2	开启药物不正确扣10分 指导操作过程不正确一项扣5分 未口述扣5分 其余一项不符合要求扣1分	
操作后	5	1.协助被照护者取舒适体位 2.正确处理物品	2 3	一项不符合要求扣2分	
评价	10	1.操作熟练、正确 2.正确指导被照护者吸入药物，被照护者无不适	5 5	一项不符合要求扣5分	
理论提问	5	使用吸入器的注意事项有哪些	5	少一条扣1分	
合计	100				

理论提问：

使用吸入器的注意事项有哪些？

答：①根据药物剂型不同，正确开启药物。②被照护者取坐位或站立，上半身保持直立。③在吸入药物前先缓慢深呼气，呼气时不要对着吸入装置出口处。④上下嘴唇封住吸嘴，不要漏气，然后吸气，吸气应深长、平稳。⑤屏气5～10秒或尽可能长，然后呼气。⑥用干净纸巾擦拭吸嘴，严禁用水或其他液体擦拭吸嘴。⑦吸入药物结束后漱口数遍，建议上下、左右、咽喉内打转这3个动作分别做3次。

看答案

（张　华　李梦瑾　姚朵朵）

第六章　循环系统常见症状的照护

循环系统是为人体输送血液的组织和器官，由心脏、血管和调节血液循环的神经体液组织构成。心脏疾病是一类比较常见的循环系统疾病，在内科疾病中属于常见病，能显著地影响被照护者的劳动力。循环系统的相关性疾病主要包括冠心病、风湿性心脏病、高血压性心脏病、肺源性心脏病、感染性心脏病、血液病性心脏病、营养代谢性心脏病等。各种心脏疾病最终都可能进展为心力衰竭。循环系统病变除心肌疾病以外，尚有血管性病变，包括心血管、静脉和微血管等病变，最常见的为原发性高血压。循环系统常见症状：心悸、胸痛、水肿、呼吸困难、发绀、咳嗽、咯血等；常见体征：心脏增大征、异常心音、心律失常、脉搏异常等。本章将针对循环系统疾病常见症状的照护进行阐述。

第一节　高血压的照护

一、定义

高血压主要表现为动脉血压持续升高，可分为原发性高血压和继发性高血压。高血压的诊断标准：在没有服用降压药物的情况下，非同日3次测量诊室血压，收缩压≥ 140 mmHg（1mmHg＝0.133kPa）和（或）舒张压≥ 90 mmHg。单纯收缩期高血压为收缩压≥ 140 mmHg和舒张压< 90 mmHg。被照护者曾被诊断为高血压，目前正在服用降压药物，即使测得的血压值低于140/90 mmHg，应被诊断为高血压。

二、高血压分级

根据血压升高的水平，进一步将高血压分为1级、2级和3级（表6-1）。

表6-1　高血压水平分类

分类	收缩压（mmHg）	舒张压（mmHg）
正常血压	＜120 和	＜80
正常高值	120～139 和（或）	80～89
高血压	≥140 和（或）	≥90
1级高血压（轻度）	140～159 和（或）	90～99
2级高血压（中度）	160～179 和（或）	100～109
3级高血压（重度）	≥180 和（或）	≥110
单纯收缩期高血压	≥140 和	＜90

资料来源：中国高血压防治指南（2018年修订版）

注：当收缩压和舒张压处于不同级别时，以较高的分级为准

三、高血压的照护

（一）评估

1.病史

（1）病情报告及就诊途径：了解被照护者的既往血压状况、当前血压最高水平、有

无其他表现，包括有无服食过药物，或服药后的疗效如何及有无异常反应。

（2）目前情况：判断被照护者目前血压情况、有无其他体征；有无跌倒史及目前存在的跌倒风险原因；判断被照护者有无心血管风险原因。

（3）检查有关病历：评估被照护者有无高血糖、痛风、心脑血管疾病、肾病变、血脂异常等病史；另外，必须仔细查看被照护者直系亲属中有无高血糖、冠心病、高血压、脑卒中家族史。

（4）个人史：评估被照护者的生活方式，如是否吸烟、饮酒，平时饮食情况等。

（5）心理健康-社交状况：评价被照护者的生活水平、工作状态、性格特点、身心状态和家庭状况等。

2.身体评估　应用正确的方式测量血压、心率、体重、腰围及臀围。

3.实验室及其他检查　查看检查及化验结果，了解被照护者的身体状况及存在的危险因素。

（二）照护

1.头痛照护

（1）减少引起或加重头痛的因素：护理员操作要轻，避免声音过大影响被照护者休息。如果被照护者发生头痛，应该提高床头，使被照护者卧床休息。减少某些不良的心理因素，如劳累、精神紧张、周围环境的嘈杂等。还可通过指导被照护者缓慢呼吸、听音乐的方式放松心情。

（2）指导正确用药：指导被照护者正确服用降压药物，不可随意增减剂量和停药，密切关注被照护者的血压情况及有无药物不良反应。

2.避免受伤　在公共场所和活动场所应张贴明显的安全标识并安装相关安全设施。告知被照护者如发生眩晕、眼花、耳鸣、视觉模糊等严重情况，须立即卧床休养。避免移动体位太快导致的不适感。

3.预防直立性低血压　直立性低血压是指在体位改变后，血压骤然过度降低，并伴随脑供血不足的表现，如头痛或昏迷等。防治直立性低血压应在变换体位时行动要缓慢，尤其是从卧位、坐位站立时；在静止情况下用药，且吃药后要休息片刻再开展其他运动；避免用过热的水沐浴，特别不要蒸桑拿；也不要大量饮酒。如果出现直立性低血压，则应该采取水平卧位，并抬高下肢，才能更有效地促使下肢血液回流。

4.高血压急症的预防和处理

（1）减少诱因：减少高血压的某些诱发因素，如劳累、情感刺激、精神紧张、寒冷刺激及随机减少药物剂量等。

（2）症状观察：精确检查和记录血压变化，如果出现血压迅速上升，被照护者出现严重恶心、腹泻、大出汗、视觉模糊、表情和精神变化、身体运动障碍等体征，立即送往医院。

（3）急症护理：告知被照护者要绝对卧床休息，保持房间安静，防止任何不良影响和不合理的动作。协助对被照护者的生活照料，动作应轻柔。应予被照护者连续低流量吸氧。对昏迷及惊厥的被照护者宜保证呼吸通畅，避免窒息、咬伤及跌倒。注意安抚被照护者心情，必要时使用镇静药，紧急送往医院进行相关治疗。

四、本节小结

高血压被照护者的照护是护理员照护被照护者的必备技能之一：本节介绍主要讲述

了高血压的概念、分级和照护，希望通过该节内容的学习，护理员能够更好地照护高血压被照护者。

五、思考与练习

1.单选题

（1）高血压诊断标准是什么（ ）？

A.在未服用降压药物的情况下，非同日3次测量诊室血压，收缩压≥120mmHg和（或）舒张压≥80mmHg

B.在服用降压药物的情况下，非同日3次测量诊室血压，收缩压≥140mmHg和（或）舒张压≥90mmHg

C.在未服用降压药物的情况下，非同日3次测量诊室血压，收缩压≥160mmHg和（或）舒张压≥90mmHg

D.在未服用降压药物的情况下，非同日3次测量诊室血压，收缩压≥180mmHg和（或）舒张压≥90mmHg

（2）根据血压升高水平，又进一步将高血压分为几级（ ）？

A.1 B.2 C.3 D.4

2.是非题

（1）护理员动作要轻柔，避免影响被照护者。给被照护者创造安全、愉快的环境。头痛时嘱被照护者卧床休息，降低床头。（ ）

（2）要帮助被照护者合理使用降压药物，不能任意加减用量和停药，严密注意被照护者的降压状态和有无药物不良反应。（ ）

3.填空题

收缩压≥（ ）和舒张压<（ ）为单纯收缩期高血压。

4.思考题

（1）如何预防直立性低血压？

（2）高血压被照护者发生急症时照护措施包括哪些？

第二节 胸痛的照护

一、定义

胸痛是指由胸部或胸壁疾病所引起胸部不同程度的阵发性或持续性的疼痛感，是临床常见的症状，其发病原因较多，引起的症状表现等都有不同程度的差异。

二、照护

1.判断被照护者疼痛的部位、程度、性质、持续时间，注意检查被照护者是否出现面色苍白、大汗、呕吐、腹泻等反应。胸痛症状发生后应立即测定血压、心率，做心电图，以便更准确地判断病情。

2.要保持被照护者心情舒畅，避免情绪压抑或情绪激动，以免导致气积不畅淤滞胸中而胸痛。

3.如果胸痛是由于心脏疾病所造成，可以平时口服丹参滴丸，增加心脏供血、营养心肌治疗，并定期监测血压、心电图。

4.被照护者多注意保暖，避免着凉，以免感冒后造成呼吸系统疾病的发生。

5.若被照护者胸痛难以忍受，已经妨碍了正常的休息与睡眠，应按照医嘱正确应用镇痛药与镇静药。

6.调整至适宜位置，还可局部缓解疼痛，如半站式、坐位。如果被照护者伴有肋膜炎则可选择患侧卧位，这可以降低局部胸壁的胸腔活动，进而缓解痛苦。

三、本节小结

胸痛的照护也是护理员照护被照护者的必备技能之一：本节内容主要着重讲述了对胸痛的定义和照护，希望经过对本节内容的练习，护理员能正确对胸痛被照护者进行照护。

四、思考与练习

1.单选题

胸膜炎被照护者可以采取（　　），以减轻部分胸壁的肺运动，从而缓解胸痛？

A.仰卧位　B.平卧位　C.患侧卧位　D.健侧卧位

2.是非题

（1）一旦被照护者胸痛难以忍受，已经危及一般的休息和睡眠，应按照医嘱正确应用镇痛药和镇静药。（　　）

（2）护理员应正确判断被照护者疼痛的部位、程度、性质、持续时间，并注意检查被照护者是否出现面色苍白、大汗、呕吐、腹泻等现象。胸痛发生后应立即测定血压、心率，行心电图，以便更准确地判断病情。（　　）

3.填空题

护理员应当评估被照护者疼痛的（　　）、（　　）、（　　）、（　　），并仔细观察被照护者有无面色苍白、大汗、呕吐、腹泻等伴随体征。

4.思考题

胸痛的定义是什么？

第三节　心悸的照护

一、定义

心悸是指由病理或生理因素导致的一种自觉心脏跳动的不适感。常见的病理因素有心脏搏动增强、心律失常及全身性疾病，如心血管神经症、甲状腺功能亢进、贫血等。生理性因素有精神紧张、情绪激动、剧烈运动、饮浓茶或咖啡、过量吸烟、饮酒等。

二、照护

1.体位　尽量避免被照护者左侧卧位，因为在左侧卧位时通常会感受到心脏的跳动，而使不适感进一步加剧。

2.心理护理　注意关注被照护者心境改变，给予被照护者心灵抚慰，转移被照护者注意力，做些被照护者自己喜欢的事情。

3.给氧　伴有呼吸困难、发绀等缺氧症状者，及时为被照护者吸氧，根据缺氧状况调整氧气流量。

4.用药护理　指导被照护者合理用药，并告知药品的副作用，以及观察用药后的疗效。

5.避免诱因　减少诱发心悸的原因，如心情兴奋或紧张、激烈活动、过度饮酒等，以及如果有头晕、眼花、黑矇等先兆时应立即采取平卧位，以防跌伤。

6.避免受伤　避免因心悸所致的晕厥使人受伤。掌握了被照护者在晕厥发病之前的原因和晕厥发病时持续时间和具体表现后，有严重晕厥史者宜立即卧床休养，避免跌倒事件的发生，并告知被照护者外出时需人员陪同。

三、本节小结

心悸的照护也是护理员照护被照护者的必备技能之一：本节内容主要着重讲述了关于心悸的基本概念和照护，希望经过对本节内容的学习，护理员能正确对心悸被照护者进行照护。

四、思考与练习

1.单选题

心悸时尽量避免（　　）？

A.仰卧位　　　B.平卧位　　　C.右侧卧位　　　D.左侧卧位

2.是非题

（1）给予心悸被照护者心理护理，避免情绪激动，必要时给予镇痛药。（　　）

（2）护理员要避免因心悸所致的晕厥使人受伤。了解被照护者晕厥发作前的诱因及晕厥发作时持续时间及具体症状，有晕厥史者应卧床休息，避免跌倒事件的发生，并告知被照护者外出时，需要有人员陪同。（　　）

3.填空题

心悸被照护者，伴有呼吸困难、发绀等重度缺血表现者，给予（　　）。

4.思考题

心悸的定义是什么？

第四节　水肿的照护

一、定义

水肿是指由于过多的水分堆积于人体内的空隙中而引起的肿胀，水肿可表现为局部性及全身性。

二、照护

（一）评估

1.判断水肿程度

（1）轻度：手指按压组织时出现的轻度凹痕，平复速度较快，仅见于上眼睑、眶下软组织，胫前、踝部等皮下组织。

（2）中度：手指按压时，出现明确的较深塌陷，但平复较慢，在整个组织中可见明显水肿。

（3）重度：周身组织明显水肿，低部位皮肤可见紧张发亮，甚至有大量水分渗出。

2.评估皮肤及呼吸、循环系统症状　护理员检查被照护者有无压力性损伤、皮肤破溃或继发感染；有无呼吸、心率异常。

（二）照护

1.休息　轻度水肿被照护者宜控制活动，避免劳累。严重水肿被照护者宜长期卧床休养，以增加肝、肾血流量，并促进水肿的缓解。

2.体位　若被照护者发生上眼睑、脸部水肿，可帮助被照护者抬起头部；若被照护者发生双下肢水肿，可将双下肢抬高30°～45°，有利于血液循环，从而缓解心源性水肿。双下肢抬高时，被照护者宜采用坐位或半坐卧位，以缓解因肺部扩张受限和横膈升高所引起的呼吸困难。水肿被照护者则应适当进行床上活动，以免深静脉血栓的形成。阴囊水肿被照护者则需用阴囊托带托起阴囊以利于水肿的消失。

3.钠、水的摄入量　水肿被照护者一般应低钠盐饮食，每天2～3g为宜。每日入量视水肿情况、程度和用水量而定。

（1）心源性水肿：盐摄入量宜限制在每天5g以内，入量为每天1500ml以内。

（2）肝性水肿：入量限制在每天1000ml之内，低血钠者为每天500ml。

（3）肾性水肿：如果被照护者每天的术后尿量达到了1000ml，则通常不限制用水量，但不能过多饮水；如每日术后尿量不足500ml，则限制液体入量，严重者量出为入（前一天尿量＋500ml）。

4.皮肤护理

（1）保护皮肤免受损伤：护理员要告知被照护者穿戴轻柔、舒适的衣物，保证床单位清洁，翻身后严防拉、扯、拽，以免造成被照护者水肿的身体损害。阴囊水肿者，要绝对卧床休息，应用棉质毛巾或棉垫托住阴囊，但不可过高，以被照护者舒适而无下坠感为宜。

（2）预防皮肤感染：尿频者注意会阴部的清洁，预防皮肤感染。

5.用药护理　引导被照护者科学应用药品，并仔细观察用药后的作用和不良反应。

6.健康教育

（1）告知被照护者发生水肿的病因，并讲解水肿相关的知识，增加被照护者对疾病的了解以减轻被照护者的焦虑。

（2）引导被照护者每日控制饮食的含盐量和饮酒量，以减少服用含钠丰富的食物，如罐头食物、啤酒、汽水、味精、腌渍食物等，并通过应用无钠盐、食醋和柠檬等提高食欲。

（3）正确测量每日出入量，并做好记录。

（4）告知被照护者要合理服用药品，不得私自加、减剂量和停用。

三、本节小结

水肿的照护也是护理员照护被照护者的必备技能之一。本节内容主要着重讲述了水肿的概念和照护，希望经过对本节内容的学习，护理员能正确对水肿被照护者进行照护。

四、思考与练习

1.单选题

（1）双下肢水肿被照护者，应抬起双肢体（　），有利于血液循环，以减轻水肿？

A. 15°～30°　　B. 30°～45°　　C. 46°～60°　　D. 60°～75°

（2）心源性水肿被照护者每天食盐摄入量应在（　）以下？

A. 4g　　B. 5g　　C. 6g　　D. 7g

2.是非题

（1）肾性水肿被照护者的每天用水量超过1000ml，被照护者一般不限制水量，但不可过多饮水；如每天尿量不足400ml，则应适当减少液体入量。（　）

（2）肝性水肿者入量限制在每天1000ml之内，低血钠者为每天500ml。（　）

3.填空题

（　）水肿被照护者应控制运动，（　）水肿被照护者要卧床休息，以增强肝、肾血流量，并促使水肿的减轻。

4.思考题

如何判断水肿程度？

情景模拟　食物含水量估算

【情景导入】

被照护者，女，68岁，因肾性水肿收入院，被照护者每天尿量480ml，需严格限制水的入量。

【路径清单】

（一）思考要点

怎样正确估算食物含水量？

（二）操作目的

1.限制水的入量。

2.正确估算食物含水量。

（三）评估问题

1.被照护者饮食种类。

2.评估操作环境。

（四）物品准备

物品包括记录单、笔、常用食物含水量表、带有精确刻度的水杯。

（五）操作过程

1.确认操作前准备充分。

（1）护理员：洗手。

（2）用物：备齐并检查用物，放置合理。

（3）环境：整洁安静、安全、温湿度适宜。

2.携用物至被照护者床旁，核对被照护者信息。

3.询问被照护者或家属当日7:00～19:00被照护者饮食种类及量、饮水量，查看食物含水量表（表6-2），计算出经口入量。

4.查看当日7:00～19:00被照护者输液量，计算出被照护者白天入量。

5.洗手记录。

6.第2日7:00携用物至床旁，核对被照护者信息。

7.询问被照护者或家属昨日19：00至今日7：00被照护者饮食种类及量、饮水量，查看食物含水量表，计算出经口入量。

8.查看昨日19：00至今日7：00被照护者输液量，计算被照护者夜间入量，并统计被照护者24小时入量。

9.洗手，记录。

表6-2　常用食物含水量表

食品名称	重量（g）	含水量（ml）	食品名称	重量（g）	含水量（ml）	食品名称	重量（g）	含水量（ml）
米饭	100	70	酱油	100	72	甜炼乳	100	28
稠稀饭	50（约一碗）	200	醋	100	74	蜂蜜	100	20
稀饭	50（约一碗）	300	绵白糖	100	3	红糖	100	4
面包	100	33	砂糖	100	0	西瓜	100	94
油条	100	23	鸭	100	80	荔枝	100	85
馒头	100	44	鸡	100	74	白葡萄	100	89
花卷	100	44	瘦猪肉	100	53	紫葡萄	100	88
蒸饺	100（约12个）	70	肥猪肉	100	6	柚	100	85
水饺	100（约12个）	300	肥瘦猪肉	100	29	汕头蜜橘	100	89
包子	100	70	猪肝	100	71	黄岩蜜橘	100	88
烙饼	100	30	猪心	100	79	福建小红橘	100	87
馄饨	100	300	猪舌	100	70	橘汁（瓶）	100	71
汤面条	100	300	猪腰	100	78	鸭梨	100	88
捞面条	100	70	猪肚	100	82	木梨	100	88
面片	100	300	香蕉	100	82	桃	100	82
甜大饼	100	21	菠萝	100	89	杏	100	90
咸大饼	100	22	甘蔗	100	84	青梅	100	91
豆腐	100	90	瘦牛肉	100	79	草莓	100	91
鸡蛋	40（约1个）	30	肥牛肉	100	75	樱桃	100	91
咸鸭蛋	50（约1个）	35	肥瘦牛肉	100	78	柿	100	82
松花蛋	100	35	小黄鱼	100	77	石榴	100	79
油饼	100	31	鲳鱼	100	81	鲜桂圆	100	81
麻花	100	5	青鱼	100	79	干桂圆	100	26
豆汁	100	96	牛奶	100	87	草鱼	100	71
豆腐脑	100	91	淡牛奶罐头	100	74	白鲢鱼	100	81
豆腐干	100	70	奶粉	100	5	广柑	100	86
炒花生米	100	2	带鱼	100	77	苹果	100	87
炸花生米	100	6	鲤鱼	100	76			

注：①重量每100g＝2两，指净重部分（去茎、皮等）。②"含水量"是为了计算方便以四舍五入而为整数的。③肉蛋等均为生食物中含水量，熟食后加水未算在内，需看当时加水多少确定含水量。④本表参照中国科学院食物成分表和上海食物成分表编制，仅供参考。

（六）注意事项

1.水杯需带有刻度。

2.记录前对被照护者及家属培训，告知其认真记录饮食种类及量的重要性。

3.做好交接班。

看答案

（徐毅君　张文燕）

第七章　消化系统常见症状的照护

　　消化系统疾病主要是由胃、肠、食管、肝、胆道、胰腺等器官发生病变而引发的，通常是功能性或者器质性病变。因为消化道经过口腔与外界相通，所以接触致病微生物、毒性物质的机会较多，导致病种繁杂，并且都是常见病还有多发病。为了做好消化道疾病被照护者的照护，现将消化系统的常见症状及照护方式介绍如下。

第一节　腹胀的照护

一、定义

　　腹胀是指腹部肿胀或膨胀的主观感受，也可指腹部充满或气体过多的充盈感、腹内压力或腹壁张力增加，常伴有肉眼可见的腹部膨隆或腹围增加，常见伴随症状有腹痛、腹泻、便秘、呕吐等。

二、照护措施

　　腹胀的一般护理措施、饮食护理、提倡多活动。

　　1.饮食习惯：在饮食照护方面，护理员应嘱被照护者少食多餐，引导被照护者逐渐形成细嚼慢咽的饮食习惯，多吃水果、含纤维素多的食物，如粗粮或者蔬菜，少吃甚至不吃易产生气体的食物和容易诱发便秘的食物。

　　2.活动：支持被照护者适度活动，条件允许的话，可以陪伴被照护者下床活动，如散步、做操等；卧床时，护理员在被照护者床边进行翻身等动作，以增强胃肠的蠕动。

　　3.物理疗法：轻度腹胀时，可通过热敷、导泻、灌肠等方法减缓症状。

　　4.严重者，应禁饮食，给予胃肠减压。

　　5.肛管排气：被照护者严重胀气时，可遵医嘱给予药物治疗或行肛管排气（图7-1）。肛管排气借助管子排出被照护者肠道内积气的方法。保留肛管时间不能超过20分钟，较长时间的肛管留置会使肛门括约肌的功能下降。

　　6.健康教育：少吃产气的食物，如豆制品、产气饮料，进餐及喝水后避免吞入大量气体。

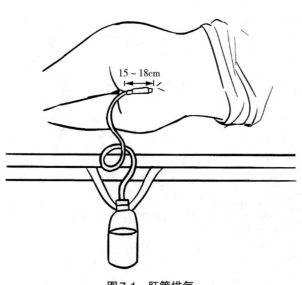

图7-1　肛管排气

7.寻找病因：积极找出和消除导致肠道胀气的因素，及时协助医生和护士处理胃肠病变等。

三、本节小结

本节主要介绍了什么是腹胀，引起腹胀的原因及被照护者发生腹胀后常见的处理措施，希望通过本节的学习护理员能够掌握腹胀的观察要点及协助被照护者减轻腹胀的方法。

四、思考与练习

1.单选题

腹胀被照护者的护理措施错误的是（　　）。

A.适当活动

B.多食豆类食物

C.热敷腹部

D.顺时针按摩腹部

2.是非题

（1）肠胀气时少食产气的食物，如豆类、产气饮料。（　　）

（2）热敷、按摩腹部可以帮助肠胀气被照护者排气。（　　）

3.思考题

腹胀的照护措施有哪些？

第二节　呃逆的照护

一、定义

呃逆俗称打嗝，是一种正常的生理性反应，当发生呃逆时气体是从胃中向上逆行，在喉咙间频频作声，发出的声音急并且短促，主要原因是横膈膜痉挛收缩。健康的人也会出现呃逆的现象，主要与饮食有关，如进餐过快、过急，或者吃了较热或较冷的食物、饮用啤酒或者碳酸饮料等，过度吸烟还有气温的变化也可以引起呃逆。如果呃逆出现比较频繁或者持续时间比较长（一般指大于等于24小时以上），就称为难治性呃逆，通常由某些疾病引起。

二、引发难治性呃逆的原因

1.中枢性　脑部疾病，代谢性病变，如尿毒症、酒精中毒等。

2.外周性　其中包括一些消化系统疾病和心胸疾病。

3.其他因素　包括药物刺激、全身麻痹、手术后遗症、精神紧张等因素。

三、照护措施

1.心理照护：为被照护者创造整洁、安静的休息环境，使其身心能得到充分的休息。

2.一般照护方法及非药物治疗方法

（1）屏气法：让呃逆者取坐位，告诉其闭口，用鼻子深吸气然后迅速用力屏气，之后张开口缓慢地呼出气。

（2）压迫耳屏法：呃逆者坐在椅子上，护理员站在被照护者背后，用拇指的指腹压迫呃逆被照护者的耳屏直至呃逆停止。

（3）按摩软腭法：护理员用棉签带棉絮的一端放入呃逆被照护者的口腔，轻轻按摩软、硬腭的交界处约1分钟。

（4）饮水法：护理员协助被照护者适当饮水，改善膈肌痉挛的症状，从而起到止嗝的作用。

3.上述照护方法无效时通知医护人员，协助观察用药后反应。

四、本节小结

本节主要介绍了什么是呃逆、引发呃逆的常见原因及被照护者发生呃逆后的照护方法，希望通过本节的学习护理员能够掌呃逆被照护者的照护措施。

五、思考与练习

填空题

（1）（　　）是一种很正常的生理性反应，当发生呃逆时气体是从胃中向上逆行，在喉咙间频频作声，发出的声音急并且短促，主要原因是横膈膜痉挛收缩。

（2）呃逆的一般照护中，非药物照护包括（　）、（　）、（　）、（　）等。

（3）引发难治性呃逆的原因有以下几种包括：（　）、（　）、（　）。

第三节　反酸的照护

一、定义

反酸是指酸性胃内容物反流至口咽部，口腔感觉到酸性物质，常伴有烧灼感、胸骨后疼痛、吞咽痛、吞咽困难及间歇性声嘶、慢性咳嗽等呼吸道症状，不伴有恶心、干呕。反酸多由于食管括约肌功能不全或食管蠕动功能异常、胃酸分泌过多引起，多见于胃食管反流病和消化性溃疡。

二、照护评估

1.被照护者是否饮食不规律，经常暴饮暴食。

2.被照护者有无精神原因者，如生气、精神紧张、工作压力过大等。

3.被照护者是否经常吃生冷、过酸、过辣等刺激性食物。

三、照护措施

1.有反酸症状的被照护者应少食多餐，每次吃饭应细嚼慢咽。

2.此类被照护者宜吃低脂、低糖的食物，还应该避免进食辛辣刺激性的食物。

3.胃酸分泌过多的人应该鼓励其多吃面食。此外，牛奶、豆浆、粥类、藕粉等食物也能稀释胃酸起到保护胃黏膜的作用。

4.鼓励被照护者有规律地定时定量进餐。

5.食物的温度要适宜：食物的温度应该以"不烫不凉"为准。戒烟、禁酒，禁饮浓茶、咖啡、汽水，禁食辛辣刺激及不易消化的食物。

6.保持心情愉悦，多运动。

7.鼓励被照护者多吃富含维生素的蔬菜和水果。

四、本节小结

本节主要介绍了什么是反酸、反酸被照护者的评估方法及照护措施，希望护理员通过本节的学习能够掌握反酸被照护者的照护措施。

五、思考与练习

填空题

（　　）是指胃或十二指肠的内容物通过食管反流至口咽部。反酸所致的症状及危害有（　　）、（　　）、（　　）、（　　）。

第四节　恶心与呕吐的照护

恶心（nausea）与呕吐（vomiting）是临床常见消化系统症状。一般情况下恶心后被照护者会出现呕吐的症状，也有被照护者只有恶心而未发生呕吐的情况，或者有的被照护者仅有呕吐而没有恶心的感觉。

一、引起恶心、呕吐的原因及发生机制

引起恶心与呕吐的常见原因有很多，分为反射性呕吐、中枢性呕吐和前庭障碍性呕吐。呕吐的发生有3个过程，分别为恶心、干呕和呕吐。

二、临床表现

1.呕吐的时间　呕吐的发生常与时间有关，如早孕的妇女常出现晨起呕吐，晨起呕吐的人群还有慢性酒精中毒、尿毒症的被照护者；幽门梗阻的被照护者一般在晚上或者夜间出现呕吐。

2.呕吐的特点　神经官能性呕吐主要表现为进食后会立即出现呕吐，恶心非常轻微，呕吐后可以继续进食，营养状况不受影响或影响轻微，颅内高压性呕吐常为喷射性呕吐。

三、照护措施

1.如被照护者进餐过程中发生呕吐，可嘱被照护者停止进餐，嘱其做张口深呼吸或深慢呼吸。在被照护者呕吐出现眩晕无力时，护理员应该给被照护者心理上的安慰并在旁边照顾被照护者。

2.在病情允许的情况下，护理员可扶着被照护者坐起，并用双手托住其前额让被照护者舒服，将呕吐物吐入器皿中，但仰卧位的被照护者宜把头朝向另一边。

3.护理员应该及时清除被照护者呕吐物，并协助更换污染的被服。协助被照护者漱口或者给予被照护者口腔护理，保持口腔清洁。

4.清理完物品后护理员应在条件允许的情况下进行开窗通风，以去除室内不良气味。

5.对于刚发生恶心、呕吐的被照护者护理员应该让被照护者休息片刻后再询问其是否继续进食。对于不愿继续进食的被照护者，可以将剩余食物适当保存，待被照护者食欲好转后再提供。

6.护理呕吐被照护者时，护理员应该注意观察呕吐物量、性状、气味和颜色等，做好记录并及时与医护人员沟通。

7.当发现被照护者呕吐后发生误吸应按照被照护者误吸的紧急处置流程进行处理。

四、本节小结

恶心与呕吐是消化道系统常见的症状之一，本节系统地介绍了恶心与呕吐的定义、发生机制、临床表现及照护方式，希望通过本节的学习护理员能够知道什么是恶心、呕吐，它的发生机制与原因有哪些，掌握呕吐被照护者的照护措施。

五、思考与练习

填空题

（1）恶心与（　　）是临床常见消化系统症状之一。

（2）呕吐按照发生机制可以分为（　　）、（　　）、（　　）三类。

（3）呕吐的发生可以分为（　　）、（　　）、（　　）三个阶段。

情景模拟　呕吐被照护者的照护

【情景导入】

被照护者，女，63岁，因肠梗阻入院，入院后仍有呕吐，护理员需为被照护者清除呕吐物。

【路径清单】

（一）思考要点

1.怎样为被照护者清除呕吐物？

2.怎样协助被照护者漱口？

3.怎样安抚被照护者情绪？

（二）操作目的

1.及时清除呕吐物，保持清洁。

2.协助被照护者漱口，去除口腔异味。

3.安抚被照护者，积极配合治疗。

（三）评估问题

1.呕吐之前有没有恶心症状？

2.呕吐的频率？

3.呕吐物有无异常？

（四）物品准备

物品包括纸巾、消毒液、温漱口水、漱口杯、毛巾、洗脸盆、垃圾桶、手套，必要时备干净床单和衣服。

（五）操作过程

1.确认操作之前准备充分。

（1）用物：先检查备齐用物，并摆放合理。

（2）周围环境：整洁安静。

2.护理员戴手套。

3.先清理口面部呕吐物。

4.协助被照护者漱口。

5.协助脱去被呕吐物污染的衣服，更换清洁衣服，并远离呕吐物。卧位被照护者，头偏向一侧。

6.撤出被呕吐物污染的床单，更换清洁床单。

7.开窗通风，去除房间异味。

8.协助被照护者洗手、洗脸。

9.安慰被照护者，使其情绪稳定。

10.观察呕吐物的颜色、内容物、量等，如有褐色、鲜红色等异常，立即通知医护人员。

（六）注意事项

1.处理呕吐物时，护理员不可有厌恶情绪。

2.当发现被照护者呕吐发生误吸应按照被照护者误吸的紧急处置流程进行处理。

第五节　腹痛的照护

腹痛（abdominal pain）是消化系统疾病的常见症状之一。腹痛主要是由于腹部器官疾病引起的。有时腹外或全身性疾病也会导致腹痛症状。腹痛可分为急性和慢性腹痛，具体取决于疾病的程度和持续时间。病变严重程度和性质、神经因素、心理因素及其他原因也会影响腹痛的性质和程度。因腹痛的病理机制复杂，作为一名护理员我们在照护被照护者的过程中遇到腹痛的被照护者一定要认真地了解他的病史，根据被照护者腹痛的病因和特点针对性地实施照护。

一、分类

腹痛按照病因可以分为两类：急性腹痛和慢性腹痛。

二、临床表现

1.腹痛的部位　一般的腹痛部位多数位于病变所在的部位。疼痛部位和常见疾病如下所述。①中上腹部：如胃病、十二指肠疾病及胰腺的疾病，这些疾病主要是中上腹部隐痛、灼痛或不适感；②右上腹部：如胆结石、胆囊发炎、肝脓肿等疾病的疼痛；③右下腹部即麦氏（McBumey）点：常见于急性阑尾炎的腹痛；④肚脐周围：常见于一些小肠疾病；⑤下腹部或左下腹部：常见于结肠病变引起的疾病腹痛；⑥下腹部痛还可能是被照护者患有盆腔膀胱炎症或被照护者有异位妊娠破裂出血；⑦疼痛部位不明确或者弥漫性的全腹疼痛提示被照护者有急性出血坏死性肠炎、肠梗阻、腹膜炎、血液疾病、铅中毒、腹型过敏性紫癜等。

2.腹痛的诱发因素　吃了油腻的食物后会使胆囊发炎或胆石脱落引起腹痛，暴饮暴食或大量饮酒容易诱发急性胰腺炎，腹部手术被照护者术后会并发肠梗阻，腹部受外力击打常会导致肝脾破裂而引起强烈的腹痛。

三、照护措施

1.要明确引起被照护者腹痛的原因，对于非紧急原因引起的腹痛或不需要医学处理的腹痛，护理员安抚被照护者紧张焦虑的情绪，做好腹部保暖，注意被照护者的饮食，告知疼痛期间避免做剧烈的运动；对于紧急、有器质性病变或需要医学处理的被照护者如果在院外一定要及时到医院就医完善检查，明确原因。住院被照护者要及时通知医生或护士，给予相应的处理并且密切观察腹痛的变化。

2.如果被照护者腹痛的同时伴有明显的消化道症状，如腹胀、恶心、呕吐等，要叮嘱被照护者禁饮食，否则会诱发疼痛加重。

3.被照护者因为腹痛需要卧床休息时，要嘱咐被照护者经常活动四肢，特别是双腿或双足，必要的时候护理员可以帮助被照护者做床上被动运动，这样可以有效地预防深静脉血栓（VTE）形成，若被照护者有痰，要协助被照护者将痰液咳出来，定期给予叩背，这样可以有效预防坠积性肺炎的发生，照护者还要定时帮助被照护者翻身，防止压力性损伤的发生。

4.一旦病情允许下床活动，要鼓励被照护者做适当的运动。

5.要做好被照护者腹部的保暖：当腹痛是由于胃寒引起时，护理员需要做好被照护者的腹部保暖措施，促进其胃寒气的消退。

四、本节小结

腹痛是消化系统最常见的症状和体征之一，本章从腹痛的定义、病因、发病机制、临床表现、伴随症状和常用的照护措施几个方面详细讲解腹痛的相关知识，希望通过本节的学习护理员能够了解引起腹痛的常见原因及分类，了解产生腹痛的机制，熟悉腹痛的临床表现及伴随症状。掌握腹痛人员的照护技巧。

五、思考与练习

填空题
腹痛按照起病缓急可分为（　　）、（　　）两类。

第六节　腹水被照护者的照护

腹水（ascites）又称腹腔积液，是指各种原因引起腹腔内游离液体积聚。正常情况下腹腔中含有100～200ml液体，保持着动态平衡，而腹水是指腹腔液体病理性增多。

一、腹水的治疗

1.腹水的基础治疗包括限钠、利尿。这些治疗也被大部分学者推荐为恶性腹水的一线治疗方案。利尿药对恶性腹水的疗效总体而言并不理想，有效者不超过40%。其疗效与腹水的程度及原发疾病相关。初发恶性腹水、转移性肝癌合并门静脉高压和低蛋白血症的被照护者疗效相对较好。随着疾病进展，利尿药的效果会逐渐减弱，而伴有广泛腹膜转移病灶的被照护者治疗效果极差。

2.穿刺放腹水是恶性腹水最主要的治疗方法之一，可暂时缓解90%恶性腹水被照护者的症状。反复穿刺放腹水配合局部热疗或化疗可能取得更好的疗效，常用的腹腔化疗药物包括铂类、丝裂霉素、白介素、香菇多糖等。

3.鉴于恶性腹水增长速度通常较快，频繁穿刺放腹水会增加穿刺并发症发生率并延长住院时间，随着经皮下隧道置入引流管及由腹腔引流至膀胱的自动低流量泵等新引流技术的出现和不断改进，腹腔留置可自行夹闭或开放的引流管持续引流已成为恶性腹水治疗的重要方案。但腹腔置管引流术对手术操作要求较高，具有一定的阻塞率和并发症发生率，可在条件成熟的单位审慎应用。

二、照护措施

1.要多给被照护者补充蛋白质，不能给被照护者吃辣的、刺激性强的食物，不要让被照护者喝太多的水，还要控制钠的摄入量。

2.如果被照护者有放置引流管，需保持适当体位，保持引流通畅，防止腹水渗出。

3.可以让被照护者做力所能及的运动，早睡早起，保证睡眠充足，提高免疫力。

4.多鼓励被照护者，增加治疗信心，有利于恢复。

5.护理员要需要定期帮助被照护者测量腹围，在被照护者腹围登记本上做好记录，以便于观察被照护者腹水的消减情况。

6.护理员应每日记录腹水被照护者体重的变化，监测被照护者的排尿量，并在记录本上记录，当被照护者尿量骤增或锐减时，要及时与医护人员沟通，查明原因。身体内腹水吸收量为每天不超过900ml，因此被照护者每天排尿量不宜过多，体重下降的速度是每周体重减轻的总量不超过2kg为最适宜。

三、本节小结

本节内容简略介绍了腹水被照护者的治疗措施，重点介绍了腹水被照护者的照护措施。期望通过本节内容的学习，护理员能够了解腹水被照护者的治疗措施，掌握腹水被照护者的照护方法，在医生和护士的指导下合理照护腹水被照护者。

四、思考与练习

填空题

（　　）又称腹腔积液，是指各种原因引起腹腔内游离液体积聚。正常情况下腹腔中含有（　　）液体，保持着动态平衡，而（　　）是指腹腔液体病理性增多。

第七节　食欲减退被照护者的照护

一、定义

食欲减退一般是指由多种功能性障碍或器质性疾病引起的进食欲望下降，食量减少。严重食欲减退称为厌食，可导致营养不良。

二、引起被照护者食欲减退的原因

1.精神性厌食。

2.被照护者活动能力下降导致食欲下降。

3.疾病影响，如消化系统疾病如消化系统肿瘤、慢性胃炎、肝炎等；全身性或其他系统疾病如严重感染、肺结核、尿毒症、垂体功能减退等。

4.药物影响，如糖尿病被照护者口服的二甲双胍，可以引起食欲减退。

三、照护措施

1.患有严重疾病的人们食欲减退，胃肠道症状和口疮可能会阻碍他们进食。强迫被照护者吃东西只会增加挫败感，为了鼓励进餐，即使进餐困难，也应与家人和朋友一起共享餐点。这样做可能会增加食欲。

2.提供最喜欢的食物，如果食欲不振很严重，找些刺激食欲的食物，有可能吸引味蕾的高热量、高脂肪的食物，甜点，肉汁拌饭等以增加能量。

3.提供更小巧的餐点，增加热量摄入的最简单、最有效的方法之一是每天提供几次小餐，理想的是每2小时1次，每天5～6次。通常食欲不振的人会害怕坐下来吃一顿丰盛的饭菜，因为他们知道自己不能吃，而零食减轻了这种压力。

4.避免强烈的食物异味，许多长期疾病不仅会影响一个人的味觉，还会影响嗅觉。为此，请避免食用带有强烈气味或味道的食物，如臭鳜鱼、臭豆腐、海鲜、煮鸡蛋、油炸食品和内脏。

5.处理便秘和恶心，便秘可以使人感到饱腹。要治疗便秘，请确保适当补充水分，并与医生讨论适当的治疗选择，包括泻药和纤维补充剂。限制咖啡因的摄入并增加水果、蔬菜和谷物的纤维摄入量（每天20～35g）。

6.膳食补充剂，市场上有很多液态膳食补充剂，可以增强日常营养并帮助增加体重。但是补充剂虽然有价值，但绝对不能用作日常营养的唯一（主要）来源。

四、本节小结

本节内容简略介绍了引起被照护者食欲减退的原因，重点介绍了食欲减退被照护者的照护措施。期望通过本节内容的学习，护理员能够了解引起被照护者食欲减退的原因，掌握食欲减退被照护者的照护措施。

五、思考与练习

填空题

（　　）一般是指由多种功能性障碍或器质性疾病引起的进食欲望下降，食量减少。严重食欲缺乏称为（　　），可导致营养不良。

第八节　肠道准备的照护

肠道准备：电子结肠镜检查作为临床消化道疾病诊治的一项特殊检查，在结肠镜检查前需对被检查者进行饮食及活动宣教，同时需服用聚乙二醇（polyethylene glycol，PEG）电解质散以实现对肠道内的排空与清洁。

一、肠道准备的方法

目前常用的方法是口服全肠道清洁术，它是通过口服等渗或高渗等溶液，以有效增加肠道内体液成分，从而软化粪便，刺激肠蠕动，加速排便，达到清洁肠道的技术。此法操作方便，易于被被照护者接受。

1.常用溶液　复方聚乙二醇电解质散。

2.适应证　肠镜检查和各种手术前的肠道准备。

3.方法　肠镜检查或术前1天进流质饮食（牛奶、豆浆、大米汤、藕粉），不能吃产生残渣多的食物。前一天18：00开始用1000ml水融化复方聚乙二醇电解质散1包，然后开始口服，以后每隔10～15分钟服用1次，一次约250ml，一般服后1小时，即可反复自行排便，根据检查的时间可以次日晨2：00或7：00开始再口服两包复方聚乙二醇电解质散，每包的使用方法与第一包相同，待排至清水样便后即为合格。

二、照护措施

1.肠镜检查前一天，协助并督促被照护者进食流质饮食（牛奶、豆浆、大米汤），禁食含有粗纤维和食物残渣多的食物。

2.督促被照护者按要求定时、定量喝药。

3.对于能活动的被照护者鼓励被照护者多活动，并轻揉腹部，促进排便。

4.对于无法停药的被照护者如冠心病、高血压等，应及时与医护人员沟通服药时间，以免血压高、心率快的影响肠镜的检查。糖尿病被照护者，因无法进食，要停用降糖药物。

5.服用抗凝药物的被照护者要与医师沟通，在相关科室医生的允许情况下停用1周抗凝药。

6.老年被照护者或儿童服药期间要加强照护，避免跌倒的发生。

7.协助被照护者观察排便情况，直至排清水样便。

三、本节小结

本节内容简略介绍了肠镜检查及肠道准备的重要性，重点介绍了肠道准备被照护者的照护措施。期望通过本节内容的学习，护理员能够掌握肠道准备被照护者的照护措施。

四、思考与练习

是非题

肠镜检查前一天，协助并督促被照护者进食半流质饮食（豆浆、大米汤、牛奶、藕粉），也可进食含有粗纤维和食物残渣多的食物。

看答案

（金延春　张　梦）

第八章 神经系统常见症状的照护

第一节 肢体活动障碍的照护

一、概念

肢体活动障碍是指被照护者肢体活动异常，主要表现为瘫痪、步态不稳等。

二、主要表现

1. 瘫痪 是指被照护者肌力下降或丧失而导致的肢体活动障碍，无法自主支配肢体完成常规动作。按照瘫痪的部位，主要分为以下几种表现形式（图8-1）。

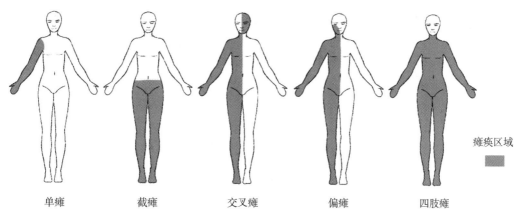

| 单瘫 | 截瘫 | 交叉瘫 | 偏瘫 | 四肢瘫 |

瘫痪区域

图8-1 瘫痪的几种常见形式

2. 步态不稳 指被照护者完成平稳、准确、有控制的运动能力不足，导致各种行走、站立的运动形式和姿态异常，形成特有的偏瘫步态、截瘫步态、慌张步态、摇摆步态等。护理员平时需重点观察被照护者卧位、坐位、立位和行走等状态下的姿势，尤其注意被照护者起步、抬足、落足、步幅、步频、方向、停止的情况，并预测跌倒的危险性。被照护者在病床上时，护理员需将被照护者体位摆放在舒适体位，重点观察是否是被动体位或强迫体位，以及向左右侧翻身或坐起的时候，是否需要外力的协助、辅助或支持等。

三、肢体活动障碍的主要干预要点

1. 生活护理 根据被照护者是否能够独立完成进食、洗澡、洗漱、穿衣、控制大小便、如厕、上下床/轮椅、平地行走及上下楼梯等日常生活活动方面，护理员判断被照护者日常生活活动能力，从而提供相应的协助。

对于卧床及瘫痪被照护者，护理员需重点保持被照护者的床单元整洁、干燥、无碎屑，防止刺激皮肤，引起擦伤或压力性损伤；对于瘫痪被照护者，护理员需将其患侧肢体抬高，高于心脏水平，帮助被照护者进行床上被动运动，保持关节活动度，必要时，在骶尾部、足跟贴减压贴保护，注意观察减压贴敷处是否平整；帮助被照护者采取舒适卧位，按时协助被照护者翻身、叩背；每天用温水为被照护者擦浴，促进血液循环，提高睡眠质量；被照护者在床上排便时，尽量保持环境安静、时间充足，使用便盆时，放入与取出的动作需轻柔，不可用力拖或拉，避免损伤臀部周围的皮肤；鼓励被照护者多喝水、均衡饮食，协助培养规律排便习惯。被照护者便秘时，协助下床锻炼，必要时采用顺时针环形按摩的方法按揉下腹部，促进肠蠕动；注意被照护者口腔卫生，每天清洁口腔2～3次，以保持口腔清洁无异味；及时为被照护者提供专用牙刷、餐具和衣物等，协助洗漱、进食、如厕、洗澡、穿衣，满足被照护者基本的生活需求。

2.运动训练　在医务人员的指导下，护理员根据所照护被照护者的性别、年龄、体力等实际情况，帮助其进行运动训练，尤其注意运动方式、频率、持续时间要符合医疗要求。瘫痪被照护者的肌力训练从简单的辅助活动开始，逐渐过渡到主动活动，最后鼓励被照护者进行抗阻力活动。

训练前护理员应协助被照护者做好训练准备工作，着舒适的衣服、固定好管路等。在训练过程中，循序渐进地讲解动作顺序和配合要点，并观察被照护者有无呼吸急促、大汗、面色异常、疼痛不适等异常情况；在训练过程中护理员应注意保护被照护者并做好辅助工作，可根据被照护者的肌力情况逐渐减少保护和辅助量。康复照护的主要内容：

（1）重视刺激患侧：护理员在负责被照护者房间的布局安排时，可以将床头柜、电视机、收音机等物品放在患肢侧，有意识地帮助被照护者的患侧在白天较多地接受自然刺激；协助被照护者洗漱、进食、测量血压、测量脉搏等照护工作，均建议在患侧进行操作；护理员与被照护者交谈时，也可以握住患手，引导头转向患侧；需要注意的是，静脉输液、热水袋、热敷等治疗，不可在患侧进行，避免患侧手部受伤。

（2）协助被照护者处于舒适的体位：①被照护者在床上时，床头不可过高，避免半坐卧位或任何不舒服的体位。如果患侧手打开，不在手中放置物品，不要将患侧手放置于抗重力姿势；被照护者足底不可放置硬物，避免足部皮肤损伤。②护理员在协助被照护者摆放舒适体位时，需根据不同体位准备一些大小和形状合适的枕头，协助被照护者维持舒适体位。③注意被照护者使用的被褥不可过重或太紧。

（3）床上体位训练（翻身）：①患侧卧位，肢体活动障碍者在床上最重要的体位。要求将被照护者的肩关节前屈90°，上肢向前平伸内旋，患侧肘关节伸直，前臂向前旋转。掌心朝上，伸展患腿、略微屈曲膝关节，踝背屈90°。②仰卧位，是一种过渡体位，尽量少用。③健侧卧位，被照护者患侧肩部前屈，患手平放在枕头上，同时肘部伸展，患侧下肢膝关节、髋关节屈曲，髋关节略微内旋。偏瘫、截瘫处于卧位时，护理员须定时为被照护者变换体位，每1～2小时1次，防止出现压力性损伤。

（4）床上运动训练：主要有以下四个方面。①Bobath握手（图8-2）：双手十指交叉（患侧拇指放在健侧拇指上方），握在一起，尽力向前伸，然后上举，高过头顶。当双臂与躯干呈90°和180°夹角的姿势时，鼓励被照护者稍作停留，以缓解上肢和肩胛的痉挛。鼓励被照护者每天练习多次，即使在静脉输液过程中，也可以鼓励被照护者小心地抬举患肢，保持被照护者肩关节在没有痛感的前提下充分活动。②桥式运动：指导被照护者取仰卧位，然后将双腿屈曲，双足平放在床面上，用力踩住，肩部和双足紧贴床面作为着力点，用力抬高臀部，尽量让骨盆与床面平行，呈水平位，如果能坚持，尽量保持一段时间。③关节被动运动：护理员帮助被照护者四肢关节进行被动活动，可以从指关节、腕关节、足跖关节、踝关节开始，逐渐过渡到肘关节、肩关节、膝关节、髋关节等大关节，分别做前屈、后伸、内旋、外旋、左右摆动等被动运动，主要目的

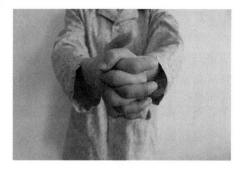

图8-2　Bobath握手，十指交叉，患侧拇指放在健侧拇指上方

是保持各个重点关节的活动性。④起坐训练：护理员应鼓励被照护者尽可能早地在床上进行起坐训练，一般先协助被照护者侧卧位，指导被照护者用健侧足推动患侧足，进而将双下肢小腿移到床沿外面。然后，护理员协助被照护者坐起，需要注意的是，被照护者坐位时其上半身躯干须保持直立，选择一个大的软枕垫在被照护者身后，帮助保持平衡。将被照护者上身与大腿垂直，保持髋关节屈曲90°，协助被照护者将双上肢放在桌上，在肘部和前臂下方垫软枕，保护局部皮肤。协助被照护者坐在轮椅上时，护理员须注意轮椅上放一平板，将被照护者患侧手平放于桌板上，而不是悬挂在一侧。

3.安全护理　对于肢体活动障碍的被照护者，护理员应防止被照护者跌倒和坠床，主要目的是保证被照护者安全。护理员应确保被照护者床铺的高度适合，并且床四周必须配备功能正常保护床挡；被照护者常用的呼叫器及生活日用品，须放在被照护者无须费力伸手即可触及的范围内；协助被照护者在宽敞、明亮的地方活动，周围不可有障碍物阻挡；被照护者所处住所的走廊和卫生间应该安装安全扶手，在被照护者行走和起坐时，起到保护和支持作用；被照护者活动时，检查所经过的地面是否整洁、干燥、防滑，并已拆除门槛，尽量减少障碍；确保被照护者鞋底防滑，指导被照护者穿带软橡胶底的鞋子，衣服宽松且合身；护理员需注意观察周围环境，不可以有其他人在被照护者身旁匆匆擦过，或者在被照护者面前突然穿过，或突然呼叫被照护者，避免分散被照护者行走时的注意力；若被照护者上肢肌力下降，护理员不可以让其自行打开水，避免烫伤；存在行走困难或步态不稳的被照护者，护理员应协助其使用三脚手杖等辅助工具，时刻陪伴在其身边，防止受伤。

4.心理照护　护理员应关心、尊重被照护者，尽量多与被照护者交流，帮助被照护者表达内心的感受，当发现被照护者有焦虑和悲观情绪时，指导被照护者适当表达和发泄；在帮助被照护者进食、洗漱、如厕等日常照护活动中，护理员不能表现出厌烦情绪，避免伤害被照护者自尊心；被照护者在训练过程中，有可能会出现注意力不集中、主动性差、害怕困难、悲观、急于求成等现象，此时，护理员可以适当鼓励被照护者，帮助克服困难，摆脱心理依赖，增强其自理能力及自信心；必要时，护理员应帮助被照护者及家属营造和谐的家庭氛围。

四、效果评价

1.被照护者能适应肢体活动障碍的状态，情绪稳定。

2.被照护者能接受护理员的照顾，体位舒适，日常生活需要得到满足。

3.被照护者能够配合肢体功能的康复训练，并坚持锻炼，逐步恢复日常生活活动能力。

4.无压力性损伤、感染、创伤、肢体萎缩、关节挛缩畸形等并发症。

五、本节小结

肢体活动障碍是神经系统常见症状之一，对于瘫痪、步态不稳等症状被照护者的照护是护理员工作的必备技能之一。本节内容着重描述了肢体活动障碍被照护者的主要表现，以及瘫痪、步态不稳被照护者的主要干预要点，分别从被照护者的生活护理、运动训练、安全护理、心理照护等方面进行了阐述。期望通过本节内容的学习，护理员能够帮助被照护者适应肢体活动障碍的状态，情绪稳定，体位舒适，积极配合肢体功能训练，并能坚持，逐步恢复日常生活活动能力。

六、思考与练习

1.单选题

（1）脑卒中被照护者早期康复训练包括什么（   ）。

A.重视患侧刺激

B.保持良好的肢体位置

C.床上关节活动度训练

D.正确的体位变换（翻身、离床训练）

E.以上都是

（2）卧床被照护者便秘，以下处理措施中错误的是（   ）。

A.指导被照护者多饮水

B.帮助被照护者养成定时排便的习惯

C.禁止偏瘫被照护者运动

D.帮助被照护者按摩下腹部

E.鼓励和帮助被照护者摄取均衡的饮食

2.是非题

（1）偏瘫被照护者为了保障安全，不可随意下床活动。（   ）

（2）照顾偏瘫被照护者时，不能表现出厌烦情绪。（   ）

3.思考题

为了刺激偏瘫被照护者患侧康复，护理员应采取何种患侧刺激措施？

情景模拟1　卧床被照护者更换床单

【情景导入】

被照护者，男，82岁，因脑梗死后伴偏瘫，小便失禁，需要更换床单。

【路径清单】

（一）思考要点

怎样为卧床被照护者安全更换床单？

（二）操作目的

1.保持床单清洁干净。

2.保持被照护者舒适。

（三）评估问题

1.更换床单过程中被照护者能否配合。

2.评估被照护者情况及管路情况。

3.评估被照护者所处环境是否安全，能够保护隐私，温度是否适宜。

（四）物品准备

物品包括清洁床单、中单、被套、枕套、扫床刷，按需备一次性尿片或纸尿裤、清洁衣裤、便盆。

（五）操作过程

1.确认操作前准备充分

（1）护理员：洗手。

（2）用物：准备齐全并检查用物，摆放合理。

（3）环境：安静、整洁、安全、温度湿度适宜。

2.询问被照护者需求，是否需要排尿、排便，需要时协助用便器。为带管路的被照护者整理好管路。解释换单目的、方法、注意事项，取得配合。

3.换单

（1）松开床尾盖被，帮助被照护者侧卧于床的一侧，背向护理员，教被照护者一只手扶住床的边缘，防止坠床。护理员用一只手托起被照护者的头部，另一只手将枕头移向对侧。

（2）松开近侧的各层床单，将中单卷到被照护者身下，将橡胶单扫净并搭于被照护者身上，将大单卷入被照护者身下，把床褥的渣屑扫净。

（3）将清洁的大单中线和床的中线对齐，打开一半将其塞于被照护者的身下，近侧一半展平后铺平，近侧床角处折成斜角后塞于床垫下。

（4）放平橡胶单，铺上清洁中单，中单对侧的一半塞于被照护者身下，近侧的一半拉平后与橡胶单一起塞于床垫下。

（5）帮助被照护者翻身侧卧铺好的一边。被照护者手扶床沿。

（6）护理员转至对侧，把中单卷到床尾，扫净橡胶单搭于被照护者身上，把污大单卷至床尾，连同污中单一起放在护理车下层。

（7）将床褥上的渣屑扫净，按照顺序依次将清洁的大单、橡胶单、中单逐层拉平后铺好，一起塞于床垫下，协助被照护者取仰卧位。

4.换被套

（1）解开污被套，折出棉胎呈三折。

（2）将清洁被套铺在盖被上，将棉胎套入清洁被套内，上端两角对好，自上而下理平棉胎，下端两角对好，系好带子。

（3）取出污被套放在护理车下层。

5.换枕套

（1）一手托起被照护者头部，另一手取出枕头，更换枕套，将污枕套放于护理车下层。

（2）枕头的四角充实，拍松枕芯。一只手托起被照护者的头部，另一只手放回枕头。

6.协助被照护者取舒适的体位，将床旁桌、椅子和床头柜还原，打开门窗。

（六）注意事项

1.动作敏捷轻稳，帮助被照护者翻身，防止坠床。不过多翻身和暴露被照护者，以免疲劳及受凉。

2.注意观察被照护者的一般情况，皮肤是否有异常变化，戴引流管的被照护者应防止引流管扭曲、受压或脱落。

3.为节省体力和工作时间，提高工作效率，在换单过程中应合理运用人体力学的原理。

4.床单、被套污染要及时更换，为防止交叉感染，一次性使用扫床刷套一人一用一丢弃。

5.危重被照护者、不能翻身的被照护者，应在专业护理人员的指导下进行，被照护者有异常变化及时报告医护人员。

［考核标准］

卧床被照护者更换床单技术操作考核评分标准

姓名＿＿＿＿＿＿　考核人员＿＿＿＿＿＿　考核日期：　年　月　日

项目	总分（分）	技术操作要求	标分（分）	评分标准	扣分（分）
仪表	5	1.服装、鞋帽整洁 2.仪表举止大方、语言文明、态度和蔼	3 2	一项不符合要求扣1分	
操作前准备	5	1.护理员：洗手 2.用物：备齐并检查用物，放置合理 3.环境：整洁安静、安全、温湿度适、关门窗	2 2 1	一项不符合要求扣2分	
安全评估	10	1.环境要保护隐私 2.被照护者病情、管路、意识、自理能力、合作程度 3.被照护者肢体活动情况	2 6 2	评估少一项扣1分	
操作过程	60	1.携用物至床旁，评估被照护者情况，为带管路的被照护者整理好管路 2.询问被照护者需求，解释换单目的、方法、注意事项 3.换单 （1）松开床尾盖被，协助被照护者侧卧于床对侧，背向护理员，教被照护者一手扶住床沿，以防坠床。护理员一手托起被照护者的头，一手把枕头移向对侧 （2）松开近侧各层床单，将中单卷入被照护者身下，扫干净胶单搭于被照护者身上，将大单卷入被照护者身下，扫净床褥的渣屑 （3）将清洁的大单中线和床的中线对齐，打开一半塞于被照护者身下，近侧一半展平铺平，近侧床角处折成斜角塞于床垫下 （4）放平胶单，铺清洁中单，中单对侧一半塞于被照护者身下，近侧一半拉平与胶单一起塞于床垫下	2 3 5 5 5 5	过度暴露被照护者扣2分 一项不符合要求扣2分 床单不平整扣2分 撤污单用力过猛扣2分 未观察被照护者管路、意识等情况各扣2分	

项目	总分（分）	技术操作要求	标分（分）	评分标准	扣分（分）
		（5）帮助被照护者翻身侧卧铺好的一边。手扶床沿	2		
		（6）护理员转至对侧，把中单卷至床尾，扫净胶单搭于被照护者身上，把污大单卷至床尾，连同污中单一起放在护理车下层	5		
		（7）扫净床褥渣屑，依顺序将清洁大单、胶单、中单逐层拉平同上法铺好，协助被照护者取仰卧	5		
		4.换被套			
		（1）解开污被套，折出棉胎呈三折	5		
		（2）将清洁被套铺于盖被上，将棉胎套入清洁被套内，对好上端两角，由上自下理平棉胎，对好下端两角，扎好带子	5		
		（3）取出污被套放在护理车下层	2		
		5.换枕套			
		（1）一手托起被照护者头部，另一手取出枕头，更换枕套，将污枕套放于护理车下层	5		
		（2）枕头四角充实，拍松枕芯。一手托起被照护者头部，另一手放回枕头	3		
		6.协助被照护者恢复舒适体位，还原床旁桌、椅、整理床头柜，开门窗	3		
操作后	5	1.撤去遮挡，开窗通风，调节室温	2	一项不符合要求扣2分	
		2.用物、垃圾分类正确处置	1		
		3.洗手	2		
评价	5	1.遵循标准预防、消毒隔离、安全的原则	2	一项不符合要求扣2分	
		2.护理员知晓注意事项	2		
		3.被照护者皮肤及床单位清洁，无皮肤擦伤	1		
理论提问	10	为卧床被照护者更换床单的注意事项有哪些	10	少一条扣1分	
合计	100				

理论提问：

为卧床被照护者更换床单的注意事项有哪些？

答：（1）动作敏捷轻稳，帮助被照护者翻身，防止坠床。不过多翻身和暴露被照护者，以免疲劳及受凉。

（2）注意观察被照护者一般情况及皮肤有无异常变化，带引流管的被照护者要防止管子扭曲受压或脱落。

（3）换单中应运用人体力学原理，以节省体力和时间，提高工作效率。

（4）床单、被套污染要及时更换，为防止交叉感染，一次性使用扫床刷套一人一用一丢弃。

（5）危重被照护者、不能翻身的被照护者，应在专业护理人员的指导下进行，被照护者有异常变化及时报告医护人员。

情景模拟2　Ⅰ期压力性损伤创面换药的照护

【情景导入】

被照护者，女，76岁，因脑梗死后伴偏瘫，形体消瘦，右髋部3cm×3cm Ⅱ期压力性损伤，给予水胶体敷料保护，因卷边需要换药。

【路径清单】

（一）思考要点

怎样为Ⅰ期压力性损伤创面换药？

（二）操作目的

1.保持创面清洁，避免受压，敷料干燥，固定良好。

2.促进创面恢复。

（三）评估问题

1.换药过程中被照护者能否配合。

2.评估被照护者的创面情况。

3.评估被照护者所处环境是否安全，能够保护隐私，温度是否适宜。

（四）物品准备

物品有生理盐水、棉签、水胶体敷料、剪刀。

（五）操作过程

1.确认操作前准备充分

（1）护理员：洗手。

（2）用物：准备齐全并检查用物，摆放合理。

（3）环境：安静、整洁、安全、温度湿度适宜。

2.询问被照护者需求，是否需要排尿、排便，需要时协助用便器；为带管路的被照护者整理好管路；解释换药目的、方法、注意事项，取得配合。

3.协助被照护者取左侧卧位，充分暴露创面。

4.去除卷边敷料，注意轻柔，不可暴力撕除，防止撕破皮肤。

5.手消毒。

6.用棉签蘸取生理盐水，擦拭创面，范围超过创面周围5～7cm。待干。

7.用剪刀修剪水胶体敷料，大小覆盖创面边缘周围2cm以上。

8.修剪好的水胶体敷料覆盖创面，记号笔标记更换人及更换日期。

（六）注意事项

1.动作轻柔，不可暴力撕除卷边敷料，防止撕破皮肤。

2.注意观察被照护者局部皮肤皮温、硬度，与邻近组织相比，是否有疼痛、肿胀、松软、皮温较热或较冷。

3.避免局部长期受压：卧气垫床，鼓励和协助被照护者经常翻身。间隔时间至少2小时翻身，如皮肤发红在15分钟内消退，说明可以承受2小时的压力，如15分钟内皮肤发红没有消退，翻身间隔时间应缩短至1小时。翻身时，建议侧卧30°。翻身时避免推拖拉等动作。

4.避免局部皮肤受刺激，保持床单元平整无褶皱、干燥无渣屑。

5.增加营养：建议高蛋白饮食，对于不能经口进食的被照护者，通知医护人员给予留置胃管或静脉补充营养制剂。

第二节　语言障碍的照护

一、概念

语言障碍是由大脑损害或神经肌肉疾病引起的一种语言沟通能力障碍。

二、主要表现

1.**构音障碍**　单纯表现为发声困难、发音不清，被照护者的声音、语调和语速出现异常，但用词正确。

2.**读书困难**　被照护者可以发音，但只能说一两个简单的词，而且不流畅，会经常用错词。在理解方面，被照护者能够理解别人的语言，能看懂书面的单词和句子，但存在读书困难，不能流利地背诵、唱歌。

3.**表达困难**　被照护者可以发音，但内容不正确，如将"帽子"说成"袜子"；无法理解别人和自己所说的话。

4.**被照护者完全不能表达**　口语表达存在明显障碍，只能发出无意义的声音，如"吗、吧、嗒"等，听说、理解、复述、命名、阅读和书写均存在严重的障碍。

三、主要观察目标

1.被照护者对沟通障碍表示理解。

2.被照护者能够最大限度地保持沟通能力，并能有效表达自己的需求。

3.被照护者能配合语言训练，逐渐恢复语言功能。

四、主要干预要点

1.**情感护理**　语言障碍的被照护者容易出现烦躁和自卑的情绪，主要是因为无法表达自己的感受和需求，遇到这种情况，护理员应关心、体贴、尊重被照护者，不要出现伤害被照护者自尊心的言行；鼓励被照护者大声讲话，克服羞怯心理，一旦被照护者尝试成功，及时给予真诚的肯定和表扬；同时，鼓励被照护者的家人和朋友多与被照护者进行语言交流，在解释被照护者问题时，需要有足够的耐心，并注意语速缓慢、发音清晰，内容有条理，直至被照护者理解并满意为止；指导被照护者及其家属创造轻松的语言交流环境，努力地营造和谐的家庭氛围。

2.**沟通方式**　可通过符号、图片、表情、手势、交流板、交流手册或手机等方式，引导和鼓励被照护者向医护人员或家属表达自己的需求，达到简单有效的双向沟通。

与被照护者沟通时，要减少外界干扰，将不必要的物品去除（如关闭收音机或电视机），避免被照护者分心，与被照护者一对一交谈。与被照护者沟通时尽量提一些简单的问题，要求被照护者回答"是"和"不是"或用点头、摇头表示；语速要慢，给被照护者足够的回应时间。

3.**语言康复训练**　帮助语言障碍被照护者进行康复训练时，护理员应询问被照护者意愿，取得同意，在专业语言治疗师的指导下，按时协助被照护者进行床旁训练。具体方法如下所述。

（1）肌群运动训练法：帮助被照护者进行唇、舌、齿、软腭、咽、喉和颌部肌群的训练。主要包括缩唇训练、叩齿训练、伸舌训练、卷舌训练、鼓腮训练、吹气训练和咳嗽训练等。

（2）发音训练法：一般从诱导唇音开始，鼓励被照护者发a、o、u，逐渐过渡到唇齿音，鼓励被照护者发b、p、m，最后鼓励被照护者发单音节pa、da、ka，每一个单音节均需要反复练习，当能够独立完成单音节发音后，可以训练复诵简单句，如你-你好-你们好。

（3）复述训练法：指导被照护者复述单词和词汇，向被照护者展示一组图片，让被照护者复述图片上的内容，每次重复3～5次，重复训练，直至被照护者熟练。

（4）命名训练法：向被照护者展示一组常用的物品，也可以是家庭成员的照片，要求被照护者指出物品或家庭成员的名称。

（5）刺激训练法：使用被照护者熟悉、常用和有意义的内容进行刺激，要求适当调整语速、语调和词汇长度；刺激后，应诱导被照护者而不是强迫其作出反应；当被照护者对刺激作出的反应不完全正确时，可以耐心等待其自己纠正，或者重复给予相同的刺激，直至被照护者反应正确，不应过早纠正错误。

语言康复训练是一个从少到多、从易到难、从简单到复杂的过程，训练效果在很大程度上取决于被照护者的配合、参与程度。所有的训练都应该根据被照护者的病情及情绪状态，从简单的开始，循序渐进，避免复杂化、多样化，避免疲劳导致注意力不集中，或者出现厌烦、失望等消极情绪，尽量让他们在训练过程中体会到成功的喜悦，并一步一步地坚持训练。

五、效果评价

1.被照护者能有效表达内心的需求和情感，情绪稳定，自信心提高。

2.被照护者能使用文字、表情、手势等有效的方式进行沟通。

六、本节小结

语言障碍是神经系统常见症状之一，对于无法通过语言交流的被照护者是护理员必备技能之一。本节内容着重描述了语言障碍被照护者的主要表现，以及主要干预要点，分别从被照护者的情绪护理、沟通方式、语言康复训练等方面进行了阐述。期望通过本节内容的学习，护理员可以帮助被照护者有效表达内心的需求和情感，情绪稳定，自信心提高，可以使用文字、表情或手势等方式与被照护者进行有效的沟通。

七、思考与练习

1.单选题

（1）与语言障碍被照护者沟通，需注意（　　）。

A.将被照护者视野中不需要的物品去掉（如关闭收音机或电视）

B.与被照护者交流尽量提出一些简单的问题

C.让被照护者回答"是""否"或用点头、摇头示意

D.说话速度要慢，给予足够的时间作出反应

E.以上都是

（2）与被照护者进行沟通时，哪种情况可以正常沟通（　　）？

A.听、说、读、写都正常

B.发音不清

C.说话内容不正常，如将"帽子"说成"袜子"

D.只能发出无意义的吗、吧、嗒等声音

E.可以正确理解书写的单词、句子，但读出来有困难

2.是非题

（1）与语言障碍被照护者交流尽量让被照护者回答"是""否"或用点头、摇头示意。（　　）

（2）与被照护者难以正常交流时，需要使用替代交流的方式，如手势、交流板等。（　　）

3.思考题

（1）与语言障碍被照护者辅助沟通方法，主要有哪些？

（2）语言康复训练主要内容有哪些？

第三节　吞咽障碍的照护

一、概念

吞咽障碍是指无法安全有效地将食物输送到胃部的过程。

二、主要表现

吞咽障碍的主要表现是被照护者进食困难，吞咽固体食物或液体食物时，无法下咽且时间延长。常见的症状包括口腔内食物滞留、唾液分泌、进餐期间音质的变化、进餐期间呛咳和呼吸短促。发生误吸没有咳嗽、呛咳等明显的症状，发生吸入性肺炎，称为隐性误吸。

三、主要观察目标

1.被照护者能够适应进食困难的状态。

2.被照护者能接受留置胃管等辅助进食技术，日常营养需求得到满足。

3.被照护者能配合吞咽训练，吞咽功能逐渐恢复正常。

4.被照护者未发生误吸、吸入性肺炎、严重脱水或营养不良等并发症。

四、主要干预要点

（一）进食体位

吞咽障碍者进食时建议坐位或直立体位，一旦有食物溢出，直立体位降低误吸的可能性，同时也能减少鼻腔反流的概率。

对于可以下床的被照护者，采取坐直保持头稍向前屈的体位，也可以选择身体向健侧倾斜30°的体位，以增加舌骨肌的张力，使喉咙上抬，食物顺利进入食管；对于卧床

的被照护者，采取躯干与床面呈30°的仰卧位，使头部前屈，用软枕将偏瘫侧肩部垫起来，护理员站在被照护者的健侧，有利于食物向舌部输送，减少反流和误吸。头部也可以向瘫痪侧旋转80°，便于食物顺利进入食管，减少误入气道的可能性。

放慢进食速度、限制食团的大小。正常人的一口量约20ml，吞咽障碍被照护者通常先从少量尝试（1～2ml），然后酌情添加3ml、5ml、10ml……调整适当的进食速度，每次确认吞咽完成后，再喂第2口，速度不能过快，进食时间应持续30分钟。

（二）食物选择

选择能够被被照护者接受的食物，如不能吃肉或其他固体食物，可选用密度均匀又不易误咽的糊状食物，如蔬菜泥、鸡蛋羹、豆腐。对于昏睡、嗜睡等吞咽功能中度以下障碍者，可给予容易吞咽的流质食物，由营养师在主食中添加新鲜牛奶、蔬菜汁或果汁等。

（三）注意口腔卫生

协助被照护者一天2～3次口腔清洁。注意缓解口腔干燥情况。

（四）心理护理

吞咽障碍的被照护者，如果有过呛咳经历，会有对误吸和呛咳的恐惧，先要安抚、鼓励将进食尝试者缓慢进食；被照护者吃饭时，需要专门的人员来提供帮助，需要特殊的膳食补充剂，但价格昂贵，经济负担重。因此，吞咽障碍的被照护者，受以上因素影响，容易出现烦躁易怒，乃至抑郁等不良情绪，甚至拒绝进食。

护理员应关心、体贴、尊重被照护者，避免挫伤其自尊心的言行；做好被照护者及家属的思想工作，让被照护者了解吞咽障碍的表现，掌握吞咽障碍康复训练方法，鼓励被照护者康复的信心，积极主动配合功能训练。

五、效果评价

1.被照护者能适应吞咽障碍的状态，情绪稳定。

2.能接受暂时留置胃管辅助进食，日常营养需求得到满足。

3.能配合和坚持吞咽功能康复训练，吞咽功能逐渐恢复正常。

4.无误吸、吸入性肺炎、严重脱水或营养不良等并发症发生。

六、本节小结

吞咽障碍是神经系统常见症状之一，对于进食、饮水呛咳等症状的被照护者是护理员必备技能之一。本节内容着重描述了吞咽障碍被照护者的主要表现，以及主要干预要点，分别从被照护者的进食体位、食物选择、口腔卫生、心理护理等方面进行了阐述。期望通过本节内容的学习，护理员能够帮助被照护者适应吞咽障碍的状态，情绪稳定，接受暂时留置胃管辅助进食，日常营养需求得到满足，能配合吞咽功能康复训练，并坚持训练，吞咽功能逐渐恢复正常，预防误吸、吸入性肺炎、严重脱水或营养不良等并发症的发生。

七、思考与练习

1.单选题

（1）吞咽障碍被照护者开始尝试进食时，一般先以少量试之，一口量约从（　　）

开始？

　　A. 1 ～ 2ml

　　B. 3ml

　　C. 5ml

　　D. 10ml

　　E. 20ml

（2）吞咽障碍被照护者开始尝试进食时，可以选择哪种食物（　　）。

　　A.馒头等容易消化的固体

　　B.密度均匀的糊状食物

　　C.清水

　　D.牛肉等高蛋白食物

　　E.以上都不对

2.是非题

（1）吞咽障碍被照护者开始尝试进食时，速度不宜过快，时间保持在30分钟左右为宜。（　　）

（2）吞咽障碍被照护者开始尝试进食时，第1口成功咽下后，可以接着进食第2口，无须证实是否完全咽下。（　　）

第四节　头痛被照护者的照护

一、概念

　　头痛，在临床中是指局限在头上半部的疼痛，包括前额、头顶、双耳后面、头后侧等部位的疼痛。头痛的原因可能有头部血管、头皮、颈部肌肉和韧带等结构，被各种原因导致挤压、牵拉、移位等引起的疼痛，另外，这些结构发生炎症、痉挛、紧张性收缩等情况，也会引起头痛。

二、主要表现

　　1.偏头痛　　主要与头部血管的收缩与舒张异常有关，头痛部位多发生在头部一侧疼痛，程度为中重度，多为搏动样，持续4 ～ 72小时不等，有时候被照护者可能会出现恶心、呕吐等胃肠道刺激性变化，日常活动中的声音刺激、光线刺激会加重偏头痛，被照护者安静休息、睡眠后能不同程度地缓解偏头痛。

　　2.紧张性头痛　　头痛部位多发生在双侧枕部、整个头部，性质为紧缩性或压迫性，被照护者感觉为闷痛、胀痛，有时会出现心动过速、失眠、多梦、紧张、多虑等神经系统症状。

　　3.药物过度使用性头痛　　主要与被照护者频繁使用镇痛药物有关，被照护者前期有长期的慢性头痛史，女性被照护者较多，发病年龄多在30岁以上。

　　4.高颅压性头痛　　头痛部位多发生在整个头部，性质多数为持续性的胀痛，被照护者经常会伴发喷射状呕吐及视力障碍。高颅压性头痛主要与颅内压力增高有关，任何占位性疾病，如肿瘤、血肿、脓肿、囊肿等均会引起高颅压性头痛，压力刺激、挤压脑部的血管、神经及脑膜等。

5.低颅压性头痛 疼痛部位主要表现在双侧枕部或额部，有时候也会表现在颞部或整个头部，疼痛程度为轻至中度疼痛，疼痛的性质多是钝痛或搏动样疼痛。低颅压性头痛经常与被照护者的体位有关，被照护者直立15～30分钟出现头痛，或者原有的头痛明显加重，平卧位，头痛会明显缓解或消失。

6.其他头痛

（1）眼源性头痛：疼痛部位多表现在眼眶周围及前额部的疼痛，此类被照护者多存在青光眼、虹膜炎、视神经炎、眼部肿瘤等疾病，眼部疾病好转或治愈后，眼源性头痛也会随之缓解或消失。

（2）耳源性头痛：疼痛部位多表现在单侧颞部，疼痛性质多是持续性或搏动性头痛，此类被照护者多存在急性中耳炎、外耳道的疖肿、乳突炎等疾病，耳部疾病好转或治愈之后，耳源性头痛也会随之缓解或消失。

（3）鼻源性头痛：疼痛部位多表现在前额部的头痛，此类被照护者多存在鼻窦炎症，因而会有发热、鼻腔脓性分泌物等情况存在，当这些鼻窦部炎症好转治愈之后，鼻源性头痛也会随之缓解或消失。

三、主要干预要点

1.避免引起或加重疼痛的原因 指导被照护者尽量避免可能引起或加重头痛的外部因素，被照护者情绪紧张时，尽量保持环境安静舒适，避免强烈光线和声音的刺激，指导被照护者避免饮酒、做过度用力的动作。

2.指导被照护者实施减轻头痛的方法 首先引导被照护者缓慢深呼吸，播放轻音乐，边听音乐边练习缓慢深呼吸。必要时，可以鼓励被照护者练习气功，引导式想象。在医护人员的指导下，协助被照护者进行冷、热敷等理疗措施，也可以采用指压镇痛法进行按摩等措施。

3.心理疏导 对于长期反复发作头痛的被照护者，多存在焦虑、紧张情绪，遇到被照护者表现出此类情绪时，护理员能够理解被照护者的心情，同情被照护者的痛苦，做事、说话时需要表现出高度的耐心，适当给予解释，协助被照护者减轻思想顾虑，身心放松，鼓励被照护者树立信心，积极配合治疗。

四、本节小结

头痛是神经系统常见症状之一，对于偏头痛、高颅压性头痛等症状被照护者的照护是护理员必备技能之一。本节内容着重描述了头痛被照护者的主要表现，以及主要干预要点，分别从避免引起或加重疼痛的原因、指导被照护者实施减轻头痛的方法、心理疏导等方面进行了阐述。期望通过本节内容的学习，护理员能够帮助被照护者缓解疼痛，保持情绪稳定，积极配合治疗。

五、思考与练习

1.单选题

（1）以下关于高颅压性头痛的说法中，有误的是（　　）。

A.头痛部位多发生在整个头部

B.疼痛的性质多数为持续性的胀痛

C.被照护者经常会伴发喷射状呕吐

D.鼻窦炎会引起高颅压性头痛

E.被照护者经常会伴发视力障碍

（2）以下关于低颅压性头痛的说法中，有误的是（　　）。

A.疼痛部位主要表现在双侧枕部或额部

B.疼痛程度为轻至中度疼痛

C.疼痛的性质多是钝痛或搏动样疼痛

D.与体位有关，被照护者直立15～30分钟出现头痛或加重

E.被照护者卧位头痛会加重

2.是非题

（1）高颅压性头痛经常与被照护者的体位有关。（　　）

（2）低颅压性头痛经常与被照护者的体位有关。（　　）

第五节　眩晕被照护者的照护

一、概念

眩晕，是被照护者的一种运动性或位置性错觉，发作时会出现空间旋转、倾倒及起伏等异常感觉。在临床上，有真性眩晕和假性眩晕的区别。前者，主要因自身或对外界环境的空间位置出现错觉；后者，只有晕动感。

二、主要表现

1.系统性眩晕　分为两种情况，周围性和中枢性。周围性眩晕，除了眩晕之外，经常会出现恶心、呕吐、心慌等症状，眩晕程度严重，眩晕持续时间短。周围性眩晕，经常会伴发梅尼埃病、中耳炎、外耳道耵聍等疾病。中枢性眩晕的被照护者，一般只有单纯的眩晕，而且眩晕感程度较轻，但眩晕持续时间长。中枢性眩晕的被照护者，经常会伴发脑供血不足、颈椎病等疾病。

2.非系统性眩晕　是一种假性眩晕，表现为头晕眼花、站立不稳，没有自身或空间的旋转感或摇摆感，很少出现恶心、呕吐等消化系统症状。非系统性眩晕的被照护者，经常伴有屈光不正、先天性视力障碍等眼部疾病，也有的被照护者伴高血压、低血压、心律失常等心血管疾病，或者伴有低血糖、糖尿病等内分泌代谢性疾病，有一部分被照护者伴有中毒、感染和贫血等疾病。非系统性眩晕的被照护者，改变头位时会使症状加重，在行走时会向患侧倾倒。

三、主要干预要点

1.促进被照护者舒适度

（1）给予被照护者心理支持和生活协助：眩晕发作时，护理员应陪伴、安慰和鼓励被照护者，给予被照护者心理支持。尽量保持周围环境安静，避免强烈的光线、声音刺激；协助被照护者做好生活护理，如出现恶心、呕吐，护理员不能表现出厌恶等

情绪，应积极协助被照护者漱口，保持个人卫生，同时协助被照护者进食、进水，及时补充营养物质和水分；被照护者卧床无法坐起或下床时，护理员应做好被照护者的排便护理。

（2）密切注意被照护者眩晕症状的变化：护理员在陪伴被照护者时，应注意观察被照护者眩晕情况，注意记录眩晕的特点、持续的时间和伴随的症状。有的被照护者因为眩晕反复发作，或者症状长时间不缓解，经常会有烦躁不安、睡眠障碍的情况，甚至出现焦虑、抑郁等情绪问题，另外，这些情况或问题会反过来导致眩晕症状加重，护理员应注意观察，并及时报告。

2.做好被照护者的安全护理

（1）安全护理：眩晕症状发作时，护理员应协助被照护者取平卧位，注意休息，不能让被照护者独自一人去卫生间、去倒水等，预防跌倒、坠床、烫伤等意外事件。同时，在急性发作期，不可搬动被照护者头部，尽量固定头部，防止症状加重。

（2）解除诱发因素：眩晕的被照护者，为了防止诱发症状加重，平时休息时，尽量选择低矮的枕头，头和肩的高度尽量保持在15°～20°；变换体位时（起坐、站立、躺下等），应尽可能地慢，不可突然变换体位；转头时（仰头、低头、左右转头）时，动作也需要尽可能地缓慢，而且转动幅度不可过大。

四、本节小结

眩晕是神经系统常见症状之一，对于头晕眼花、站立不稳等症状被照护者的照护是护理员必备技能之一。本节内容着重描述了眩晕被照护者的主要表现，以及主要干预要点，分别从被照护者舒适度及安全护理方面进行阐述，指导护理员为眩晕被照护者做好心理支持和生活协助，解除诱发因素，做好安全护理。期望通过本节内容的学习，护理员能够帮助被照护者缓解眩晕带来的不适，保持情绪稳定，积极配合治疗。

五、思考与练习

1.单选题

（1）以下关于眩晕的诱发因素，正确的是（　　）。

A.选择低矮的枕头

B.变换体位时，尽可能地慢

C.转头动作也需要尽可能地缓慢

D.转头动作转动幅度不可过大

E.以上都是

（2）以下关于眩晕被照护者的照护中，需要重点观察的点是（　　）。

A.眩晕的特点

B.持续的时间

C.伴随的症状

D.诱发或加重的因素

E.以上都是

2.是非题

（1）眩晕的被照护者不可突然变换体位。（　　）

（2）眩晕反复发作，或者症状长时间不缓解，被照护者会出现焦虑、抑郁等情绪问题，这些问题会导致眩晕症状加重。（　　）

情景模拟　指导眩晕被照护者缓慢变换体位

【情景导入】

被照护者，女，45岁，因眩晕入院。卧床休息时，头晕好转，活动时头晕加重，现在想排尿。

【路径清单】

（一）思考要点

如何指导眩晕被照护者变换体位？

（二）操作目的

1.指导眩晕被照护者缓慢变换体位。

2.眩晕被照护者自我感觉舒适，无恶心呕吐等不适。

（三）评估问题

1.评估被照护者是否存在恶心、呕吐等头晕先兆。

2.评估被照护者是否可以在协助下完成如厕。

（四）物品准备

无。

（五）操作过程

1.确认操作前准备充分

（1）护理员：洗手。

（2）环境：安静、整洁、安全、温度湿度适宜、遮挡隔帘。

2.协助被照护者先移动身体，再缓慢移动头部，如出现头晕、恶心较前加重，应暂停变换体位。

3.密切观察被照护者是否出现恶心、呕吐、一过性意识丧失等情况，如有上述情况，应立即通知医护人员，及时处理。

（六）注意事项

1.如眩晕程度较轻，可缓慢变换体位，协助至卫生间如厕。

2.如眩晕程度较重，可在床上使用坐便器，必要时使用成人护理用品。

第六节　脑梗死被照护者的照护

一、概念

脑梗死，即缺血性脑卒中，因被照护者脑部血液供应不足，导致脑组织坏死。

二、主要表现

脑梗死被照护者的表现差别较大，主要与发生病变的脑组织部位，病变区域的侧支血液供应情况有关系。主要有以下特点

1.发病年龄多为50岁以上人群。

2.大部分被照护者存在基础疾病，如动脉粥样硬化、高血压、高血脂、糖尿病等。

3.发病的时候被照护者处于安静状态，常为休息或睡眠时。

4.部分被照护者在发病前有一些前驱症状，如肢体麻木、无力等情况。

5.病情进展较慢。

6.有的被照护者表现为偏瘫、言语障碍、感觉障碍等，有的被照护者表现为共济失调。

7.有的被照护者伴有头痛、呕吐、意识障碍等症状，这种全脑的症状较少见。

三、主要干预要点

1.躯体活动障碍

（1）生活护理：根据被照护者是否能够独立完成进食、洗澡、洗漱、穿衣、控制排尿和排便、如厕、上下床/轮椅、平底行走及上下楼梯等日常生活活动方面，来判断其日常生活活动能力，从而提供相应的协助。按时协助被照护者翻身，注意预防压力性损伤；注意被照护者患肢处于功能位，并协助被照护者进行床上被动运动，保持关节活动度。

（2）康复护理：在医务人员的指导下，护理员根据所照护被照护者的性别、年龄、体力等实际情况，帮助其进行运动训练，尤其注意运动方式、频率、持续时间要符合医疗要求。瘫痪被照护者的肌力训练从简单的辅助活动开始，逐渐过渡到主动活动，最后鼓励被照护者进行抗阻力活动。训练前护理员应协助被照护者做好训练准备工作，着舒适的衣服、固定好管路等。在训练过程中，循序渐进地讲解动作顺序和配合要点，并观察被照护者有无呼吸急促、大汗、面色异常、疼痛不适等异常情况。重视刺激被照护者患侧、协助被照护者处于舒适的体位、床上体位训练（翻身）、床上运动训练等内容。

（3）安全护理：对于肢体活动障碍的被照护者，防止跌倒和坠床是非常重要的一方面，主要目的是保证被照护者安全。保持床铺高度合适、床档保护，地面平整，衣着宽松合身等，必要时，护理员应协助被照护者使用三脚手杖等辅助工具，时刻陪伴在其身边，防止受伤。

（4）心理护理：因脑梗死被照护者偏瘫、语言障碍、肢体活动障碍等症状恢复速度慢，恢复时间长，被照护者日常生活均依赖他人，很多被照护者容易产生焦虑、抑郁等心理问题，这些心理问题进而影响被照护者疾病的康复和生活质量。护理员应关心、尊重被照护者，鼓励被照护者表达自己的内心想法，释放心理压力。尤其是要避免任何刺激或者伤害被照护者自尊心的语言或者行为。鼓励被照护者和家属主动参与康复活动。

2.语言沟通障碍

（1）情感护理：护理员应关心、体贴、尊重被照护者，不要出现伤害被照护者自尊心的言行；应鼓励被照护者大声地讲话，克服羞怯心理；在解释被照护者问题时，需要有足够的耐心，并注意语速需要缓慢、发音清晰，内容条理，直到被照护者理解并满意为止。

（2）沟通方式：通过符号、图片、表情、手势、交流板、交流手册或手机等方式，引导和鼓励被照护者向医护人员或家属表达自己的需求，达到简单有效的双向沟通。与被照护者沟通时，减少外界干扰，一对一交谈，尽量提一些简单的问题，要求被照护者回答"是"和"不是"或用点头、摇头表示；与被照护者沟通时语速要慢，给被照护者足够的回应时间。

（3）语言康复训练：语言康复训练时，护理员应询问被照护者的意愿，取得被照护者的配合与参与，指导被照护者从少到多、从易到难、从简单到复杂循序渐进。指导被照护者在训练过程中体会到成功的喜悦，并一步一步地坚持训练。

3.吞咽障碍

（1）吞咽障碍程度判断：照护吞咽障碍的被照护者时，护理员应认真观察被照护者能否经口进食，还要观察被照护者能不能进食固体食物、流质食物或者半流质食物，能不能咽下去，吞咽的过程中有没有呛咳，尤其是在饮水的时候。同时，注意观察被照护者的进食量和进食速度，能不能保证日常的营养需求，有没有营养障碍。

（2）吞咽障碍被照护者的饮食照护

1）体位选择：吞咽障碍被照护者的进食体位尤其重要，需要选择安全的进食体位，减少误吸的风险。能坐起的被照护者，可以取坐位进食，头略前屈；不能坐起的被照护者，可以取仰卧位，但需将床头摇起30°左右，在被照护者头下垫软枕，让被照护者头部稍前屈。被照护者进食时，食物可以顺利地通过口腔，方便向舌根运送，同时降低食物鼻腔逆流和误吸危险。

2）食物的选择：吞咽障碍被照护者的食物选择，应尽量考虑被照护者平时的饮食喜好，选择营养丰富易消化食物。但食物的性状需符合以下特点：①柔软，密度均一；②有一定的黏度，不容易散开，且不会轻易粘在口腔黏膜上；③容易被压扁，变形，方便食物通过口咽部。

3）吞咽方法的选择：吞咽食物时，指导被照护者将头偏向健侧肩部，尤其是偏瘫的被照护者；另外，也可以指导被照护者配合做点头样的动作，促进食物进入食管，保护气道。

4）对于完全不能吞咽的被照护者，应及时报告医务人员，给予留置胃管，通过胃管进行鼻饲，护理员应认真学习鼻饲的方法和注意事项，注意观察胃管的固定，每次鼻饲前，应注意回抽胃内容物确认胃管是否在胃内，观察有无胃潴留，鼻饲结束，需用温水冲管，防止食物残渣堵塞胃管。同时，需注意被照护者有无烦躁倾向，留意被照护者对胃管的接受程度，防止被照护者自行拔管。

（3）防止误吸、窒息：协助吞咽障碍的被照护者进食前，护理员应确保被照护者已经充分休息，有足够的体力完成吞咽，降低因疲劳增加的误吸危险。被照护者进餐时，护理员应保持环境的安静、舒适。指导被照护者安静进餐，不讲话，关闭电视等，减少干扰因素，避免分散注意力而引发呛咳和误吸。指导被照护者使用杯子喝水，不可使用吸管，而且使用杯子时，保持水杯里水量在一半以上。被照护者进食时，一旦出现呛咳、误吸或呕吐，护理员应立即呼叫医务人员，同时协助被照护者将头偏向一侧，及时将口腔、鼻腔内分泌物和呕吐物清除干净，协助被照护者保持呼吸道通畅。

四、本节小结

脑梗死是神经系统常见疾病，对于脑梗死被照护者的照护是神经内科工作者的必备技能之一。本节内容着重描述了脑梗死被照护者的主要表现，以及主要干预要点，分别从脑梗死被照护者的躯体活动障碍、语言沟通障碍、吞咽障碍等方面进行阐述，指导护理员为脑梗死被照护者做好生活护理、康复护理、安全护理和心理疏导。期望通过本节内容的学习，护理员能够帮助被照护者接受各种功能障碍，保持情绪稳定，积极配合治疗。

五、思考与练习

1.单选题

（1）以下关于脑梗死的说法，正确的是（　　）。

A.发病年龄多为50岁以上人群

B.大部分被照护者存在基础疾病，如动脉粥样硬化、高血压、高血脂、糖尿病等

C.发病的时候被照护者处于安静状态，或休息、或睡眠中

D.部分被照护者在发病前有一些前驱症状，如肢体麻木、无力情况

E.以上都是

（2）脑梗死最常见的基础疾病是（　　）。

A.动脉粥样硬化

B.高血压

C.高血脂

D.糖尿病

2.是非题

（1）脑梗死的被照护者多为运动时发病。（　　）

（2）脑梗死的被照护者多为青壮年。（　　）

情景模拟1　指导脑梗死被照护者进行洼田饮水试验

【情景导入】

被照护者，男，68岁，因"突发言语不清伴右侧肢体活动不灵1天"以脑梗死入院。入院后，进食前需进行吞咽障碍的评估。

【路径清单】

（一）思考要点

如何根据被照护者的临床表现判定洼田饮水试验的分级？

（二）操作目的

1.评估被照护者的吞咽功能。

2.保证被照护者安全有效进食。

（三）评估问题

1.评估被照护者是否有效配合并进行洼田饮水试验。

2.评估被照护者有无发生误吸及呛咳的风险。

（四）物品准备

物品有30ml温开水、纱布。

（五）操作过程

1.确认操作前准备充分

（1）护理员：洗手。

（2）用物：检查物品准备齐全，摆放合理。

（3）环境：安静、整洁、安全、温度湿度适宜。

2.协助被照护者取坐位或半坐卧位，使用宽口容器准备30ml温开水。

3.指导被照护者一口饮下。

4.根据被照护者咽下次数及是否呛咳，判断试验结果。

5.密切观察被照护者是否发生误吸、刺激性呛咳等情况，应立即通知医护人员，及时处理。

（六）注意事项

1.要求被照护者神志清楚且能正确完成指令。

2.不要告诉被照护者正在进行测试防止产生紧张心理。

3.饮水的量要准确。

情景模拟2　指导脑梗死被照护者进行起坐训练

【情景导入】

被照护者，男，68岁，因"突发言语不清伴右侧肢体肌力下降1天"以脑梗死入院。入院5天后，被照护者肢体活动较前好转，指导被照护者进行起坐训练。

【路径清单】

（一）思考要点

如何指导被照护者安全地进行起坐训练？

（二）操作目的

1.协助被照护者早期康复。

2.促进肢体功能康复。

（三）评估问题

1.评估被照护者能否有效配合起坐训练。

2.评估被照护者有无发生跌倒的风险。

（四）物品准备

物品准备软枕3个。

（五）操作过程

1.确认操作前准备充分

（1）护理员：洗手。

（2）用物：检查物品准备齐全，摆放合理。

（3）环境：安静、整洁、安全、温度湿度适宜。

2.协助被照护者侧卧位，指导被照护者用健侧的足推动患侧足，进而将双下肢小腿移到床沿外面。

3.协助被照护者坐起。被照护者坐位时其上半身躯干须保持直立，选择一个大的软枕垫在被照护者身后，帮助保持平衡。

4.将被照护者上身与大腿垂直，保持髋关节屈曲90°，协助被照护者将双上肢放在桌上，在肘部和前臂下方垫软枕，保护局部皮肤。

5.密切观察被照护者是否有眩晕等情况，应立即通知医护人员，及时处理。

（六）注意事项

1.要求被照护者神志清楚且能正确完成指令。

2.提前告知被照护者详细过程，解释清楚，取得配合。

3.一旦被照护者发生体位性头晕等不适，立即停止，并通知医护人员处理。

第七节　脑出血被照护者的照护

一、概念

脑出血，是指脑组织内出血。

二、主要表现

脑出血被照护者的症状的轻重，主要与被照护者脑组织出血量大小和出血所在位置有关。出血量小的被照护者，症状较轻；出血量大的被照护者，发病后很快进入昏迷状态，甚至出现脑水肿、脑疝等紧急状态。如果被照护者脑出血的位置发生在脑干，无论出血量多少，病情都会比较凶险。主要有以下临床特点：

1.脑出血多出现在50岁以上的人群。

2.被照护者既往一般都有高血压病史。

3.发生脑出血的被照护者中，男性被照护者比女性被照护者多。

4.冬季脑出血的发病率比其他季节都要高。

5.脑出血的被照护者多在体力活动或情绪激动时发病。

6.脑出血被照护者普遍起病较急。

7.脑出血被照护者普遍存在肢体瘫痪、言语障碍等症状，同时伴有剧烈头痛、喷射性呕吐、意识障碍等症状。

8.脑出血发病时，被照护者血压明显升高。

三、主要干预要点

1.意识障碍

（1）日常生活护理：脑出血被照护者急性期需要严格卧床，护理员需为被照护者铺好气垫床，检查气压泵充气是否良好，确保气垫床功能，保持床单清洁、干燥，避免渣屑、潮湿刺激皮肤，定时协助被照护者翻身，左侧卧、右侧卧、仰卧位交替，翻身后给予叩背，预防压力性损伤。脑出血被照护者急性期需在床上排尿、排便，护理员需协助被照护者床上排尿、排便，并做好护理，保持被照护者外阴部皮肤清洁。对于不能进食的脑出血被照护者，护理员应协助被照护者每天进行2～3次口腔护理，保持口腔卫生，防止口腔感染。脑出血被照护者出现谵妄躁动情况时，应加床挡保护，适当地进行约束，防止被照护者烦躁时坠床，或者引起自伤行为。

（2）饮食护理：脑出血被照护者无法经口进食时，需留置胃管，通过鼻饲，给予被照护者高维生素、高热量流食，同时需注意补充水分。另外需要重点注意的是，留置胃管的被照护者需定时温水冲管，且每次鼻饲前需回抽，确保没有胃潴留后进行鼻饲流食，鼻饲时即鼻饲后30分钟内，给予被照护者抬高床头，预防食物反流。留置胃管的被照护者，仍需要注意胃管的固定是否牢固，也需要预防被照护者烦躁拔管。

（3）保持呼吸道通畅：脑出血急性期被照护者若取平卧位时，需将其头偏向一侧，或者取侧卧位，防止喷射性呕吐时，引起误吸。确保被照护者的活动性义齿已去除，一旦出现呕吐，护理员须及时协助被照护者清除口鼻分泌物，防止窒息、误吸等危险情况。

2.密切观察脑疝征象

（1）密切观察脑出血被照护者有无脑疝征象：脑疝是颅内压增高危及生命的一种严重情况，是脑出血被照护者最常见死亡原因。照护脑出血被照护者时，必须严密观察，如果出现剧烈头痛、烦躁不安，或者出现喷射性呕吐、血压升高等情况时，必须及时通知医护人员。另外，一旦被照护者出现呼叫不应、呼吸不规则等情况时，也提示被照护者出现危险情况，应立即报告医生。

（2）注意观察被照护者吸氧通道通畅；静脉输液部位，防止药物外渗；观察被照护者尿量和尿液颜色等，如异常情况，及时报告。

3.密切观察上消化道出血征象

（1）密切观察脑出血被照护者有无上消化道出血征象：脑出血被照护者，常因应激状态，引发上消化道出血，需注意观察被照护者恶心、呕吐、胃痛、胃胀等情况，同时也要注意粪便颜色，是否有黑粪情况，这些情况存在时，均提示被照护者有可能出现上消化道出血。留置胃管的被照护者，每次鼻饲前先需回抽，观察回抽胃液的颜色，当出现咖啡色或红色胃液，提示被照护者出现了胃出血情况。同时，还需要注意观察被照护者面色、口唇、皮肤颜色，有没有苍白、发绀情况发生，以及皮肤湿冷、尿量减少等情况，这些情况存在时，均提示被照护者可能出现了失血性休克的情况。以上情况出现时，均需要及时报告医务人员处理。

（2）心理护理：当脑出血被照护者出现上消化道出血时，清理被照护者会比较紧张，护理员应陪伴在被照护者身边安慰，提供安静舒适的环境，缓解被照护者紧张情绪。

（3）饮食护理：脑出血被照护者出现上消化道出血征象时，需禁食。当出血停止后，可以给予少量温凉流质饮食，确保食物清淡、易消化，减少食物对胃黏膜的刺激性，可以选择少量多餐。

四、本节小结

脑出血是神经系统常见疾病，对于脑出血被照护者的照护是神经内科必备技能之一。本节内容着重描述了脑出血被照护者的主要表现，以及主要干预要点，分别从脑出血被照护者的意识障碍、脑疝征象、上消化道出血征象的护理等方面进行阐述，指导护理员为脑出血被照护者做好日常生活护理、安全护理和心理疏导。期望通过本节内容的学习，护理员能够帮助做好生活护理，注意观察被照护者情况，预防并发症的发生。

五、思考与练习

1.单选题

（1）以下关于脑出血的说法，错误的是（ ）。

A.女性多于男性

B.冬季发病率较高

C.体力活动或情绪激动时发病

D.发病时血压明显升高

E.剧烈头痛、喷射性呕吐、意识障碍等

（2）脑出血被照护者出现以下哪些情况提示可能发生了失血性休克（　　）。

A.面色苍白

B.口唇发绀

C.皮肤湿冷

D.尿量减少

E.以上都是

2.是非题

（1）脑出血被照护者出现黑粪，提示出现上消化道出血。（　　）

（2）脑出血被照护者出现呼叫不应、呼吸不规则等情况，提示出现了脑疝。（　　）

情景模拟　为脑出血后遗症被照护者清除口鼻分泌物

【情景导入】

被照护者，男，75岁，因脑出血遗留肢体功能障碍。被照护者既往吸烟史，合并肺炎，咳嗽咳痰较多，口鼻腔较多痰液唾液等分泌物。

【路径清单】

（一）思考要点

口鼻分泌物较多的被照护者，如何保持气道通畅？

（二）操作目的

1.及时清除被照护者口鼻腔的分泌物。

2.协助翻身、叩背，促进痰液排出，保持呼吸道通畅。

（三）评估问题

1.评估被照护者是否有明显的咳嗽咳痰。

2.评估被照护者有无发生窒息的风险。

（四）物品准备

物品包括纱布、简易负压吸引器、吸引接头。

（五）操作过程

1.确认操作前准备充分

（1）护理员：洗手。

（2）用物：检查物品准备齐全，摆放合理。

（3）环境：安静、整洁、安全、温度湿度适宜。

2.被照护者咳嗽时，协助被照护者侧卧位，头偏向一侧，叩背，促进痰液排出。

3.分泌物较少时，手指缠绕纱布，将被照护者口鼻处分泌物抠出。

4.分泌物过多时，打开简易负压吸引器，连接吸引接头，将被照护者口腔痰液及唾液吸出，将鼻腔的痰液吸出，动作要轻柔。

5.清除结束后，擦净口鼻腔，观察有无黏膜破损。

6.密切观察被照护者是否出现刺激性呛咳等情况，若有异常，应立即通知医护人员，及时处理。

（六）注意事项

1.吸痰管插入不要过深，防止被照护者发生恶心、呕吐。

2.吸氧被照护者，在吸痰操作前后应调高氧流量，防止缺氧。

3.吸痰动作要轻柔，防止剧烈刺激，引起血压波动。

第八节　帕金森病被照护者的照护

一、概念

帕金森病，又称震颤麻痹，主要特征是静止性震颤，发作时，被照护者发生运动迟缓、肌强直及姿势平衡障碍。

二、主要表现

1.**静止性震颤**　帕金森病被照护者的静止性震颤，表现为被照护者静止不动时，手指出现不自主震颤，类似"搓丸"动作。被照护者开始活动时，震颤减轻，睡觉后震颤消失。震颤一般从一侧开始，逐渐发展到下颌、唇面部及四肢。

2.**肌强直**　静止性震颤被照护者的肌强直，主要是指肢体的肌张力增高，阻力异常增高，像软铅管一样，也称"铅管样肌强直"。大部分被照护者的肌强直是从一侧的上/下肢的近端开始，逐渐发展到远端和全身肌肉。

3.**运动迟缓**　帕金森病被照护者的运动迟缓主要表现，开始一项动作时比较困难，并且缓慢。开始行走时比较艰难，一旦行走起来，停止时也比较困难。当累及面部肌肉时，被照护者双眼动作减少、迟缓，加上笑容出现缓慢和消失减慢，看起来类似"面具脸"。

4.**姿势步态异常**　因运动开始和停止困难，造成姿势步态异常。行走启动后，越走越快，不能及时停止，称为"慌张步态"。

三、主要干预要点

肢体活动障碍

（1）生活护理：对于帕金森病被照护者，因存在肢体活动障碍，护理员应主动了解被照护者的日常生活需求，指导鼓励被照护者做自己力所能及的事情，必要时给予协助。在协助被照护者洗漱、进食、大小便料理及运动时，护理员须做好被照护者的安全防护。

1）个人卫生方面：指导帕金森病被照护者穿柔软、宽松的合身衣服，便于穿脱，保持衣服干净、整洁。鞋子不可有系带。

2）预防皮肤压力性损伤：对于卧床的帕金森病被照护者，铺好气垫床，检查气压泵的充气功能，保持床单整洁、干燥，定时翻身，防止形成皮肤的压力性损伤。

3）日常生活行动：帕金森病被照护者出现行动不便、起坐困难时，在卫生间为被照护者提供高位的坐厕，餐桌旁应配备带有扶手的高脚椅，行走时提供手杖、走廊扶手，被照护者卧床时拉起床挡护栏，把整体床摇高，被照护者坐在床沿时，双足能着地是最合适的高度。传呼器、生活用品等需固定放置在被照护者伸手可及的地方。

4）耐心交流：帕金森病被照护者出现言语不清等情况时，护理员应态度和蔼，诚恳，耐心倾听被照护者的想法，了解喜好，评估生活需要、情感需要等。鼓励被照护者使用手势、纸笔、画板等方式表达内心的感受。

5）保持排尿、排便通畅：当帕金森病被照护者出现顽固性便秘，护理员可以指导被照护者进食富含纤维素的新鲜蔬菜和水果，每天保证足够的饮水量。必要时，可以辅助按摩腹部，顺时针环形按摩。

（2）心理护理：帕金森病被照护者容易存在自卑、暴躁情况，甚至出现抑郁等不良心理问题，因为被照护者动作迟钝，与人交流时，表情淡漠、语言障碍，经常流涎，通常回避人际交往，拒绝社交。随着病情进展到被照护者丧失劳动能力，自理能力也逐渐下降，可能会产生绝望心理。护理员需耐心陪伴在被照护者身边，细心观察，鼓励被照护者表达内心感受。可以适当和被照护者讨论应对身体状况的办法，正确引导被照护者想办法改善当前状态。

（3）饮食护理

1）饮食原则：应进食高热量、高维生素、高纤维素、适量优质蛋白的食物，且易消化。

2）进食方法：进食时，可以取坐位或半坐位，抬高床头，防止误吸等危险情况的发生；鼓励被照护者注意力集中，安静进食。对于咀嚼和吞咽功能障碍的帕金森病被照护者，指导一口量食物。

3）营养支持：留置胃管被照护者，护理员需做好胃管的管理。

四、本节小结

帕金森病是神经系统常见疾病，对于帕金森病被照护者的照护是神经内科必备技能之一。本节内容着重描述了帕金森病被照护者的主要表现，以及主要干预要点，分别从肢体活动障碍、心理护理、饮食护理等方面阐述，指导护理员为帕金森病被照护者做好生活护理、安全护理和心理疏导。期望通过本节内容的学习，护理员能够帮助被照护者接受各种功能障碍，保持情绪稳定，积极配合治疗。

五、思考与练习

1.单选题

（1）帕金森病的主要表现，正确的是（　　）。

A.静止性震颤

B.肌强直

C.运动迟缓

D.姿势步态异常

E.以上都是

（2）帕金森病被照护者"面具脸"包含哪些方面（　　）。

A.双眼动作减少

B.双眼动作迟缓

C.笑容出现缓慢

D.笑容消失减慢

E.以上都是

2.是非题

（1）帕金森病被照护者肢体的肌张力均增高，协助被照护者进行被动活动关节时，阻力异常增高，像软铅管一样，也称"铅管样肌强直"。（　）

（2）帕金森病被照护者行走启动后，越走越快，不能及时停止下来，称为"慌张步态"。（　）

看答案

（王静远　陈　蕾）

第九章　糖尿病的照护

糖尿病是一种比较常见的内分泌系统疾病，长时间高血糖会引起人体各器官和组织的损伤，尤其是眼睛、肾脏、心肌、毛细血管和神经系统。根据WHO的数据，糖尿病并发症类型众多，其中心脑血管疾病死亡率高达50%以上，肾脏病变死亡率也超过10%。此外，糖尿病被照护者截肢的比例也是非糖尿病被照护者的10～20倍。本章将针对糖尿病常见症状的照护进行阐述。

第一节　高血糖的照护

一、定义

高血糖是指被照护者的血糖值高于正常值范围（空腹血糖3.9～6.1mmol/L，餐后2小时＜7.8mmol/L，随机血糖＜11.1mmol/L）。如果被照护者多次反复测试血糖值时，出现血糖值高的现象，则属于高血糖。

二、照护

（一）评估

1.病史

（1）患病与诊治经过：了解被照护者有无糖尿病家族史，既往血糖情况及伴随症状，了解用药、疗效与不良反应。

（2）心理因素-社会状况：评价被照护者的文化程度、性格特点、工作环境、心理健康状态及家庭状况。

2.身体评估　正确测量被照护者的生命体征、血糖、体重指数、腰围及臀围；观察皮肤、黏膜情况等。

3.实验室及其他检查　血糖是否正常；有无糖化血红蛋白异常，有无蛋白尿；查看电解质情况，如血钾、血钠、血钙。

（二）照护分类

1.饮食

（1）制订总热量：首先根据被照护者性别、年龄、理想体重［理想体重（kg）=身高（cm）-105］、工作性质、生活习惯计算每天所需总热量。成年人休息状态下每天每公斤理想体重给予热量25～30kcal，轻体力劳动30～35kcal，中度体力劳动35～40kcal，重体力劳动40kcal以上。

（2）总热量的营养分配：在总能量中，糖类比例为50%～60%；蛋白质占10%～15%；脂肪不超过30%。可按照一日三餐的1/5、2/5、2/5，或各1/3的原则进行调配，并利用食物交换份，调整食物种类。

1）碳水化合物是人体热量的主要来源，大多都存在于谷物食品中，每1g碳水化合物可以生成约4kcal的热量。饮食中添加低血糖指数食物可以有效调节血糖水平，例如燕麦、大麦、黑谷麦、黄豆、小扁豆、豆类、裸麦（粗粮黑面包）等。糖尿病被照护者仍应遵循医师或营养学家的指导，根据自身病情选择最佳的饮食。一日三餐，将碳水化合物（谷物）均衡分配，或在两餐间适量加餐，但每日碳水化合物的摄入总量仍维持不变。由于红薯、土豆、山药、藕等根茎类食物的淀粉含量极高，因此必须与其他谷物进行有效的替换。

2）蛋白质对于人体的健康至关重要，它不仅能够促进机体的生长和修补，还能帮助蛋白质更新。因此每天摄入充足的蛋白质是非常重要的。蛋白质大部分来源于肉类、蛋类和大豆等食物，每1g蛋白质能生成4kcal的热量。对于患有微量蛋白尿的糖尿病被照护者，每日摄入蛋白质的量应该在每千克体重0.8～1g，而对于患有明显蛋白尿的糖尿病被照护者，日均摄入量蛋白质的量应该掌握在每千克体重0.8g以内，且以优良蛋白质为主，比如肉类、家禽、鱼、蛋类、牛乳、奶酪等。

3）脂类会产生极高的热量，1g油脂就可以生成9kcal的热量，应该选择包含单不饱和脂肪酸和多不饱和脂肪酸的食品，但多不饱和脂肪酸的摄入量不应超出总热量的10%。建议每周食用2～3次鱼类（特别是富含ω-3油脂的海鱼）。膳食总胆固醇的摄入量应＜300mg/d，胆固醇一般分布于各种高蛋白质鱼卵、哺乳动物脏器等的食品中。

4）无机盐和微量元素方面，盐的摄入量控制在每日6g之内，特别是对于高血压被照护者。

5）研究结果表明，酒精摄食量与2型糖尿病、冠心病和卒中的发病率之间存在显著的关联。1g酒精可生成7kcal热量，因此糖尿病被照护者建议在饮酒前应咨询专业医生或营养师，并控制每天的饮酒量。

6）膳食纤维是一种重要的营养成分，它可以通过摄食大豆、粮食和蔬菜等食品中的纤维来满足身体的需求，从而有助于保持身体健康。

（3）其他注意事项

1）体重超标者宜忌食油炸、油煎等饮食，也尽量少吃高胆固醇的饮食，如哺乳动物脏器、蟹黄、鱼子等。

2）严格控制甜食的摄入量，包括甜食、蛋糕和各类含糖食品等。如果血糖平稳并达到正常范围时，可以在两餐之间添加果蔬、水果等。

3）每日测量体重，如果体重增加大于2000g，则应逐渐减少饮食的热量。

表9-1　食物交换份

食品（粮食谷物）	重量（g）	食品（粮食谷物）	重量（g）
大米、小米、糯米、薏米、高粱米、玉米渣	25	绿豆、红豆、芸豆、干豌豆	25
面粉、米粉、玉米面	25	通心粉、干粉条、干莲子	25
荞麦面、苦荞面混合面	25	油条、油饼、苏打饼干	25
燕麦片、莜麦面、各种挂面	25	生面条、魔芋生面条	35

续表

食品（粮食谷物）	重量（g）	食品（粮食谷物）	重量（g）
烧饼、烙饼、馒头、咸面包、窝窝头	35	鲜玉米（1中个带棒心）	200
马铃薯	100	湿凉粉	150

食品（蔬菜）	重量（g）	食品（蔬菜）	重量（g）
大白菜、圆白菜、菠菜、油菜、芥蓝菜、空心菜、苋菜、龙须菜	500		500
韭菜、菌香、茼蒿、鸡毛菜	500	芹菜、莴苣笋、油菜苔	500
西葫芦、西红柿、冬瓜、苦瓜、豆芽、鲜蘑	500	绿豆芽、鲜蘑、水浸海带	500
黄瓜、茄子、丝瓜、莴笋、白萝卜、青椒、茭白、冬笋、南瓜、花菜、莴笋	500		400
鲜豇豆、扁豆、四季豆	250	芋头	100
胡萝卜、蒜苗、洋葱、毛豆、鲜豌豆	200	毛豆、鲜豌豆	70
山药、草养、凉薯	150	百合	50

食品（肉食）	重量（g）	食品（海鲜食蛋）	重量（g）
熟火腿、瘦香肠、肉松	20	鸡蛋、鸭蛋、松花蛋	60
肥瘦猪肉	25	鹌鹑蛋（6枚，带壳）	60
熟叉烧肉（无糖）、午餐肉	35	鸡蛋清	150
熟酱牛肉、酱鸭、肉肠	35	带鱼、鲤鱼、甲鱼、比目鱼	80
瘦猪、牛、羊肉、鸡、鸭、鹅肉	50	鳝鱼、鲫鱼、大黄鱼、鲜贝、对虾	80
带骨排骨	70	河蚌、蚬子	200
兔肉、蟹肉、水浸鱿鱼	100	水浸海参	350

食品（油脂）	重量（g）	食品（油脂）	重量（g）
花生油、香油、玉米油、菜籽油（1汤勺）	10	猪油、牛油、羊油、黄油	10
豆油、红花油	10	葵花子（带壳）	25
核桃仁、杏仁、芝麻酱、松子、花生米	15	西瓜子（带壳）	40

注：每份90千卡热量，同类之间可以相互交换

2.运动

（1）运动的类型：运动可以分为有氧和无氧（抗阻）两种。

有氧运动是一种对身体有益的运动类型，它能够帮助人体消耗葡萄糖，降低血脂，提高心肺功能。可以通过散步、快走、慢跑、骑行、游泳、舞蹈和打太极等方式

进行。

抗阻锻炼是一种强力的肌肉训练，它可以帮助提高肌肉力量。在无活动禁忌的前提下，推荐每周进行2～3次抗阻运动，并且两次时间间隔不要超过2天。训练部位应该涵盖上身、下肢、躯干等大部分肌群，同时配合有氧运动可以达到更大幅度的代谢提升。

（2）运动的方法：2型糖尿病被照护者应该每周至少参加150分钟的有氧运动，运动对于糖尿病被照护者来说是非常重要的，最好在餐后1小时进行，避免在空腹或身体不适时参加运动。运动强度应该适中且运动中的心率应该不超过（170-年龄）次/分。在运动时最好有人陪伴并且携带记录个人信息的"糖尿病急救卡"。

（3）注意事项

1）运动之前需要检测血糖，依据血糖状况选择运动方法、持续时间和运动量。

2）运动中需注意补充水分。

3）在运动的过程中，如发生胸痛、胸闷、眼睛模糊等身体不适病症时应立即终止运动并及早治疗。

4）培养记录运动日志的好习惯，每天运动后记下这次运动的情况，以便观察运动效果。

5）运动前如果空腹血糖＞16.7mmoL/L时，应该尽量减少活动。空腹时尽量避免运动以防止低血糖的情况出现。

3.药物　护理员应当掌握各种降糖药物的剂型、作用、不良反应，合理指导被照护者服药。

（1）口服药

1）磺脲类常用的药物：第一代有甲苯磺丁脲和氯磺丙脲，但由于其疗效持久且低血糖发病率较高，目前已经很少使用；第二代有格列本脲、格列吡嗪、格列齐特和格列喹酮等；第三代有格列美脲。照护要点：①重视药品的使用时机，熟悉代表性药品及其可能产生的副作用；②对每天或多次口服的磺脲类药物应在餐前30分钟给药；③要特别注意药品相互作用，当与磺胺类、水杨酸制剂、利血平等药物联用时，可能会增强其降血糖的效果，而当与噻嗪类利尿剂、糖皮质激素、口服避孕药等药物联用时，可能会产生拮抗效应，降低其降血糖的效果，因此要特别注意血糖的变化。

2）非磺脲类促泌剂（格列奈类药物）常用的药物：瑞格列奈、那格列奈。照护要点：①在服药时要特别注意，最好在餐前10～15分钟给药；②服药后应定时定量进食，以避免低血糖的发生；③余同磺脲类。

3）DPP-4抑制剂常用的药物：沙格列汀、西格列汀、维格列汀、利格列汀和阿格列汀。照护要点：①可以在一天的任何时候服用，餐时或非餐时都可以使用；②在联合服药时注意防止低血糖的发作。

4）双胍类常用的药物：二甲双胍，苯乙双胍。照护要点：①了解药的相互作用、适应症、代表药、副作用等；②在饭后或餐中使用；③若发生轻度胃肠道反应，应给予被照护者解释和帮助，减少被照护者不必要的恐慌与顾虑；④治疗期间禁止喝酒；⑤教会被照护者进行血糖检测和记录血糖日记。

5）噻唑烷二酮类药物（TZDs）常用药物：吡格列酮。照护要点：①每日口服一次，可于餐前、餐中、餐后任意时间服药且服用的时间要尽量固定；②了解药物作用机

理、适应证、代表药、副作用等。③给被照护者做好药物指导工作，让被照护者合理地安排用药时间，并进行血糖检测和记录血糖日记

6）α-糖苷酶抑制剂常用的药物：拜糖平、卡博平和倍欣等。照护要点：①了解药物的作用机制、适应证、代表性药物以及可能出现的副作用，可以帮助被照护者更加合理地使用药物；②加强健康教育，如果饮食中糖类食物成分太低则疗效不佳；③一旦出现低血糖，不要服用淀粉类药物来纠正；④该药不要和抗酸药、肠道吸附物、消化酶制剂联用，因为有可能减弱其药物效果。

7）SGLT2抑制剂常用的药物：达格列净、恩格列净和卡格列净。照护要点：①不受进食时间的限制；②联合用药时应特别注意预防低血糖的发生；③多喝水。

（2）注射用胰岛素：胰岛素是纠正高血糖的一种重要的治疗药物。胰岛素治疗要求护理员和被照护者之间有更多的配合，使用胰岛素的被照护者，护理员应指导被照护者胰岛素注射的部位、注意事项及如何保存。

1）胰岛素分类：胰岛素可以按照其化学组成和功能性质进行分类，其中包括动物胰岛素、人胰岛素和胰岛素类似物。此外，还可以依据其作用时间将胰岛素分成常规胰岛素、中效胰岛素（NPH）、长效胰岛素、胰岛素类似物、预混胰岛素等。

2）胰岛素的副作用：①过敏；②局部皮下脂肪萎缩及增生；③低血糖反应；④局部水肿；⑤胰岛素性屈光不正；⑥体重增加

3）胰岛素的储存：胰岛素应在2～8℃的冰箱中冷藏，开启后的胰岛素可将其放置在25℃以内的室温中。在储存和运输过程中，应尽量保持适当的温度，以防止光照和强烈振动，开启后的胰岛素可在室温下保存1个月。

4）明确各种胰岛素的作用特点和注射时间的要求。例如，诺和锐注射后可立即进餐。诺和灵R必须饭前30分钟内注射。来得时可在一天24小时中固定任一时间注射，且注射后不必进餐。诺和灵N应在晚上10点注射等。

4.血糖监测　密切监测血糖的变化，正确测量血糖，将血糖控制在理想范围。血糖监测是糖尿病被照护者健康管理及综合治疗的重要内容之一，方法如下：

（1）当血糖未能得到有效控制时，应每天进行4～7次血糖水平监测，以确保血糖得到有效控制。

（2）在使用口服降糖药期间，推荐每周进行2～4次血糖检测，并在就医前持续观察三天，每日观察七点血糖（早饭前后、午饭前后、晚饭前后和睡前），以确保血糖水平的稳定性。

（3）对于应用胰岛素的被照护者，应按照方案实施血糖水平监测：①基础胰岛素治疗者应监测空腹血糖水平，并依据血糖水平调节睡前胰岛素的使用量；②预混胰岛素治疗者应监测空腹和晚饭前的血糖水平，并依据血糖水平调节饭前的胰岛素剂量；③餐前胰岛素治疗者应监视餐后或餐前的血糖水平，并依据血糖水平调节上餐前的胰岛素剂量。

（4）对于老年人来说在一些特定情形下需要格外加强血糖监测，如改变用药时间、出门旅游、心情剧烈变化、并发严重感染、患病期间等。

5.糖尿病慢性并发症的筛查　预防与早期干预并发症是糖尿病治疗的关键问题，所以护理员应给予被照护者相关的健康指导，教其做好并发症的管理与监测。

（1）糖尿病肾病：在没有肾脏疾病的情况下，应定期体检，检查尿微量蛋白、尿常

规和肾功能，特别是有高危因素（如高血压、高血糖、高血脂、吸烟和眼底疾病）的被照护者。

（2）糖尿病视网膜病变：眼底检查是发现早期视网膜疾病、降低视力损失的最有效技术手段。

（3）糖尿病性心脏病：定期心电图检查能够帮助被照护者发现隐匿的心脏疾患，早期诊治能够有效减少心脏病发作的风险。

（4）糖尿病足：指导被照护者日常保护足部，穿合适的鞋子，勤换鞋袜，预防外伤。每天检查双足了解足部有无感觉减退、麻木、刺痛感；观察足部皮肤有无颜色、温度改变及足部动脉搏动情况；检查趾甲、趾间、足底部皮肤有无胼胝、鸡眼、甲沟炎，是否发生红肿、溃疡、坏死等。

6.心理护理　糖尿病被照护者常见心理特征表现为否定怀疑，恐惧紧张，焦虑，抑郁等。在与被照护者交流时，护理员应做到礼貌端庄，用语正确、举例合理，应重视被照护者的心态改变，必要时予以心理引导，转化被照护者的注意力，如指导被照护者做自己感兴趣的事情，给予被照护者安慰和帮助。

7.健康教育　采用通俗易懂的语言，多种方式，如一对一讲解、放录像等，对被照护者进行教育，宣教高血糖相关的疾病知识。

三、本节小结

高血糖的照护是护理员照护高血糖被照护者的必备技能之一，本节知识主要讲述了高血糖的定义和照护，希望经过本节知识的学习，护理员能正确对糖尿病被照护者进行照护。

四、思考与练习

1.单选题

（1）餐后2小时的正常血糖值范围应该为（　　　）mmol/L?

A.＜3.9mmol/L　　　B.＜6.1mmol/L　　　C.＜7.8mmol/L　　　D.＜10mmol/L

（2）最佳运动时间是餐后（　　　）小时？

A.0.5　　B.1　　C.2　　D.3

2.是非题

（1）空腹血糖值的变化范围为3.9～7mmoL/L。（　　　）

（2）理想的活动强度为运动后糖尿病被照护者群的心率超过个体60%的最高耗氧量（心率＝170－年龄）。（　　　）

3.填空题

（1）指导糖尿病被照护者穿合适的鞋子，勤换鞋袜，预防足部破损。每天检查双足（　　　）次。

（2）护理员应当掌握各种降糖药物的剂型、用途、不良反应，合理引导被照护者服药。若被照护者使用胰岛素，护理员应指导其胰岛素的（　　　）、（　　　）及（　　　）。

情景模拟1　血糖仪测血糖技术

【情景导入】

李某，75岁，患有2型高血糖8年，伴有烦渴、多饮、多食、多尿，体重降低。为了更好地控制餐后血糖，近期更换了新的降糖药物，建议被照护者在餐后2小时进行血糖检测。

【路径清单】

（一）思考要点

怎样准确测血糖？

（二）操作目的

1. 测试血糖主要是了解糖尿病控制情况；

2. 及时发现血糖异常值，及时纠正高低血糖。

（三）评估问题

1. 李叔叔应用血糖仪测血糖能否配合。

2. 评估李叔叔进餐时间情况。

3. 李叔叔的皮肤颜色、温度、是否有红肿、破损或瘢痕等情况都需要进行评估。

（四）物品准备

血糖仪、血糖试纸、75%的酒精、无菌棉签、采血针头、放置锐器的盒子、垃圾桶。

（五）操作过程

1. 确认操作前准备充分

（1）护理员：洗手；

（2）物品准备充分，并进行严格检查，确保放置合理有序；

（3）环境：整洁、安静、安全，气温和湿度适当。

2. 携用物至床旁，了解被照护者的进餐时间或禁食时间。

3. 请被照护者保持舒适的姿势，并暴露采血部位。

4. 如果被照护者的采血部位温度过低或苍白，可以按摩一会儿，以增加温度。

5. 选择合适采血部位，注意手指的轮换。

6. 75%的酒精消毒手指皮肤＞2cm，待干。

7. 打开血糖试纸瓶盖，取出一根试纸条插入血糖仪开机。

8. 取下采血针保护帽。

9. 将采血针放置在选定的位置，轻轻地按压皮肤。

10. 将使用后的采血针放入锐器盒中。

11. 使用干棉签轻轻擦拭第一滴血。

12. 当血糖仪检测到滴血情况时，使用血糖试纸采血端自动浸取血液。

13. 使用一根干棉签迅速按压采血处1～2分钟。

14. 5秒之后，血糖测试结果将会被显示出来，并且告知被照护者。

15. 从被照护者采血处取下棉签，将其丢弃在垃圾桶中。

16. 询问被照护者的感受并做好记录。

（六）操作示意图（图9-1）

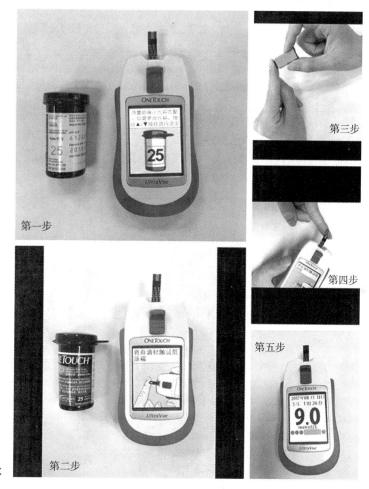

图9-1 血糖仪测血糖技术

第一步

第二步

第三步

第四步

第五步

（七）注意事项

1.在测量血糖之前，必须确保血糖试纸条码与血糖仪的标记完全一致。

2.测血糖前避免剧烈运动。

3.测血糖前要进行消毒，一般是用酒精，一定要酒精晾干后才能采血。为了确保血液中不含75%酒精，应将第一滴血擦掉，采用第2次滴血检测血糖。

4.针刺的力度要适中，不能太浅，太浅可能会导致出血量不够，影响测量的效果。

5.应该仔细记录被照护者的血糖水平，以确定是空腹状态还是餐后2小时内的血糖水平。

6.取出血糖试纸后，应立即将其盖上盒盖，以免潮湿，并且开瓶后，该试纸的有效期为3个月。

7.为保证血糖仪测血糖的准确，定期应到血糖仪售后处进行校对。

［考核标准］

血糖仪测血糖技术操作考核评分标准

姓名_____   考核人员_____   考核日期：   年   月   日

项目	总分	技术操作要求	标分	评分标准	扣分
仪表	5	仪表、着装符合护理员礼仪规范	5	一项不符合要求扣2分	
操作前准备	10	1.洗手，戴口罩 2.周围环境宽敞、明亮 3.用物准备齐全、安全有效，备血糖仪、血糖试纸、75%的酒精、无菌棉签、采血针头、放置血器的盒子、垃圾桶	2 3 5	漏一项，扣2分	
安全评估	5	1.被照护者病情、意识、自理能力、合作程度 2.被照护者手指皮肤状况 3.血糖仪可以使用，血糖试纸在有效期内等	1 2 2	一项不符合要求扣2分	
操作过程	60	1.携用物至床旁，了解被照护者的进餐时间或空腹时间 2.协助被照护者取舒适卧位，暴露采血部位 3.若被照护者采血部位温度偏低或苍白，按摩片刻，使其增温 4.选择合适采血部位，注意手指的轮换 5.75%的酒精消毒手指皮肤＞2cm，待干 6.打开试纸瓶盖，取出一根试纸条插入血糖仪开机 7.取下采血针保护帽 8.将采血针放在选定的采血部位，紧贴皮肤，略用力按压皮肤 9.将使用后的采血针置入锐器盒中 10.用干棉签轻轻擦掉第一滴血 11.血糖仪显示滴血状态时，用血糖试纸采血端自动浸取血液 12.迅速用一干棉签按压采血处1～2分钟 13.5秒后，显示血糖测试结果，并将血糖值告知被照护者 14.将按压被照护者采血处的棉签取下放到垃圾桶 15.询问被照护者的感受并做好记录	2 3 3 5 5 5 2 5 5 5 5 5 5 3 2	未评估被照护者采血部位温度扣2分 消毒不规范扣2分 未待干扣3分 采血不成功扣5分 血量不足扣3分 未告知被照护者血糖值扣2分 其余一项不合要求扣1分 操作失败扣10分	
操作后	5	1.帮助被照护者取舒适卧位 2.用物、生活垃圾、医疗废弃物分类正确处置 3.流动水洗手	2 2 1	一项不符合要求扣2分	
评价	10	1.遵循标准预防、消毒隔离、安全的原则 2.操作者知晓注意事项 3.操作顺序正确、熟练，操作有效	4 3 3	一项不符合要求扣2分	
理论提问	5	1.什么是随机血糖 2.什么是餐后2小时血糖 3.血糖监测的并发症有哪些	1 2 2	少一条扣1分	
合计	100				

理论提问：

1.什么是随机血糖?

答：指一天（24小时）中的任何时间，与上次进餐时间和食物摄入量无关的任意时间采血所测的血糖值。

2.什么是餐后2小时血糖?

答：指从进食第一口饭算起，到2小时的时间采血所测的血糖值。是指开始吃饭的时间而不是吃完饭的时间。例如早晨7点开始吃饭，则饭后2小时就是指上午9点

3.血糖监测的并发症有哪些?。

答:（1）感染（2）出血（3）疼痛（4）操作失败

情景模拟2 胰岛素笔使用技术

【情景导入】

李某，75岁，患有2型糖尿病8年，病症主要表现为烦渴、多饮、多食、多尿，体重降低。近期，为了改善病情，更换了新的治疗方案，并需要注射胰岛素。

【路径清单】

（一）思考要点

怎样用胰岛素笔注射胰岛素?

（二）操作目的

1.打胰岛素是为了把血糖控制到正常范围内。

2.通过使用胰岛素治疗，能够有效控制血糖水平，降低糖尿病并发症发生的风险。

（三）评估问题

1.评估李叔叔胰岛素笔注射胰岛素能否配合。

2.评估李叔叔进餐时间情况。

对李叔叔注射部位的皮肤进行详细检查，包括颜色、温度、红肿程度、破损程度以及瘢痕等情况。

（四）物品准备

胰岛素注射笔、胰岛素针头、75%酒精、无菌棉签、放置锐器的盒子、垃圾桶。

（五）操作过程

1.确认操作前准备充分。

（1）护理员：洗手;

（2）物品准备充分，并进行严格检查，确保放置合理有序;

（3）环境：整洁、安静、安全，气温和湿度适当。

2.将物品放在床边，并确保被照护者已准备好胰岛素注射前的饮食。

3.检查胰岛素笔性能良好，胰岛素用量充足。

4.确保被照护者处于舒适的体位，并依据胰岛素的类型确定输注部位，注意保暖，并保护被照护者的隐私。

5.用酒精消毒胰岛素注射笔的橡胶塞。

6.去掉针头的保护膜，将针头与胰岛素笔保持在一条直线上，安装针头并完全插入。（预混胰岛素要180°旋转、水平滚动10次，使胰岛素充分混匀呈均匀混悬状）。依次取下针头的外帽、内帽。

7.将胰岛素笔竖立，针头朝上，旋转注射按钮至2U胰岛素的位置，排气，推动胰岛素按钮，有胰岛素从针头处溢出，若无胰岛素溢出，则重复排气，直至针尖处看到药液为止。

8.调节出所需的胰岛素正确剂量。

9.使用75%的酒精对皮肤进行消毒，直径不小于5cm。

10.根据皮下脂肪厚度和针头长度，调整针头的角度，以及是否需要捏起皮肤，以确保胰岛素能够准确地注入皮下组织。将注射按钮按下，直到胰岛素剂量显示窗刻度为"0"，然后停留10秒，拔出针头。

11.将针头外帽规范套在针头上（防止针刺伤），再拧下针头并置入锐器盒。

12.询问被照护者的感受并做好记录。

（六）操作示意图（图9-2）

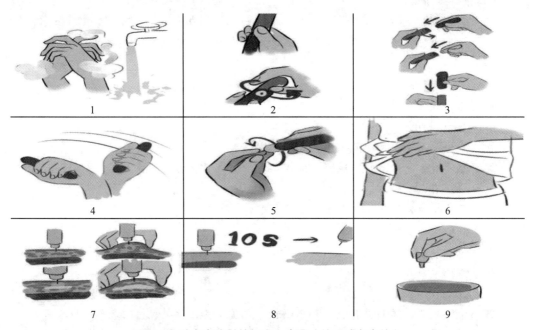

图9-2　胰岛素注射的标准九步骤（使用胰岛素笔）

（七）注意事项

1.胰岛素要正确保存，未开封的胰岛素要放到冰箱冷藏层2～8℃保存，开封后的胰岛素有效期一般为4周，开封的胰岛素可放在阴凉通风的地方，禁止冷冻和阳光直射。

2.注射前要触摸注射部位，避开瘢痕和硬结。并应经常更换，两次注射要间隔1cm以上。

3.注射前严格核对胰岛素的剂型，抽吸的胰岛素剂量保证准确无误。预混胰岛素使用前要混匀。注射后要停留10秒再拔针。注射部位禁止用力按揉。

4.预防低血糖反应，注射胰岛素后，按规定时间及时进餐。如果因各种原因不能进餐或暂时不想进餐，则严禁注射胰岛素。注射胰岛素后，等候进餐期间，避免剧烈活动，以免发生低血糖反应。如果注射前，已经有低血糖的感觉，则及时监测血糖，根据所测血糖值，灵活调节胰岛素的剂量。

［考核标准］

胰岛素笔使用技术操作考核评分标准

姓名_____　考核人员_____　考核日期：　　年　　月　　日

项目	总分	技术操作要求	标分	评分标准	扣分
仪表	5	仪表、着装符合护理员礼仪规范	5	一项不符合要求扣2分	
操作前准备	10	1.洗手，戴口罩 2.用物：备齐并检查用物，放置合理 3.环境：整洁安静、安全、温湿度适宜	2 3 5	洗手不符合要求，扣1分 漏一项，扣2分	
安全评估	5	1.被照护者病情、意识、自理能力、合作程度 2.被照护者注射部位皮肤状况 3.胰岛素笔可以使用，胰岛素在有效期内等	1 2 2	评估少1项扣1分	
操作过程	60	1.携用物至床旁，注射前需要按时进食的胰岛素要确认被照护者已准备好食物 2.检查胰岛素笔性能良好，胰岛素用量充足 3.协助被照护者取舒适卧位，根据胰岛素的种类选择注射部位，注意保暖，保护被照护者隐私 4.用酒精消毒胰岛素注射笔的橡胶塞 5.去掉针头的保护膜 6.将针头与胰岛素笔保持在一条直线上，安装针头并完全插入。（预混胰岛素要180°旋转、水平滚动10次，使胰岛素充分混匀呈均匀混悬状） 7.依次取下针头的外帽、内帽 8.将胰岛素笔竖立，针头朝上，旋转注射按钮至2U胰岛素的位置，排气 9.推动胰岛素按钮，有胰岛素从针头处溢出，若无胰岛素溢出，则重复排气，直至针尖处看到药液为止 10.调节出所需的胰岛素正确剂量 11.用75%的酒精消毒皮肤，直径大于5cm 12.根据注射部位皮下组织的脂肪厚度、针头的长短不同，决定进针的角度、以及是否需要捏起皮肤，保证胰岛素准确注入皮下组织 13.推动注射按钮，至注射胰岛素剂量显示窗刻度为"0"时，再停留10秒 14.拔出针头 15.将针头外帽规范套在针头上（防止针刺伤），再拧下针头并置入锐器盒 16.询问被照护者的感受并做好记录	2 3 3 5 5 5 2 5 5 5 5 5 3 3 2 2	未评估被照护者进餐食物扣2分 未评估胰岛素注射笔内胰岛素的用量等扣3分 消毒不规范扣3分 未排气扣3分 剂量不准确扣5分 未使用酒精消毒扣3分 未待干扣3分 进针深度、角度不正确扣2分 注射后未停留扣2分 操作失败扣10分 其余一项不合要求扣1分	
操作后	5	1.帮助被照护者取舒适卧位 2.用物、生活垃圾、医疗废弃物分类正确处置 3.流动水洗手	2 2 1	一项不符合要求扣2分	

续表

项目	总分	技术操作要求	标分	评分标准	扣分
评价	10	1.遵循标准预防、消毒隔离、安全的原则 2.操作者知晓注意事项 3.操作顺序正确、熟练，操作有效	4 3 3	一项不符合要求扣2分	
理论提问	5	1.血糖的正常值是多少 2.胰岛素笔注射胰岛素的常见并发症有哪些 3.胰岛素注射的部位有哪些	1 2 2	少一条扣1分	
合计	100				

理论提问：

1.血糖的正常值是多少？

答：空腹血糖3.9～6.16mmol/L。

2.胰岛素笔注射胰岛素的常见并发症有哪些？

答：①出血②形成皮下硬结③低血糖反应④感染

3.胰岛素注射的部位有哪些？

答：胰岛素的注射部位包括上臂、腹部、大腿外侧和臀部。

第二节　低血糖的照护

一、定义

成年人血糖小于2.8mmol/L或糖尿病群体血糖值≤3.9mmol/L时，就可以判断为低血糖。低血糖是糖尿病被照护者经常出现的急性并发症一种，其特点为交感神经激动和脑细胞缺氧，可能会发生饥饿、心慌、手抖、多汗、脸色惨白等现象，严重的情况下还可能发生神经系统症状，如精神不集中、易怒、躁动甚至昏迷等。

二、照护

1.症状观察和血糖监测　观察被照护者有无低血糖的临床表现，特别要关注注射胰岛素和口服胰岛素促泌药的被照护者。老年被照护者因低血糖症状不明显，除应定期检测血糖外，对血糖管理不能过严格。

2.急救照护　一旦确定被照护者发生低血糖，应尽快按低血糖处理流程进行急救。立即测血糖（使用血糖仪），血糖≤3.9mmol/L，神志清楚的被照护者立即进食含有15g含糖食品，如2～4块水果糖、半杯果汁、3～5片饼干、2～5片葡萄糖片、一杯脱脂牛奶、一大汤勺蜂蜜等，15分钟后复测血糖，血糖仍然≤3.9mmol/L者，需重复以上过程，直至血糖恢复正常（3.9～6.1mmol/L）。对于严重的低血糖，特别是昏迷的被照护者要立即就医，行静脉输注葡萄糖注射液治疗。每次发生低血糖后，要及时了解发生低血糖的原因，去除诱因，避免低血糖的再次发生。不同含糖食品引起的血糖升高快慢不同，由快到慢如下所示：葡萄糖＞蜂蜜＞白糖水＞可乐＞果汁＞牛奶＞冰激凌＞巧克力。

3.加强预防　护理员要全面掌握被照护者所用的降糖药品，并告诉被照护者不要任意减少用药用量。如被照护者活动量增大，要按医嘱降低胰岛素的剂量。如果被照护者在晚上或早上容易出现低血糖，那么应该在晚餐时适当增加主食摄入量或调整用药方案。输注短效或速效胰岛素后应尽快进餐。

4.健康指导　为了保证被照护者的健康，建议他们保持正常的生活，包括戒烟禁酒、定时定量进餐、选用适当的体育运动，尽量避免剧烈运动，并在活动前检测血糖水平。此外，建议被照护者按照医嘱应用降糖药物，不要私自停用。同样，建议被照护者正确注射胰岛素，并告知注射部位和更换原则，以防止皮下硬结的产生，以免干扰胰岛素的疗效。此外还建议被照护者加强自我血糖监测，特别是血糖变化大的被照护者，以及夜间常出现低血糖的被照护者，睡前应加测血糖水平。一旦低血糖浓度降至3.9mmol/L，那么睡前可以再进食适量的食物。对于没有明显症状的低血糖被照护者，应当更加注意监测血糖水平，以防止低血糖的产生。外出时应当随身携带含糖食物，如水果糖和饼干，以利于在发现低血糖时可以及早补救。在身上佩戴的低血糖应急卡纸上写明名字、诊断和家人联系方式，以利于及早采取治疗措施。

三、本节小结

低血糖的照护也是护理员照护糖尿病被照护者的必备技能之一。本节内容主要着重讲述了低血糖的基本概念和照护，希望通过对本节内容的学习，护理员们能够正确对糖尿病被照护者发生低血糖时进行照护。

四、思考与练习

1.单选题

（1）糖尿病被照护者血糖值（　　　）即可诊断低血糖？

A.≤2.8mmol/L　　B.≤3.9mmol/L　　C.≤4.0mmol/L　　D.≤5.6mmol/L

（2）低血糖纠正过程中需（　　　）分钟再次测血糖？

A.5　　　B.10　　　C.15　　　D.20

2.是非题

（1）使用巧克力纠正低血糖是最有效的。（　　　　）

（2）观察被照护者有无低血糖的临床表现，特别要观察注射胰岛素和口服胰岛素促泌药的被照护者。（　　　）

3.填空题

低血糖的症状一般表现为（　　　）、（　　　）、（　　　）、（　　　）、（　　　）等，较严重时还会发生神经反应，如精力不集中、易怒、情绪激动以至晕厥等。

情景模拟　低血糖的预防与紧急处置

【情景导入】

被照护者，男，65岁。患有2型糖尿病8年，伴有烦渴、多饮、多食、多尿，运动量大幅减少，早餐后3小时出现心慌、多汗、脸色苍白及饥渴感，测得随机血糖3.6mmol/L，血压130/80mmHg。

【问题提出】

1.2型糖尿病被照护者如何预防低血糖？

2.2型糖尿病被照护者发生低血糖时应如何处置？

【处置措施】

（一）糖尿病被照护者低血糖的紧急处置

一旦确定被照护者发生低血糖，应尽快按低血糖处理流程进行急救。要立即测血糖（使用血糖仪），神志清楚的被照护者立即进食含有15g含糖食品，直至血糖恢复正常（3.9～6.1mmol/L）。对于严重的低血糖，特别是昏迷的被照护者要立即就医，去除诱因，避免低血糖的再次发生（图9-3）。

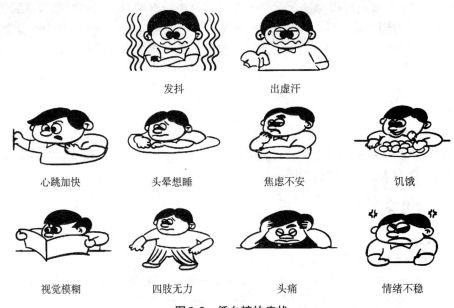

发抖	出虚汗

心跳加快	头晕想睡	焦虑不安	饥饿

视觉模糊	四肢无力	头痛	情绪不稳

图9-3 低血糖的症状

（二）糖尿病被照护者低血糖的预防

1.知晓有关低血糖的症状（图9-4）。

2.被照护者应生活规律，定时定量饮食，并安排合理的用餐时段和科学的饮食。在口服降糖药物或注射胰岛素后，一定要及时食用。

3.定时监测血糖，特别在重新调整降糖方案以后，更应加强血糖监测，以便了解新的降糖方案效果，注意测睡前血糖，预防夜间低血糖的发生。

4.选择适当的运动，避免剧烈运动。外出时，应该随身携带含糖食品，以便在出现低血糖时能够及早采取措施。

请遵医嘱使用药物，不要自我调节用量或停止服药。在每次用药之前，请确保药品和用量都是正确的，特别是针对胰岛素治疗的被照护者，请确保用量的准确性。

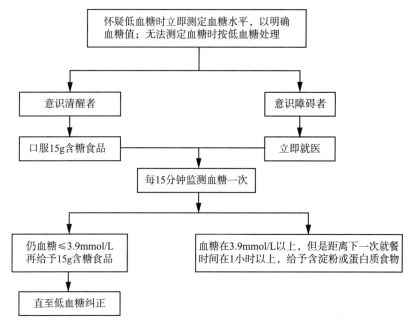

图9-4　低血糖的处理流程

看答案

（徐毅君　张文洁）

第三部分
中 医 照 护

伴随着中医学的发展，中医照护逐渐兴起，以中医学护理基础理论为指导思想，运用独特的中医护理技术，对照护对象进行护理，以达到康复、预防、保健和养生等目的。中医照护的内容非常丰富，本部分涉及中药基本知识与用药护理、腧穴、常见中医照护技术。

第十章　中药基本知识与用药护理

中药是中医防病治病的重要手段，中医利用药物的四气、五味、归经等特性纠正人体疾病的偏胜、偏衰，使人体不平衡的寒热、虚实、阴阳重新归于平衡。正所谓阴平阳秘，精神乃治。中医用药护理是中医护理工作的一项重要内容。因此，要求护理员掌握临床常见中药的基本性能，熟悉常用中药用药护理的具体方法。

第一节　中药基本知识

中药主要来源于天然药材及其加工品，包括植物药、矿物药、动物药及部分化学与生物制品药。

一、中药的性能

（一）定义

中药的性能又称药性，是指中药的性质与作用。

（二）性能

1.四气五味

四气：指中药寒、热、温、凉的4种特性，又称四性。寒凉药（如大黄、黄连等）有清热解毒、泻火燥湿等功效，主要用于治疗热性病证。温热药（如附子、干姜等）有温阳散寒和助阳功效，主要用于治疗寒性病证。

五味：指中药所具有的酸、苦、甘、辛、咸5种滋味。五味的基本作用是酸收（能收、能涩），如五倍子涩肠止泻；苦坚（能燥、能泻），如大黄攻积泻下、清热泻火；甘缓（能补、能和、能缓），如黄芪补气，甘草调和诸药；辛散（能散、能行），如薄荷辛散发汗，红花活血化瘀；咸软（能软、能下），如海带清热消炎，芒硝泻热通便、润燥软坚。

2.升降浮沉　是指药物对机体有向上、向下、向外、向内4种不同的作用趋向。传统典籍认为，近乎天者亲乎上，如花、叶等药物更多被用于治疗头目疾病，多用于发表；而根茎类则被应用于治疗脏腑疾病。

3.归经　是指药物对机体特定脏腑、经络及部位的选择性作用。

4.有毒无毒　有无毒性或副作用，用之不当，可导致中毒。

二、中药分类及常用中药

中药具有解表、清热、温里、泻下、止血、理气、活血化瘀等功效。

（一）解表药

1.辛温解表药　如麻黄、桂枝、防风、荆芥、生姜。功效：发散风寒。

2.辛凉解表药　如薄荷、柴胡、菊花。功效：发散风热。

（二）清热药

1.清热泻火药　如石膏、芦根。

2.清热燥湿药　如黄连、黄芩、黄柏。

3.清热解毒药　如金银花、蒲公英、板蓝根。

4.清热凉血药　如牡丹皮、玄参、生地黄。

5.清退虚热药　如银柴胡、青蒿、胡黄连。

（三）泻下药

1.攻下导滞药　如大黄、芒硝、番泻叶、芦荟等。功效：泻下通便，清热泻火。

2.缓下通便药　如郁李仁、火麻仁等。功效：润肠通便。

3.峻下逐水药　如巴豆、牵牛子等。功效：泻下逐水。

（四）祛风湿药

1.祛风湿止痛药　如独活、川乌等。功效：祛风除湿，散寒止痛。

2.祛风湿舒筋活络药　如防己、桑枝等。功效：祛风除湿，通络止痛。

3.祛风湿强筋骨药　如桑寄生等。功效：祛风湿，强筋骨。

（五）温里药

温里药如肉桂、干姜、附子、花椒、吴茱萸、小茴香。功效：温中祛寒，温肾回阳。

（六）理气药

理气药如陈皮、枳实。功效：理气健脾，燥湿化痰。

（七）止血药

1.凉血止血药　如大蓟、槐花、侧柏叶等。功效：凉血止血。

2.化瘀止血药　如三七、茜草等。功效：化瘀止血。

3.收敛止血药　如白及、仙鹤草等。功效：收敛止血。

4.温经止血药　如艾叶、炮姜等。功效：温经止血。

（八）活血化瘀药

1.活血止痛药　如川芎、延胡索、姜黄等。功效：活血、行气、止痛。

2.活血调经药　如丹参、红花、益母草等。功效：活血祛瘀，调经。

3.活血疗伤药　如䗪虫、苏木等。功效：活血化瘀、续筋接骨。

4.破血消癥药　如虻虫、水蛭等。功效：破血行气、消积止痛。

三、本节小结

本节主要阐述了中药的性能、分类及常见中药，重点掌握常见中药药物性能，对照护对象做出正确的服药指导。

四、思考与练习

1.单选题

老年被照护者久病卧床，口苦口臭，舌苔黄腻，3日未排便，优先选择使用（　　）？

A.泻下药　　　B.温里药　　　C.清热药　　　D.解表药

2.是非题

被照护者风寒感冒，发热38.9℃，可以使用寒性清热药物。（　　）

3.思考题

青年女性，经期疼痛，口服中药的注意事项有哪些？

第二节　方剂基本知识

中药的方剂是在中医相关理论的指导下，在辨证论治的基础上，根据药物的药性，进行配伍而组成的。药物组成方剂后，能使药物之间相互协调，加强药效，减少某些药物的毒副作用，从而能更好地发挥药物的整合、治疗作用。

一、方剂的组成原则

方剂一般由君药、臣药、佐药和使药4个部分组成。

1.**君药**　又称主药，药力居全方之首，是治疗主要病症的药物。

2.**臣药**　又称辅药，是药力仅次于君药，且能辅助君药加强作用的药物。

3.**佐药**　加强君、臣药的治疗作用，或消除、降低、减慢君、臣药的毒性。

4.**使药**　引导组方中的各种药物通达病所，协调药性。

二、方剂的剂型

方剂的剂型是根据药物的药性和治疗目的不同，将药物制成特定的应用形式。常用的剂型有汤剂、散剂、丸剂、膏剂、栓剂、糖浆剂、片剂、冲剂等。以上剂型各有特点，使用时应根据病情特点灵活选择。汤剂是目前临床上使用最为广泛的一种剂型，其特点是经肠道吸收较外用快，且有效成分入血多，疗效较为迅速，便于加减变化。

三、本节小结

本节主要讲述了中药方剂的组方原则及剂型，重点掌握方剂的组方原则及常见剂型。

四、思考与练习

1.单选题

目前临床上使用最广泛的一种剂型是（　　）？

A.汤剂　　　B.栓剂　　　C.糖浆剂　　　D.丸剂

2.是非题

方剂组方遵循君、臣、佐、使原则，应用要灵活，不一定强求一应俱全。（　）

3.思考题

方剂的组方原则及常见剂型有哪些？

第三节　用药护理

药物治疗是中医治疗最常用的手段，护理员必须掌握给药的途径和时间，使其更好地发挥药物疗效。中药汤剂是临床使用最为广泛的一种中药剂型，汤剂的煎煮方法非常讲究，为保证用药的效果，护理员应熟练地掌握正确的煎煮方法，以及口服中药后的中毒及不良反应的防治与护理。

一、中药给药途径和时间

1.中药给药的途径　主要是口服和外用两种，如口服的有汤剂、丸剂、膏剂等；外用的有膏剂、熏剂、栓剂等。

2.中药给药的时间　给药时间是中医给药的重要内容，强调根据药物、病症不同，选择给药时间不同。结合人体生命节律，中药给药的时间要点具体见表10-1。

表10-1　中药给药时间

序号	药物类型	给药时间
1	补益阳气的药物	清晨、上午服用
2	滋养阴血的药物	夜晚服用
3	发汗解表的药物	上午服用
4	泻下的药物	下午服用
5	催吐的药物	清晨服用
6	安神的药物	睡前服用
7	行气利湿的药物	清晨服用
8	活血化瘀的药物	傍晚服用
9	治疗定时发作性病证的药物	发作前服用

二、中药汤剂的煎煮法

中药汤剂是用水或者黄酒等将配齐的药物浸泡透，煎煮适当时间，滤取汤汁。汤剂一般多为内服药，也可外用。

1.器具选择　优先选用陶瓷制容器，其次选用不锈钢、玻璃容器，避免使用铁、铝等金属器具。

2.药物浸泡　煎煮前药物不可用水冲洗，一般用冷水浸泡0.5～1小时为宜。

3.煎药用水　一般生活饮用水都可用来煎煮中药。第一煎的加水量要比中药药面高2～3cm为宜，第二煎的加水量以比药面高1cm为宜。

4. 煎药的火候　大火烧开后用小火保持微沸状态，以免药液溢出或过快蒸干。

5. 煎药时间　详见表10-2。

表10-2　不同药物的煎煮时间

	第一煎沸后煮（分钟）	第二煎沸后煮（分钟）
一般药物	30	25
解表药物	20	15
滋补药物	60	50
有毒药物	60～90	60

6. 特殊煎法　中药的煎煮方法还有先煎、后下、包煎等。

（1）先煎：需要先煎的药物先用大火煮沸一段时间后，再加入其他一般药物和适量的水，继续煎煮。目的是通过增加药物的溶解度或降低药物毒性来最大限度地发挥药物功效。例如，贝壳类、矿物类药物等坚硬不易溶解的药物，需要提前煎煮；还有一些药物，如乌头、附子等药物，需要煎1～2小时以上，以降低药物毒性。

（2）后下：待一般药物快要煎好的时候加入后下药物。后下药物在煎药结束前5～10分钟放入为宜。药物有效成分不耐高温或含有挥发油的药物宜后下，如芒硝需要后下，即药液出锅前加入，能溶解即可；藿香、薄荷等药物含有丰富的挥发油，久煎会使药物有效成分丧失，因此出锅前5分钟加入即可。

（3）包煎：利用纱布将药物与其他药包裹后一起煎煮，如旋覆花、海金沙、车前子等药物，药物本身带毛，或容易焦糊，或漂浮在水面，需要用纱布包裹煎煮。

三、口服中药中毒及不良反应的预防与护理

中药的使用在我国有着数千年的历史，但有一部分中药在使用过程中会产生一定毒性，护理员应高度警惕，一旦护理对象发生中毒或不良反应，应积极解救和护理。

（一）常见有毒中药的分类

常见有毒中药的分类见表10-3。

表10-3　常见有毒中药分类

序号	分类	常见中草药
1	生物碱类	雷公藤、曼陀罗、乌头、马兜铃、天南星等
2	苷类	万年青、夹竹桃、木薯、芦荟等
3	毒蛋白类	苍耳子、巴豆、蓖麻子、相思子等
4	毒蕈类	红茴香、白果、细辛等
5	动物类	蟾酥、蜈蚣、鱼胆、斑蝥等
6	矿物质	砒霜、辰砂、雄黄、硫黄等

（二）中毒的一般解救方法与护理

当发生中药中毒时，应立即停止服用，及时、准确地进行急救与护理措施。

　1.尽快清除毒物

（1）中毒2～3小时，应用催吐法，适用于神志清楚且配合能力好的被照护者，嘱其先饮温开水，再用压舌板、棉棒或手指，反复触碰咽后壁，刺激发生呕吐反应，直至最大限度地将胃内有毒药物吐出为止。

（2）中毒4～6小时，催吐无效的被照护者应用洗胃法。洗胃法是到现在为止，最有效的清除胃内残留毒物的方法。消化道出血或食管、胃、肠道黏膜有损伤者禁用洗胃法。

（3）毒物在肠道未被完全吸收前，可用导泻法。例如，口服芒硝20～30g或50%硫酸镁40～50ml等，使毒物随粪便排出。

（4）中毒6小时以上，或服用泻下药2小时未泻者，可用大承气汤、开塞露或2%肥皂水1000ml进行大量不保留灌肠，以减少肠道对毒素的吸收。

　2.解毒　甘草、生姜等有较好的解毒作用。

　3.及时就医　遵医嘱给予静脉输液，稀释毒素，促进排毒。此外，透析也能使毒物排出体外。

　4.严密观察病情变化，做好对症处理　按时测量被照护者的生命体征，不仅要观察神志、瞳孔、面色，还要记录呕吐物、粪便、尿液的性状、气味、颜色和量。若被照护者出现烦躁不安，应采取预防措施避免发生跌倒、坠床。

　5.做好一般护理　病室安静、整洁，温湿度适宜，光线柔和。饮食清淡、有营养，少食多餐。稳定被照护者情绪，避免其受不良刺激。

四、本节小结

　本节主要讲述了常见中药给药途径和时间，中药汤剂的煎煮方法，结合常见中药的性能，照护者基本可以指导被照护者正确口服中药，以最大限度地发挥药效，避免不良反应。

五、思考与练习

　1.单选题

（1）补益阳气的药物最佳口服时机是（　　）。

A.清晨上午　　B.中午饭后　　C.晚饭前　　D.晚饭后

（2）中药煎煮时第一煎加水量是（　　）。

A.刚超过药面　　B.超过药面2～3cm　　C.超过药面3～5cm　　D.超过药面5～7cm

（3）煎药器具的最佳选择是（　　）。

A.铝锅　　B.铁锅　　C.砂锅　　D.不锈钢锅

　2.是非题

（1）口服中药无论多苦都不能加入蜜糖调味。（　　）

（2）一般煎药时宜先武火后文火。（　　）

情景模拟　中药汤剂服用方法

【情景导入】

　被照护者，女，49岁，因更年期综合征影响正常生活，于门诊办理中医科日间病房手续，口服中药汤剂配合中医外治法调理身体功能。

【路径清单】

（一）思考要点

怎样服用中药汤剂才能充分发挥药物的性能？

（二）操作目的

协助被照护者口服中药汤剂，充分发挥中药制剂的性能，达到治疗疾病、预防不良反应的目的。

（三）评估问题

1.被照护者是否能自主进食。

2.被照护者既往有无胃肠道不适症状。

3.中药温度是否适宜。

4.被照护者有无二便之急。

（四）物品准备

物品包括温度计、中药汤剂、可饮用温开水200ml。

（五）操作过程

1.确认操作前准备充分。

（1）护理员：洗手。

（2）用物：备齐并检查中药汤剂及相关用物，放置合理。

（3）被照护者：餐后半小时，无胃肠道不适。

（4）服用中药的周期内，避免辛辣刺激、寒凉、过于油腻等食物。

（5）一般而言，要求中、西药分开服用，间隔1小时以上；服用具有吸附作用的活性炭等药物，需要与中药间隔至少2小时；部分中药会影响西药的代谢，需要避免与具有共同代谢通路的药物同周期服用。

（6）环境：整洁安静、安全、适宜。

2.携用物至床旁，询问被照护者病情并记录被照护者待改善的症状。

3.询问被照护者近阶段有无胃及肠道不适症状。

4.操作者待被照护者餐后半小时，再次确认无胃肠道不适症状，测量中药汤剂及温开水温度，37～40℃为宜，协助被照护者口服中药后用温开水漱口，观察用药反应（图10-1）。

5.尊重被照护者意愿，如中药汤剂太苦，在不影响药效的情况下，口服中药后适量服用酸甜制剂以平衡口腔苦涩感。

（六）注意事项

1.护理员了解被照护者所服中药汤剂中各中药的药理作用，知晓应达到的治疗作用及可能出现的不良反应。

2.中药汤剂熬制好封包发放至科室，冰箱保鲜储存，服用之前复温，必要时加热至适宜温度（37～40℃）。

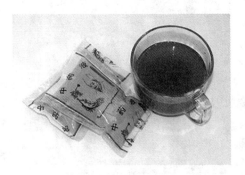

图10-1　中药汤剂

[考核标准]

中药汤剂口服技术操作考核评分标准

姓名_____　考核人员_____　考核日期：　年　月　日

项目	总分（分）	技术操作要求	标分（分）	评分标准	扣分（分）
仪表	5	符合护理员规范要求	5	一项不符合标准扣1分	
操作前准备	5	1.护理员洗手 2.核对所需服用的药物 3.备齐用物：温度计、中药汤剂、可饮用温开水200ml，用物放置合理、有序，依次检查所备物品，保证安全有效	1 2 2	一项不齐扣2分	
安全评估	10	1.携用物至床旁，核对被照护者及药物 2.询问、了解被照护者的身体情况、药物过敏史及药物使用情况，解释操作的目的和方法，取得被照护者配合 3.了解被照护者有无口腔或食管疾病及是否有恶心、呕吐等情况 4.中药制剂安全有效，温度适宜 5.被照护者周围环境整洁，光线明亮 6.与被照护者沟通时语言规范，态度和蔼	2 2 2 2 1 1	洗手不符合要求，未解释各扣2分 评估少一项扣2分	
操作过程	60	1.携用物至床旁，评估被照护者病情，记录一般情况 2.协助被照护者取舒适体位 3.备温开水200ml 4.核对被照护者及药物 5.确认被照护者餐后半小时，无胃肠道不适 6.测量中药汤剂及温开水温度，37～40℃为宜 7.口述：中药给药的时间 （1）补益阳气的药物宜清晨上午服用，滋养阴血的药物宜夜晚服用 （2）发汗解表的药物宜上午服用，泻下药物下午服用 （3）催吐药物清晨服用，安神药物睡前服用 （4）行气利湿药物清晨服用，活血化瘀药物傍晚服用 （5）治疗定时发作性病证药物发作前服用 8.协助被照护者口服中药制剂 9.温开水漱口，纸巾擦拭口角 10.再次核对被照护者及药物 11.告知药物服用注意事项 12.密切观察并询问被照护者反应 13.口述：必要时准备酸甜制剂平衡中药残留口腔导致的苦涩感	4 2 2 4 4 4 3 3 3 3 3 5 3 4 5 4 4	服药前未确认服药时机扣4分 未测量温度是否适宜扣4分 口述内容少一条扣3分 未协助被照护者漱口扣3分 核对不规范扣4分	

续表

项目	总分（分）	技术操作要求	标分（分）	评分标准	扣分（分）
操作后	10	1.协助被照护者取舒适体位 2.用物按分类规范处置 3.流动水洗手	3 3 4	一项不规范扣2分	
评价	5	1.操作熟练，"三查七对"观念强 2.观察被照护者服药后反应	2 3	操作不熟练扣2分	
理论提问	5	1.口服中药后需要观察哪些方面 2.发生中毒的一般解救方法与护理是什么	5	少一条扣1分	
合计	100				

理论提问

1.口服中药后需要观察哪些方面？

答：①被照护者的病症有无改善。②被照护者有无胃肠道不良反应。③被照护者对中药的口感能否接受。

2.发生中毒的一般解救方法与护理是什么？

答：①尽快清除毒物，使用催吐法或导泻法。②解毒：针对不同药物，选用有针对性的药物或食物，如黑豆、绿豆、甘草和生姜等具有较好的解毒功效。③及时就医：洗胃是目前将残留毒物从胃内清除的最有效方法。静脉输液能稀释毒素，促进排毒。此外，透析也能使毒物排出体外。④严密观察病情变化，做好对症处理：按时测量被照护者的生命体征，不仅要观察神志、瞳孔、面色，还要记录呕吐物、粪便、尿液的性状、气味、颜色和量。被照护者若出现烦躁不安，可床旁加用床挡，必要时加用约束带。⑤做好一般护理：病室安静、整齐干净，空气流通，温湿度适宜，光线柔和。宜清淡有营养饮食，少食多餐。稳定被照护者情绪，避免不良情绪。

看答案

（孙美凤　唐一琳　刘晓敏）

第十一章 腧 穴

"腧"通"输",简作"俞",以为传输、输注;"穴"为空隙,是经气所居之处。《黄帝内经》称之为"节""会""气穴""气府"等;《针灸甲乙经》则称之为"孔穴";《铜人腧穴针灸图经》通称为"腧穴"。

第一节 概 述

一、定义

腧穴是人体脏腑之气与经络之气,输注于人体肌表的特殊部位,既是疾病的反应点,也是治疗的作用点。通过刺激腧穴可以调畅气机、促进脏腑气血运行、维持机体阴阳平衡,以达到治疗和预防疾病的作用。

二、分类

人体肌表腧穴大体可以分为经穴、奇穴与阿是穴三大类。

1. 经穴 又称十四经穴,是指分布于十二经脉及任、督二脉上的腧穴,如列缺穴、合谷穴、曲池穴、足三里穴、三阴交穴、阴陵泉穴、神门穴、神阙穴、中脘穴、太冲穴等。

2. 奇穴 又称经外奇穴,是指在十四经脉范围外,有具体的穴位名称、固定位置及明确治疗作用的腧穴,如太阳穴、耳尖等。

3. 阿是穴 又称天应穴、压痛点,是指既没有具体穴位名称,又没有固定位置,而以压痛点或反应点作为治疗施术的部位。

三、治疗作用

1. 经脉所过,主治所及 是指腧穴可以治疗所属经脉循行所经过的位置,包括其络脉、属支所经过的位置的部分疾病,如足阳明胃经循行经过头面与胃肠,既可治疗头面部的疾病,也能治疗胃肠道疾病。

2. 腧穴所在,主治所及 是指腧穴所在的位置,能够治疗穴位附近的脏器或组织的疾病。

四、定位方法

腧穴的定位方法有骨度分寸法、手指同身寸法、人体体表标志取穴法、简易取穴法4种。

1. 骨度分寸法 用被照护者自己特定的身体部位的长度或宽度,按照比例折算成尺寸作为取穴标记。例如,约定外踝尖至足底部为3寸、膝关节中点至外踝尖为16寸、耳后两个乳突之间为9寸、前发际至后发际为12寸等。

2.手指同身寸法   用被照护者的手指为尺寸折量标准来量取穴位的方法。临床上常用拇指同身寸、中指同身寸、横指同身寸3种方法（图11-1）。

（1）拇指同身寸：以被照护者自己拇指指节的宽度作为标尺，一拇指宽就是1寸，同样适用于四肢部的测量取穴。

（2）中指同身寸：被照护者自己中指最宽处（关节部位）作为1寸，可用于四肢部位、背部的测量取穴。

（3）横指同身寸：又称一夫指，令被照护者示指、中指、环指与小指四指并拢后以中指第2节横纹为标准，四指宽度为3寸。

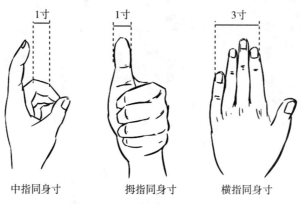

中指同身寸   拇指同身寸   横指同身寸

图11-1   手指同身寸定位法

3.人体体表标志取穴法   如以人体不受活动影响，固定不移的标志作为取穴标记，常用的有脐窝中央神阙穴等。

4.简易取穴法   是临床中一种简易获取穴位的方式，如两手虎口自然平直交叉，示指指端处即为列缺穴。

五、本节小结

本节主要讲述了腧穴的定义、分类、主治作用及定位法。通过学习本节内容，理解腧穴定义、主要治疗作用，重点掌握腧穴的分类、定位方法。

六、思考与练习

1.单选题

（1）以被照护者拇指指关节的横度作为（   ）量取穴位。

A.1寸   B.2寸   C.3寸   D.4寸

（2）横指同身寸四指的宽度是（   ）

A.1寸   B.2寸   C.3寸   D.4寸

2.是非题

（1）腧穴是人体全身穴位的主要组成部分，有具体的穴位名称、固定的位置和明确的治疗作用。（   ）

（2）脐窝为神阙穴，膻中穴在两乳头连线的中点，印堂穴所在位置为两眉头中间。（   ）

第二节　常见腧穴的定位及作用

一、列缺穴

1.定位　桡骨茎突上方，腕横纹上1.5寸（图11-2）。

2.取穴　双手虎口自然平直交叉，以一手示指按在另一手桡骨茎突上，示指指端下方凹陷处即是列缺穴（图11-3）。

3.主治　①肺系疾病，如咳嗽、喘息、咽喉肿痛等；②头面部疾病，如牙痛、偏头痛、颈项痛、口眼㖞斜等；③手腕局部痛。

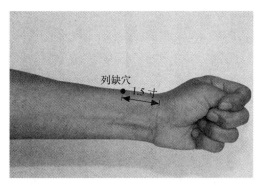

图11-2　列缺穴定位

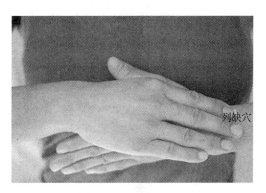

图11-3　列缺穴取穴

二、合谷穴

1.定位　手背部第一、二掌骨之间，约平第二掌骨中点处（图11-4）。

2.取穴　以一手拇指的指关节横纹，放在另一手拇指、示指之间的指蹼缘上，当拇指指端下按压有酸胀感处即是合谷穴（图11-5）。

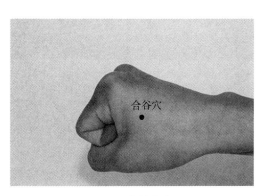

图11-4　合谷穴定位

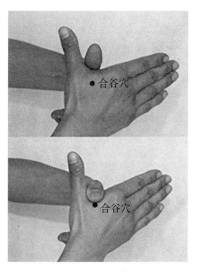

图11-5　合谷穴取穴

3.主治　总治头、面各症。

4.别名　虎口。

三、足三里穴

1.定位　犊鼻穴下3寸，胫骨外侧一横指处（图11-6）。

2.取穴　膝盖骨外侧下方凹陷处向下约四横指。

3.主治　各种胃肠道不适。

四、中脘穴

1.定位　前正中线脐上4寸（图11-7）。

2.主治　胃脘痛、腹胀、呕吐、呃逆、食不化、便秘、头痛、失眠。

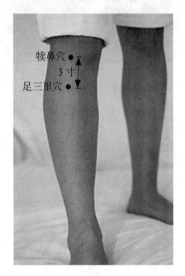

图11-6　足三里穴定位

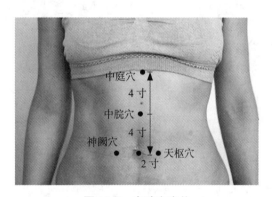

图11-7　中脘穴定位

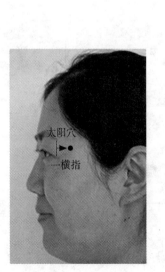

图11-8　太阳穴定位

五、太阳穴

1.定位　头部颞侧，当眉梢与目外眦连线之间，向后约一横指凹陷处（图11-8）。

2.主治　头痛、偏头痛，眼睛干涩、疲劳，牙痛等疾病。

六、三阴交穴

1.定位　在小腿内侧，内踝尖上3寸，胫骨内侧缘后际处（图11-9）。

2.取穴　被照护者取仰卧位或坐位，四手指并拢，将小指外侧缘紧靠内踝尖上，示指上缘所在水平线与胫骨后缘的交点，按压有酸胀感处即为三阴交穴（图11-10）。

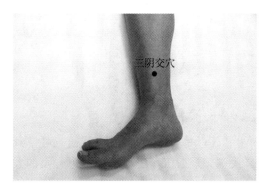

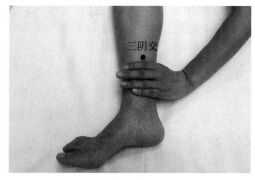

图11-9　三阴交穴定位　　　　　　　　　图11-10　三阴交取穴

3.主治

（1）脾胃虚弱诸证，如腹胀、腹泻、肠鸣等。

（2）妇产科病证，如月经病、带下病、不孕、滞产等。

（3）生殖泌尿系统疾病，如阳痿、遗精、遗尿等。

（4）心悸、失眠、高血压。

（5）下肢痿痹。

（6）阴虚诸证。

4.功能作用　三阴交穴为足三阴经（肝、脾、肾）的交会穴，三经气血在此汇聚后重新分配，故调养此穴有行气活血、疏经通络、健脾和胃、调补肝肾的作用。

七、阴陵泉

1.定位　在小腿内侧，胫骨内侧髁下缘与胫骨内侧缘之间的凹陷处（图11-11）。

2.取穴　被照护者取仰卧位或坐位，用拇指沿胫骨内侧缘由下往上推，至拇指抵膝关节下时，在胫骨向内上弯曲处可触及一凹陷，即为阴陵泉穴（图11-12）。

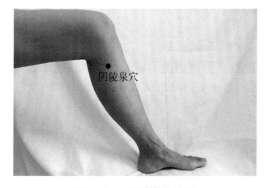

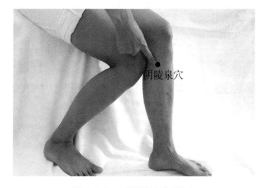

图11-11　阴陵泉穴定位　　　　　　　　　图11-12　阴陵泉穴取穴

3.主治

（1）腹胀、腹泻、水肿、黄疸。

（2）小便不利、遗尿、尿失禁。

（3）阴部痛、痛经、遗精。

（4）膝痛。

4.功能作用　排渗脾湿。

八、神门穴

1.定位　腕横纹尺侧端，尺侧腕屈肌腱的桡侧凹陷处（图11-13）。

2.取穴　被照护者取坐位，伸肘并掌心向上，于手掌小鱼际肌近腕部处，可摸到一突起圆骨，在该圆骨下方，掌后第1横纹上，尺侧腕屈肌腱（手前臂内侧可触及的大筋）的桡侧缘凹陷处即为神门穴（图11-14）。

3.主治　心神疾病，如胸痛、失眠、健忘、惊悸怔忡、头痛眩晕、心烦、癫狂、痫证等，以及血证，如呕血、吐血、粪便脓血等；咽部疾病如咽干、失音、喘逆上气等。此穴治疗阴虚火旺、心脾两虚型失眠效果佳。

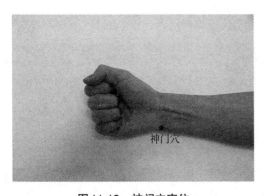

图11-13　神门穴定位

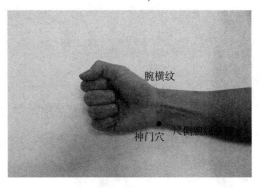

图11-14　神门穴取穴

九、内关穴

1.定位　在前臂掌侧，当曲泽穴与大陵穴的连线上，腕横纹上2寸，掌长肌腱与桡侧腕屈肌腱之间（图11-15）。

2.取穴　被照护者取坐位，前臂伸展，掌心向上，微握拳屈腕，腕横纹上约三横指（示指、中指、环指），在掌长肌腱与桡侧腕屈肌腱（手臂内侧可触及两条索状筋，握拳用力屈腕时可见）之间的凹陷处即为内关穴（图11-16）。

3.主治

（1）心胸病证，如心悸、失眠、胸痛、胸闷等。

（2）胃痛、呕吐、呃逆等胃疾。

（3）失眠、癫痫等神志病证。

（4）局部病证，如上肢痹痛、手指麻木、偏瘫等。

4.功能作用　安神宁心，理气止痛。

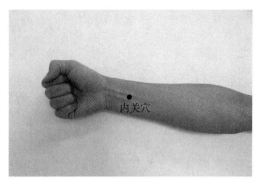

图 11-15　内关穴定位

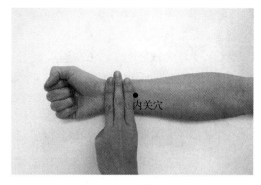

图 11-16　内关穴取穴

十、太冲穴

1.定位　足背，第1、2跖骨结合部之间凹陷处（图11-17）。

2.取穴　被照护者取坐位或仰卧位。由第1、2趾间缝纹向足背侧方向上推至第1、2跖骨之间，跖骨结合部前方凹陷处即为太冲穴（图11-18）。

3.主治　肝胆疾病，如胁痛、黄疸、腹胀、目赤肿痛、疝气、呕逆等；神志疾病，如眩晕、头痛、癫狂、痫证、小儿惊风等；生殖泌尿疾病，如月经不调、癃闭、遗尿等；局部病症，如膝股内侧痛、足跗肿、下肢痿痹等。

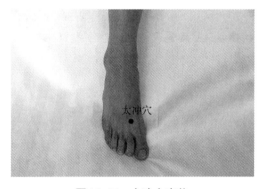

图 11-17　太冲穴定位

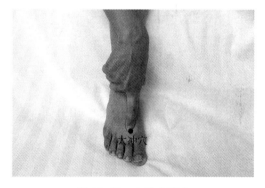

图 11-18　太冲穴取穴

十一、本节小结

本节阐述了常见穴位的定位、取穴及主治，要求能在实践中准确定位各腧穴，对症缓解护理对象的身体不适感。重点掌握太阳穴、合谷穴、中脘穴等的定位及主治，要求能在实践中熟练运用此穴达到治疗效果。

十二、思考与练习

1.单选题

（1）对面口疾病有针对性治疗作用的穴位是（　　）？

A.太阳穴　　　B.列缺穴　　　C.合谷穴　　　D.中脘穴

（2）按摩太阳穴采取（　　）？

A.肘按法　　B.指按法　　　C.用拳头按压　　　D.使用按摩工具按摩

（3）合谷穴的大致位置在（　　）？

A.头部　　　B.手部　　　C.腿部　　　D.脚部

（4）下列不属于中脘穴的治疗作用的是（　　）？

A.脘痛　　　B.腹胀　　　C.呕吐　　　D.头痛

2.是非题

（1）阿是穴因为不定位置所以不会有确切的疗效。（　　）

（2）足三里穴是胃经的要穴，经常按揉可以达到强健脾胃的作用。（　　）

（3）太阳穴按揉力度无限制。（　　）

（4）太阳穴属于足太阳膀胱经上的穴位。（　　）

（5）合谷穴必要时可借助刮痧器具治疗。（　　）

（6）合谷穴又称虎口穴。（　　）

（7）中脘穴大致位置在腹部。（　　）

（8）孕妇也可按摩中脘穴。（　　）

看答案

（孙美凤　修　浩　张　艳）

第十二章　常见中医照护技术

护理员运用基本的中医护理知识与技能，在医院、社区、家庭等场所，为照护对象提供健康及生活方面的照料。常用的中医照护技术有穴位按摩、耳穴贴压、中药贴敷、熏洗法、刮痧、艾灸、拔罐、中药保留灌肠法等。这些照护技术具有简单操作、疗效确切、成本低廉、群众易接受的特点。

第一节　穴位按摩

一、定义

穴位按摩又称穴位推拿，是指在人体的局部或穴位上施以操作手法，刺激和调动机体的抵抗力，达到疏通经络、调理气血、活血化瘀、祛除病邪目的的一种中医外治法。

二、适用范围

穴位按摩可用于临床各种疾病，如头痛、便秘、腹胀、失眠等。

三、常见按摩手法

按摩手法是指在中医基础理论指导下，在人体特殊的体表用手或肢体其他部位，做传统规范化动作的方法，又称推拿手法。因其主要用手进行操作，所以又称作手法，是治疗和预防疾病的一种技巧性动作，基本要求是有力、均匀、渗透、持久、柔和。常见的按摩手法见表12-1。

表12-1　常见的按摩手法

按摩手法	要　点
按法	用手指或手掌在皮肤或穴位上有节奏地按压，包括指按法、掌按法。前者可用于全身各处穴位，后者适用于腰背部、腹部
摩法	用手指或手掌在被照护者皮肤或穴位上施以柔和的摩擦，适用于胸腹部、胁肋部
揉法	用手指或手掌在施术部位进行旋转活动，适用于全身各部位
推法	用手指或手掌向前、向上或向外单方向的直线按摩，适用于人体各部位
拿法	四指对合拇指，单手或双手拿住特殊部位的皮肤、肌肉，提起，适当加力捻揉，而后放下，多与其他手法联合应用，适用于颈肩部、四肢等
搓法	分为手指搓法和手掌搓法。前者为施术者手指拿捏被照护者手指或足趾，柔和、往复搓揉；后者为施术者双手对合固定肢体，用力均匀、快速搓揉，并上下往返移动。双手搓法适用于肢体，单手搓法适用于腰背、肋胁
点法	用单指使劲点按穴位，适用于肌肉较薄的骨缝处
叩法	用掌或拳叩打肢体，适用于后背及四肢

续表

按摩手法	要　点
㨰法	用手背近小指部着力于体表施术部位，通过滚动达到治疗作用。适用于施术面相对宽阔、肌肉丰厚处，如肩背、腰臀部、四肢等
捏法	用拇指和其他手指将患处皮肤及皮下组织捏起后做对称性挤压，常用于头、颈、肩、四肢
擦法	用大、小鱼际或掌根在施术部位上来回摩擦，施术者动作连续、轻柔，用力均匀，保持一定推动幅度，可用于胸、腹、肩背、腰臀、四肢

四、穴位按摩在护理中的应用

（一）头痛

1.取穴　百会穴、印堂穴、列缺穴、太阳穴、风池穴等。

2.手法　推法、按法、揉法、拿法。

3.操作　被照护者取坐位或仰卧位，自印堂沿前额发际推至太阳穴，连续5次，并配合按揉百会穴；再从头顶拿至风池穴5次。推拿全程用时约5分钟。

（二）便秘

1.取穴　中脘穴、关元穴、天枢穴、脾俞穴、大肠俞穴、长强穴等。

2.手法　推法、按法、揉法、摩法。

3.操作

（1）被照护者取仰卧位，按揉中脘穴、关元穴、天枢穴，每穴1～2分钟，然后顺时针按摩腹部10分钟。

（2）被照护者取俯卧位，用推法从脾俞穴沿脊柱两侧由上而下推按3～5次；再按揉肾俞穴、大肠俞穴、长强穴等3遍，时间约为5分钟。

（三）腹胀

1.取穴　中脘穴、足三里穴、胃俞穴、天枢穴、大肠俞穴等。

2.手法　推法、按法、摩法、揉法。

3.操作

（1）被照护者可取仰卧位，选择肚脐为中点，顺时针方向，先按摩腹部3～5分钟；再按揉中脘穴、双侧天枢穴、足三里穴，时长约3分钟。

（2）被照护者取俯卧位，点按两侧胃俞穴、大肠俞穴，沿腰椎两侧轻揉掌推2～3分钟。

（四）失眠

1.取穴　神门穴、百会穴、睛明穴、印堂穴、太阳穴、风池穴、内关穴、足三里穴。

2.手法　推法、按法、揉法、摩法。

3.操作

（1）被照护者取仰卧位，自印堂出发沿两侧眉弓推至太阳穴约6遍，点按睛明穴、百会穴、印堂穴、太阳穴等约6遍；从印堂穴沿鼻梁两侧推至鼻翼，再由颧骨向后推至耳前，反复施术3次；再用搓法、推法施术于脑后及颈部两侧，点按两侧风池穴，可施术3遍；按揉百会穴、双侧神门穴、内关穴、足三里穴，约10分钟。

（2）被照护者取仰卧位，顺时针按摩腹部，并按揉中脘穴、气海穴、关元穴，时间约5分钟。

五、注意事项

1.根据被照护者年龄、性别、病情选择相应的推拿部位。

2.操作前修整指甲、清洗双手、摘除饰品，以防操作过程中伤及被照护者皮肤。

3.手法应柔和、用力均匀、持久、深透，随时观察被照护者有无不适感。每次按摩20分钟左右。

4.在腰腹部操作时，应嘱被照护者排尿。

5.按摩中注意保暖，以防着凉。

六、本节小结

本节主要讲述了穴位按摩技术的定义、适用范围及常见穴位的主治。通过学习本节内容，护理员需掌握穴位按摩技术流程，并能在护理实践中应用，为被照护者解决实际问题。

七、思考与练习

1.单选题

（1）按法常与哪种手法复合使用（　　）？

A.推法　　　B.点法　　　C.揉法　　　D.捏法

（2）推法的适用范围是（　　）。

A.头面部　　　B.胸腹部及四肢　　　C.身体各个部位　　　D.肩背、腰臀及四肢

2.是非题

（1）穴位按摩操作中，各种按摩手法只能单独使用。（　　）

（2）按摩疗法可以治疗术后肠粘连、失眠、尿潴留、小儿发热、惊风等。（　　）

情景模拟　穴位按摩

【情景导入】

被照护者，女，66岁。因年老体弱，3日未大便，为解决便秘问题对被照护者进行穴位按摩，促进自主排便。

【路径清单】

（一）思考要点

选取哪些穴位、采用哪些手法进行穴位按摩可以解决便秘问题？

（二）操作目的

通过按摩中脘穴、天枢穴、大肠俞穴等，刺激所在经络气血，调整脏腑阴阳平衡，进而加快肠蠕动，促进早日自主排便。

（三）评估问题

1.血常规、凝血等指标是否正常。

2.按摩部位周围皮肤情况。

3.周围环境安全，温湿度适宜。

（四）物品准备

物品包括精油或乳液等润滑介质。

（五）操作过程

1.确认操作前准备充分

（1）护理员：洗手，检查无长指甲。

（2）用物：备齐用物，检查放置合理。

（3）环境：整洁，安静，拉隔帘，调节室温。

2.携用物至床旁，查看被照护者一般情况，解释操作过程及操作目的，取得其理解与配合。

3.隔帘遮挡，保护被照护者隐私。

4.取舒适卧位，暴露按揉部位，注意盖被保暖。

5.取穴：肝俞穴、大肠俞穴、肾俞穴、中脘穴、关元穴、天枢穴、长强穴等（图12-1）。

6.手法：推法、按法、揉法、摩法。

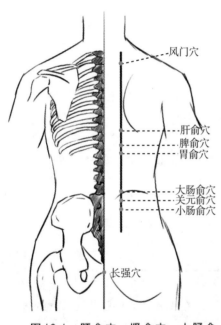

图12-1　肝俞穴、肾俞穴、大肠俞穴、长强穴的穴位图

7.操作

（1）被照护者取仰卧位，按揉中脘穴、关元穴、天枢穴，每穴1～2分钟，然后顺时针按摩腹部10分钟。

（2）被照护者取俯卧位，用推法从脾俞穴沿脊柱两侧由上而下推按3～5次；再按揉肾俞穴、大肠俞穴、长强穴等3遍，时间约为5分钟。

8.密切观察被照护者有无不适感，根据被照护者反馈调整手法或停止操作。

9.按摩完毕，协助被照护者休息调养气息，整理用物。

10.观察按摩处皮肤情况。

11.分类整理用物，洗手。

（六）注意事项

1.洗手、检查无长指甲，以防对被照护者造成伤害。

2.操作前做好解释沟通，告知注意事项，确保被照护者不处于饥饿及疲劳状态。

3.操作动作柔和、用力均匀持久，禁用暴力。

4.按摩部位会出现酸、麻、胀、热的感觉，局部皮肤可能发红，发痒，休息片刻后会恢复正常，如有异常及时处理。

[考核标准]

穴位按摩技术操作考核评分标准

姓名_____ 考核人员_____ 考核日期： 年 月 日

项目	总分（分）	技术操作要求	标分（分）	评分标准	扣分（分）
仪表	5	符合护理员规范要求	5	一项不符合标准扣1分	
操作前准备	5	1.护理员洗手 2.核对所需用物 3.备齐用物：精油或乳液等润滑介质，用物放置合理有序，检查所备物品安全、有效	1 2 2	一项不齐扣2分	
安全评估	10	1.携用物至床旁，核对被照护者 2.解释操作目的、方法，评估被照护者的病情、意识、合作程度、无大的情绪波动 3.正确评估被照护者按摩部位皮肤情况 4.环境安静、整洁，光线明亮，关门窗、拉隔帘，调节室温 5.与被照护者沟通时语言规范，态度和蔼	3 3 2 1 1	洗手不符合要求，未解释各扣1分 评估少一项扣1分	
操作过程	60	1.携用物至床旁，评估被照护者病情 2.协助被照护者取合适体位 3.准确取穴：中脘穴、天枢穴、关元穴、肝俞穴、肾俞穴、大肠俞穴、长强穴等 4.穴位按摩，注意保暖 （1）被照护者取仰卧位：推中脘穴、天枢穴、关元穴，每穴约1分钟，然后顺时针按摩腹部10分钟 （2）被照护者取俯卧位：用推法从肝俞穴沿脊柱两侧由上而下往返治疗3遍 按揉肾俞穴、大肠俞穴、长强穴等3遍 5.密切观察被照护者有无不适感，根据被照护者反馈调整手法或停止操作 6.按摩完毕，协助被照护者休息调养气息，整理用物 7.观察按摩处皮肤情况	2 3 10 2 2 10 2 10 10 3 3 3	过度暴露被照护者扣2分 一项不符合要求扣2分 取穴不正确一次扣2分 按摩手法不正确一次扣5分 按摩用力过猛扣2分 未观察被照护者对手法的反应扣3分	
操作后	5	1.协助被照护者取舒适体位，调节室温，适当保暖 2.用物按分类规范处置 3.流动水洗手	2 2 1	一项不规范扣2分	
评价	10	1.被照护者舒适或症状缓解 2.用力均匀，动作协调而有规律，被照护者皮肤无损伤	5 5	一项不符合扣1分	
理论提问	5	穴位按摩注意事项是什么	5	一项不正确扣2分	
合计	100				

理论提问：

穴位按摩注意事项是什么？

答：①洗手、检查无长指甲，摘除饰品，以防对被照护者造成伤害。②操作前做好解释沟通，告知注意事项，确保被照护者不处于饥饿及疲劳状态。③操作动作柔和、用力均匀持久，禁用暴力。④按摩部位会出现酸、麻、胀、热的感觉，局部皮肤可能发红、发痒，休息片刻会恢复正常，如有异常及时处理。

第二节　耳穴贴压

一、定义

耳穴贴压是在耳穴针灸的基础上演变而来的一种中医外治操作技术，使用耳穴贴（胶贴王不留行子或磁珠）贴到相应耳穴，结合适度的按摩、揉捏等手法，使其产生热感，以及酸、麻、痛、胀等刺激反应，达到治疗目的。

二、适用范围

耳穴贴压适用于多种疾病。

三、常用耳穴的定位与主治

1. 交感　主治消化、循环系统病证、痛经等。
2. 子宫　主治月经不调、阳痿、遗精等。
3. 神门　主治失眠、多梦、炎症、咳喘、眩晕等。
4. 肾上腺　主治低血压、晕厥、咳喘等。
5. 皮质下　主治眩晕、失眠等。
6. 内分泌　主治生殖系统、更年期综合征等。
7. 胃　主治呕吐、胃痛等胃部不适。
8. 膀胱　主治膀胱炎、尿闭等。
9. 肾　主治泌尿、生殖系统和妇科疾病，以及失眠。
10. 肝　主治肝气郁结、胸胁痛、月经不调、目疾等。
11. 脾　主治消化不良、腹痛、腹胀、慢性腹泻等。
12. 心　主治心血管系统疾病，以及中暑等。
13. 肺　主治呼吸系统疾病、感冒等。
14. 耳尖　主治发热、高血压、目赤肿痛等。
15. 升压点　主治低血压、虚脱。

四、操作方法

在综合评估被照护者疾病、症状的基础上，用探针探查耳穴阳性反应点，确定治疗穴位。消毒贴压处皮肤后，左手托持耳郭，右手用镊子夹取耳穴贴贴压在穴位上，并轻轻揉按每个穴位20～30次，每次贴3～7个为宜，每日按压3～7次，1～3日更换一次，两耳交替。

五、注意事项

1.耳穴贴压部位不宜沾水，以免治疗过程中耳穴贴脱落，影响治疗效果。

2.夏天出汗多，耳穴选取部位不宜过多，留存时间结合实际情况，以免产生耳穴贴脱落或感染的现象。

3.耳郭皮肤有炎症或破损等不宜使用。

4.孕妇、婴幼儿及皮肤过敏者禁用。

六、本节小结

本节主要讲述了耳穴贴压技术的定义、适用范围及常见耳穴的主治。通过学习本节内容，要求护理员掌握耳穴贴压技术流程，并能在护理实践中应用，为被照护者解决实际问题。

七、思考与练习

1.单选题

（1）耳穴揉按时每个穴位适宜的按压次数为（ ）。

A. 5～10次　　　B. 10～15次　　　C. 20～30次　　　D. 50～100次

（2）耳穴贴压的注意事项不包括（ ）。

A.评估操作环境，被照护者体位，贴压部位皮肤的情况，有无炎症、破溃、冻伤

B.孕妇、婴幼儿被照护者及皮肤过敏者禁用

C.留置期间如被照护者耳部受压感觉不适，不可调整体位

D.如贴压处胶布松动、移位、脱落或贴压处疼痛不适感，及时告知医务人员

2.是非题

（1）耳穴贴压完毕即可发挥作用，后期无须按揉干预。（ ）

（2）耳穴贴压是低风险操作，故无须要特别关注的风险点。（ ）

3.思考题

被照护者月经不调，可选的耳穴贴压穴位有哪些？

情景模拟　耳穴贴压

【情景导入】

被照护者，女，38岁，因便时滴鲜血反复发作5年，以混合痔收入院，入院后完善术前准备后在腰麻下行吻合器痔上黏膜环切术，术后伤口肿痛，给予耳穴贴压治疗。

【路径清单】

（一）思考要点

耳穴贴压应如何取穴？

（二）操作目的

1.通过耳穴贴压，协助被照护者压揉耳穴，达到术后镇痛的目的。

2.与被照护者交谈缓解被照护者紧张情绪。

（三）评估问题

1.评估被照护者肛门疼痛级别。

2.评估被照护者对耳穴贴压的依从性。

（四）物品准备

物品包括免洗手消液、长海痛尺。

（五）操作过程

1.确认操作前准备充分

（1）护理员：洗手。

（2）用物：备齐用物（耳穴贴、酒精、棉球、镊子、探棒），检查放置合理。

（3）环境：整洁安静、安全、舒适。

2.将耳穴用物携至被照护者床旁，向被照护者解释操作目的，取得被照护者理解与配合，利用长海痛尺评估按揉前被照护者的疼痛级别。

3.协助被照护者取舒适体位，评估耳穴贴压部位及周边皮肤有无红肿破溃。

4.依次按揉直肠下段、神门、交感、大肠和小肠的耳部反射点，并贴压耳穴贴（图12-2，图12-3），每个穴位按揉20～30次，每日按揉3～5次，力度以被照护者感受酸麻胀感为宜（图12-4～图12-6）。

5.按揉结束，观察耳部皮肤有无破损。

6.利用长海痛尺再次对被照护者进行疼痛评分（图12-7）。

7.洗手，记录操作效果。

（六）注意事项

1.按揉力度适中，达到治疗效果又不损伤耳部皮肤。

2.向被照护者解释长海痛尺评估方法，取得被照护者配合。

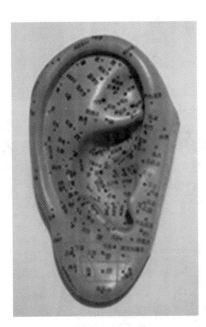

图12-2　耳穴图

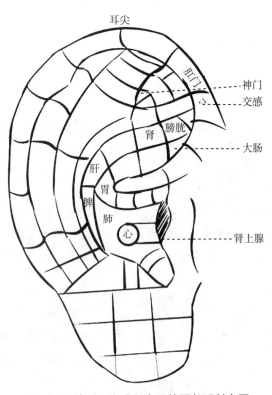

图12-3　神门、交感和大肠的耳部反射点图

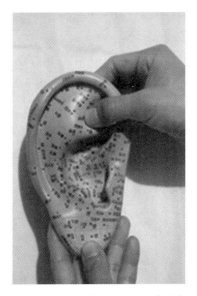

图12-4 耳穴按压方法——对压法

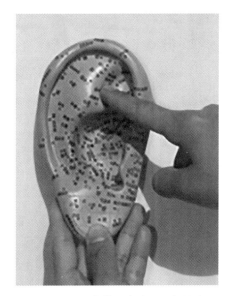

图12-5 耳穴按压方法——直压法

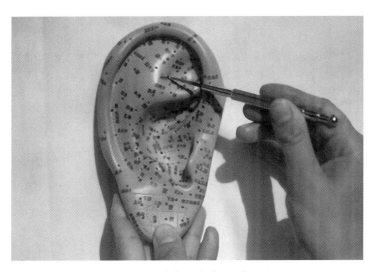

图12-6 耳穴按压方法——点压法

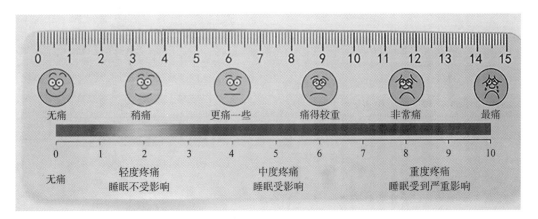

图12-7 长海痛尺图

[考核标准]

耳穴贴压技术操作考核评分标准

姓名＿＿＿＿＿　考核人员＿＿＿＿＿　考核日期：　年　月　日

项目	总分（分）	技术操作要求	标分（分）	评分标准	扣分（分）
仪表	5	符合护理员规范要求	5	一项不符合标准扣1分	
操作前准备	5	1.护理员：清洁双手 2.用物：放置合理，齐全备用 3.环境：整洁、安静、安全、舒适	2 2 1	一项不齐扣2分	
安全评估	10	1.护理员洗手，解释 2.被照护者病情、意识、自理能力、合作程度 3.被照护者耳穴贴压部位皮肤状况	2 4 4	一项不符合要求扣1分	
操作过程	60	1.携用物至床旁，向被照护者解释操作目的，取得被照护者配合 2.评估被照护者按揉前符合长海痛尺的疼痛级别 3.协助被照护者取舒适体位 4.评估耳穴压豆部位及周边皮肤有无红肿破溃 5.清洁局部皮肤，必要时用75%乙醇溶液脱脂处理 6.取穴：直肠下段、神门、交感、大肠和小肠的耳部反射点 7.用镊子夹取耳穴贴进行穴位贴压 8.依次按揉耳部反射点，每个耳部反射点按揉20～30次，每日按揉3～5次，力度以被照护者感受酸麻胀感为宜。观察被照护者表情变化，询问被照护者感受 9.按揉结束，观察耳部皮肤有无破损 10.利用长海痛尺再次对被照护者进行疼痛评分 11.洗手，记录操作效果	2 3 2 4 2 15 10 15 2 3 2	长海痛尺评估不准确扣3分 未评估耳部皮肤扣4分 取穴不正确一次扣3分 耳穴贴压不准确一次扣2分 按揉力度不合格扣5分 操作中未询问被照护者感受扣4分 操作结束未用长海痛尺再次评估疼痛级别扣3分	
操作后	5	1.撤去遮挡，开窗通风，调节室温 2.用物、生活垃圾、医疗废弃物分类，并正确处置 3.流动水洗手	2 2 1	用物处理不规范各扣2分 洗手不规范扣1分	
评价	10	1.遵循标准预防、三查八对、无伤害的原则 2.护理者知晓注意事项 3.被照护者舒适，耳部皮肤无破溃	3 4 3	一项不符合要求扣2分	
理论提问	5	耳穴贴压的注意事项有哪些	5	一项不正确扣1分	
合计	100				

理论提问：

耳穴贴压的注意事项有哪些？

答：①评估操作环境，被照护者体位，贴压部位皮肤的情况，有无炎症、破溃、冻伤。②孕妇、婴幼儿被照护者及皮肤过敏者禁用。③留置期间如被照护者耳部受压感觉不适，可适当调整体位。④如贴压处胶布松动、移位、脱落或贴压处有疼痛不适感，及时告知医务人员。⑤耳穴贴压部位不宜沾水，以免治疗过程中耳穴贴脱落，影响治疗效果。⑥夏天出汗多，耳穴选取部位不宜过多，留存时间结合实际情况，以免出现耳穴贴脱落或感染的现象。

第三节　中药贴敷

一、定义

中药贴敷是指将中药打成粉末，调成糊状粘贴在人体一定穴位的皮肤上，利用药物、穴位双作用来刺激经络气血的一种中医外治法。

二、适用范围

中药贴敷的适用范围不仅包括多种临床急、慢性疾病，还可用来防病保健，如头痛、恶心、呕吐、便秘、积食、关节肿痛、妇女月经不调、小儿夜啼等。常见的"三伏贴""三九贴"，即用于防病保健。

三、操作方法

1. 根据所选穴位，采取适当体位。
2. 精准取穴。
3. 温毛巾清洁局部皮肤。
4. 中药穴位贴敷。
5. 穴位贴妥善固定，以免移动或脱落。
6. 根据病症合理选择贴敷保留时间，见表12-2。

表12-2　中药贴敷保留时间

药物类型	保留时间
刺激性小的药物	1～3天
无刺激性的药物	5～7天
刺激性大的药物	根据被照护者反应和发疱程度而定，一般贴敷数分钟至数小时不等

7. 如被照护者有对应的寒性病症，可在贴敷药物上进行热敷或艾灸。

四、注意事项

1. 贴敷药物一般摊制0.3cm左右，薄厚均匀，易赋形且不干燥。
2. 对于胶布过敏者，可选用其他方式固定贴敷药物。
3. 使用较强刺激性、较大毒性药物时，要合理安排贴敷穴位、面积、时间，避免发生药物中毒反应或发疱过大、皮损严重、修复困难的问题。孕妇及幼儿禁用。

4.年老体弱及重症被照护者，用量要少，贴敷时间相对短，贴敷期间需密切观察其有无贴敷不良反应。

5.禁用有刺激性的物品擦除皮肤上残留的药膏，如肥皂等。

五、本节小结

本节主要讲解了穴位贴敷的定义、适用范围、正确的贴敷流程及穴位贴敷的注意事项，要求能够掌握阿是穴穴位贴敷的技术操作，并能用于临床实践。

六、思考与练习

1.单选题

中药穴位贴敷的注意事项不包括（　　）

A.评估操作环境，被照护者体位，贴敷部位皮肤的情况

B.在保证被照护者温暖舒适前提下充分暴露治疗部位，同时保护隐私

C.贴敷后要关注贴敷周围的皮肤情况，如果出现皮疹、瘙痒、水疱等过敏现象，立刻停用药物贴敷，上报医师，进行对症处理

D.孕妇、婴幼儿及皮肤过敏者也可酌情使用

2.是非题

（1）贴敷治疗期间，少食寒凉、禁食辛辣，不吸烟不喝酒，忌海鲜及牛、羊肉等。（　　）

（2）中药穴位贴敷的目的是通过穴位的刺激，以达到疏通经络气血的作用。（　　）

（3）在过饥或过饱情况下，不宜使用中药贴敷治疗。（　　）

（4）局部存在急性淋巴管炎、静脉炎及各种皮肤病也可行中药贴敷治疗。（　　）

情景模拟　中药贴敷

【情景导入】

被照护者，男，71岁。既往患带状疱疹，经治疗皮疹消退，但仍存在疼痛症状，入夜加重，影响睡眠。其间接受多种治疗，效果不佳，症状迁延不愈。临床上使用验方对其进行阿是穴贴敷，治疗后遗神经痛，效果明显。

【路径清单】

（一）思考要点

如何进行阿是穴中药贴敷？

（二）操作目的

1.缓解被照护者患处疼痛。

2.通过穴位作用激发经气，使药力直达病所。

（三）评估问题

1.被照护者既往有无胶带和中药过敏史。

2.评估被照护者疼痛部位皮肤是否完整，以及是否适合贴敷。

3.评估被照护者对穴位贴敷治疗的依从性。

（四）物品准备

物品包括中药穴位贴、清洁毛巾。

（五）操作过程

1.确认操作前准备充分

（1）护理员：洗手。

（2）用物：备齐用物，检查放置合理。

（3）环境：整洁安静、安全、舒适。

2.将贴敷用物携至床旁，向被照护者解释操作目的和操作步骤，取得被照护者的理解与配合。

3.被照护者体位舒适，贴敷部位充分暴露。

4.按压带状疱疹愈合后皮肤，将有酸、麻、胀、痛感的部位选为贴敷部位。

5.对贴敷部位皮肤进行清洁，必要时酒精棉球脱脂，处理完毕待干后进行阿是穴穴位贴敷（图12-8）。

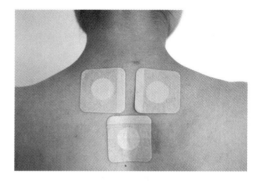

图12-8　阿是穴穴位贴敷图

6.贴敷后密切关注被照护者感受及局部皮肤情况，如无不适4小时后取下贴敷药物。

7.询问被照护者感受，洗手记录治疗效果。

（六）注意事项

1.检查无长指甲，以防对被照护者造成伤害。

2.操作前做好解释沟通，告知注意事项，确保被照护者不处于饥饿及疲劳状态。

3.准确定穴，密切观察贴敷部位皮肤状况。

4.如贴敷过程出现皮肤瘙痒等过敏不适症状应及时通知医护人员。

［考核标准］

中药贴敷技术操作考核评分标准

姓名_____　考核人员_____　考核日期：　　年　　月　　日

项目	总分（分）	技术操作要求	标分（分）	评分标准	扣分（分）
仪表	5	符合护理员规范要求	5	一项不符合标准扣1分	
操作前准备	5	1.护理员洗手 2.核对所需用物 3.备齐用物：中药穴位贴、清洁毛巾，用物放置合理、有效，依次检查所备物品，保证安全有效	1 2 2	一项不齐扣2分	
安全评估	10	1.携用物至床旁，核对被照护者及中药穴位贴种类 2.询问了解被照护者的身体情况、过敏史，解释操作的目的和方法，取得被照护者配合 3.查看贴敷部位皮肤情况 4.中药贴现用现制，安全有效 5.环境整洁、光线明亮、温度适宜 6.与被照护者沟通时语言规范，态度和蔼	2 2 2 2 1 1	洗手不符合要求，未解释各扣1分 评估少一项扣1分	

续表

项目	总分（分）	技术操作要求	标分（分）	评分标准	扣分（分）
操作过程	60	1.携用物至床旁，评估被照护者病情 2.协助被照护者取合适体位 3.核对被照护者及中药穴位贴的种类、数量 4.准确取穴，以有酸、麻、胀、痛感的部位为阿是穴选穴标准 5.清洁局部皮肤 6.对选取穴位进行贴敷 7.口述：贴敷过程中如无不适，药物保留4小时，密切观察被照护者对贴敷治疗的反应，若有不适，应及时去除贴敷药物 8.贴敷完毕，协助被照护者取舒适体位休息 9.再次核对被照护者、中药穴位贴的种类和数量 10.告知被照护者贴敷后注意事项 11.密切观察被照护者解除贴敷后的反应	4 2 4 15 2 15 4 2 4 4 4	过度暴露被照护者扣2分 未清点穴位贴数量扣2分 一项不符合要求扣2分 取穴不正确一次扣5分 贴敷手法不正确扣5分 未观察被照护者的反应扣4分	
操作后	5	1.协助被照护者取舒适体位 2.用物分类规范处置 3.流动水洗手	2 2 1	用物处理不规范一项扣1分	
评价	10	1.操作熟练，关心体贴被照护者 2.操作者知晓注意事项 3.被照护者皮肤及床单位清洁，无皮肤破损等情况	3 3 4	一项不符合要求扣2分	
理论提问	5	中药穴位贴敷的注意事项有哪些	5	一项不正确扣1分	
合计	100				

理论提问：

中药穴位贴敷的注意事项有哪些？

答：①评估操作环境、被照护者皮肤情况及过敏史。②进行贴敷治疗期间注意保护被照护者隐私、保暖。③贴敷治疗期间，观察有无不良反应，贴敷后若出现皮肤瘙痒、红疹、水疱等不良现象，及时停止使用贴敷治疗，报告医生，进行对症处理。④孕妇、婴幼儿、皮肤有过敏史慎用。⑤贴敷药物一般摊制0.3cm左右，薄厚均匀，易赋形且不干燥。⑥治疗过程中，少食寒凉、辛辣食物，忌烟酒、海鲜及牛、羊肉等。

第四节 熏 洗 法

一、定义

熏洗法是指将中药煎煮，当药液降至适当温度后用以熏蒸、淋洗患处，从而发挥疏通经络、开通腠理、祛风止痛、除湿通络、清热解毒、杀虫止痒等功效的一种中医外治方法。

二、适用范围

熏洗法主要适用于疮疡顽癣、关节肿痛、阴痒带下、肛周疾病等病证。

三、操作方法

1.备齐用物，携至床旁，做好解释，取得被照护者配合。

2.根据熏洗部位协助被照护者取合适体位，暴露熏洗部位，必要时用屏风遮挡，冬季注意保暖。

3.熏洗过程中，密切观察被照护者感受及反应。若感到不适，应立即停止，协助被照护者卧床休息。

4.熏洗治疗结束后，清洁局部皮肤，协助穿衣，调整舒适卧位。

5.清理用物，归还原处。

6.做好记录并签字。

四、注意事项

1.月经期、孕妇禁用坐浴。

2.熏洗药温不宜过热，一般为50～70℃，以防烫伤。

3.在伤口部位进行熏洗时，按无菌技术进行。

4.包扎部位熏洗时，应揭去敷料。熏洗完毕后，更换消毒敷料。

5.所用物品需清洁消毒，避免交叉感染。

五、本节小结

本节主要讲述了熏洗法的定义、适用范围、操作方法及注意事项，要求掌握熏洗法的操作方法并能应用于临床实践。

六、思考与练习

1.单选题

熏洗法的作用不包括（　　）。

A.疏通腠理　　B.祛风除湿　C.回阳救逆　　D.清热解毒

2.是非题

（1）月经期、孕妇可使用熏洗法坐浴。（　　）

（2）熏洗药温度一般为50～70℃，不宜过热。（　　）

3.思考题

熏洗法的适用范围有哪些?

第五节　刮　　痧

一、定义

刮痧是一种传统的中医外治法，采用刮板在体表特定部位反复刮擦，使局部皮肤形成瘀斑，从而达到祛风解表、疏通腠理、祛邪外出等作用。

二、适用范围

刮痧适用于夏、秋季节的中暑、痢疾、霍乱等各种急性疾病，以及感冒、胸闷、头痛等。

三、操作方法

1.用物齐全备用，核对被照护者，解释操作目的、过程，取得被照护者配合。

2.协助被照护者取合适体位，暴露刮痧部位，冬季注意保暖。

3.根据病情，确定刮痧部位。常用部位有头颈部、背部、胸部及四肢。

4.检查刮具边缘是否光滑、有无缺损，以免划破皮肤。

5.手持刮具，蘸水或药液，在选定的部位，从上至下刮擦皮肤，不要来回刮擦。用力要均匀，禁用暴力。

6.如刮擦背部，应在脊椎两侧沿肋间隙呈弧线由内向外刮擦，每次刮擦8～10条，每条长6～15cm。

7.刮擦数次后，当刮具干涩时，须及时蘸湿再刮擦，以皮下呈现红色或紫红色为度，一般每一部位刮擦20次左右。

8.刮治过程中，随时询问被照护者有无不适，观察病情及局部皮肤颜色变化，及时调节手法力度。

9.刮痧完毕，清洁局部皮肤，协助被照护者着衣。

10.清理用物，归还原处。

11.做好记录并签字。

四、注意事项

1.被照护者体形过于消瘦，以及有皮肤病变、出血倾向者均不宜使用刮痧疗法。

2.操作中用力要均匀，勿损伤皮肤。

3.刮痧后嘱被照护者保持情绪稳定，饮食要清淡，忌食生冷油腻之品。

五、本节小结

本节主要讲述了刮痧的定义、适用范围、操作方法及注意事项，要求掌握刮痧的操作方法并能应用于临床实践。

六、思考与练习

1.单选题

下列不适合作为刮痧器具的是（　　）。

A.玉石板　B.牛角刮板　　C.碎玻璃　　D.搪瓷勺

2.是非题

（1）刮痧后宜清淡饮食，忌食生冷油腻之品。（　　）

（2）刮痧操作中必须见痧象现于皮肤表面才能停止操作。（　　）

3.思考题

被照护者哪种情形不适宜刮痧治疗？

第六节　灸　　法

一、定义

灸法是把艾叶加工成艾绒再搓成艾条或艾炷，点燃后对人体特定穴位或患处施以热力，从而治疗疾病的技术操作。灸法包括直接灸法和间接灸法。灸法利用艾绒燃烧后产生的温热效应及艾叶本身的药效，作用于穴位和经络，发挥温经通络、消肿散结、调和气血、回阳救逆的作用，可用于防病治病，保健强身。

二、适用范围

各种虚寒证，如辨证为虚寒引起的胃脘痛、腹痛、泄泻、痹证、阳痿、早泄、疮疡久溃不愈等症。

三、操作方法

1.用物齐全备用，核对被照护者，解释操作目的、过程，取得被照护者配合。

2.协助被照护者取合适体位，暴露艾灸部位，冬季注意保暖。

3.根据情况实施相应的灸法。灸法分为直接灸法和间接灸法。直接灸法根据治疗结果不同，又分为瘢痕灸和无瘢痕灸，间接灸法根据所选介质不同，又分为隔姜灸、隔盐灸、隔蒜灸、隔附子饼灸等。隔附子饼灸是将附子研成粉末，用酒调和做成直径约3cm、厚约0.8cm的附子饼，中间以针刺数孔，放在应灸腧穴或患处，上面再放艾炷施灸，直至灸完所规定的壮数为止，多用于治疗命门火衰而致的阳痿、早泄或疮疡久溃不敛等症。

4.艾炷燃烧时，应认真观察，防止艾灰脱落灼伤皮肤或烧坏衣物等。

5.施灸完毕，清洁局部皮肤，协助被照护者着衣。整理床单位，酌情通风。

6.清理用物，归还原处。

7.做好记录并签字。

四、注意事项

1.实证、热证、阴虚发热及面部大血管附近，孕妇胸腹部和腰骶部，均不宜施灸。

2.艾绒团必须捻紧，防止艾灰脱落烫伤皮肤或烧坏衣物。

3.施灸后局部皮肤出现微红灼热，属于正常现象。如灸后出现小水疱，无须处理，可自行吸收。如水疱较大，可用无菌注射器抽去疱内液体，覆盖消毒纱布，保持干燥，防止感染。

4.熄灭后的艾炷应装入小口瓶内，以防复燃，发生火灾。

五、本节小结

本节主要讲述了艾灸的定义、适用范围、操作方法及注意事项，要求掌握艾灸的操作方法，并能应用于临床实践。

六、思考与练习

1.单选题

（1）间接灸不包括（   ）。

A.隔盐灸   B.隔蒜灸   C.隔姜灸   D.隔气灸

（2）艾灸的作用不包括（   ）。

A.消肿、散结   B.止血、凉血   C.祛湿、散寒   D.温经、通络

2.是非题

（1）瘢痕灸因其损伤皮肤，故在临床中禁用。（   ）

（2）艾灸后局部皮肤出现微红灼热的现象，属于正常治疗反应，无须处理。（   ）

第七节　拔　罐　法

一、定义

拔罐法是一种以牛角、陶瓷、玻璃等容器为工具产生负压作用于人体的中医外治法。利用燃烧耗尽罐内氧气产生负压，使罐吸附在相应的治疗穴位上，且应用同时产生的热效应作用于体表，从而达到疏经通络、解表散寒等作用。

二、适用范围

1.风湿痹证　如肩背痛、腰腿痛等。

2.肺部疾病　咳嗽、哮喘等。

3.胃肠疾病　胃脘痛、腹部胀痛、恶心、呕吐与腹泻等。

三、拔罐法的应用

1.坐罐法　又称定罐法，将罐体吸附于穴位上，固定不动，留置适当的时间，直至皮肤出现潮红、渗液、紫痕、瘀血，甚至水疱等反应，推荐留置10～15分钟。坐罐法常用于镇痛。

2.闪罐法　罐体吸附局部皮肤后，迅速移除拔罐，动作轻柔，循环往复，至皮肤潮红、充血或瘀血，避免烫伤。闪罐法多用于肌肉丰厚、面积相对宽阔的胸腹部、大腿等部位，治疗局部皮肤麻木、疼痛等症。

3.走罐法　将凡士林等有润滑作用的物质涂抹在治疗部位皮肤上，罐体吸附之后，施术者在局部皮肤上轻柔移动罐体，循环往复，直至局部皮肤出现潮红、瘀血等治疗效果时取罐。此法宜用于肌肉丰厚、施术面宽阔的部位，如腰、背、腹部、大腿等。

4.刺血拔罐法　严格消毒患部或特定穴位皮肤，用梅花针反复叩打或三棱针点刺出血后，局部留罐5～10分钟，利用负压排出少量血液，起罐，皮肤消毒。刺血拔罐法适用于治疗丹毒、扭伤等。

四、操作方法

1.备齐物品，携至床旁，做好解释，取得被照护者配合。

2.取合理体位，暴露拔罐部位，注意保暖。

3.根据部位不同，选用大小合适的容器，并检查罐口边缘是否光滑，点燃酒精灯。

4.根据病情选用不同的拔罐方法，操作结束，熄灭酒精灯。

5.起罐，在罐口旁边皮肤上轻轻按压，待空气进入罐内即可起罐。

6.操作完毕，协助被照护者舒适体位。

7.清理用物，归还原处。

五、注意事项

1.根据操作部位选择合适的罐，罐口光滑、无裂痕。

2.拔罐时体位合适，部位宽阔、肌肉丰厚，保证留罐持久、舒适。

3.操作过程中随时观察火罐吸附情况及皮肤的颜色。

4.注意保护被照护者隐私，保暖，以免影响疗效。

5.防止烫伤、灼伤。拔罐时动作要稳、准、快，起罐时切勿强拉。

6.如拔罐局部出现较大水疱，消毒皮肤后，用无菌注射器抽出疱内液体，保持干燥，必要时用无菌纱布覆盖固定。

7.火罐使用过均应清洁、消毒，擦干备用。

六、本节小结

本节主要讲述了拔罐的定义、适用范围、拔罐法的应用、操作方法、注意事项，要求护理员掌握拔罐操作方法并能应用于临床实践。

七、思考与练习

1.单选题

（1）常见的拔罐方法不包括（　　）。

A.闪罐法　B.火罐　　C.坐罐　　D.走罐

（2）拔罐要领不包括（　　）。

A.稳　　B.准　　C.快　　D.狠

2.是非题

（1）拔罐点火所用酒精浓度为75%。（　　）

（2）起罐后，施术区出现水疱或脓血，应先清洁局部皮肤，消毒后，外涂所需药物，必要时应用无菌敷料覆盖。（　　）

第八节　中药保留灌肠法

一、定义

中药保留灌肠法是一种将中药汤剂由肛门灌入结肠内部，使药液通过肠道黏膜吸收，从而治疗疾病的中医操作技术，具有散结消肿、清除毒素、抗炎等功效。

二、适用范围与禁忌证

1.适应范围

（1）肠道疾病，如慢性结肠炎、肠梗阻、急慢性痢疾。

（2）肾炎、尿毒症、前列腺炎。

（3）高热昏迷被照护者。

（4）妇科疾病，如盆腔包块、慢性盆腔炎、带下病等。

2.禁忌证

（1）肛肠手术后或大便失禁的被照护者。

（2）下消化道出血被照护者及妊娠期妇女等。

三、操作方法

1.评估被照护者，准备用物。

2.备齐用物携至被照护者床旁，再次核对。告知被照护者药液灌入肠道会有便意感。

3.协助被照护者取左侧卧位，双膝屈曲。

4.臀部移至床边，脱裤至膝下，暴露臀部。将小枕置于臀下，铺尿垫。

5.灌肠

（1）直肠滴注法：将药液倒入灌肠筒，测试温度合适后，保持液面距肛门高度≤30cm，用液状石蜡棉球润滑肛管前端15～20cm，排尽空气，轻轻插入直肠，打开调节器，使药液以60～80滴/分的速度滴入。如滴入不畅，可将导管退出少许再插入，直至滴入通畅。

（2）直肠灌入法：操作同直肠滴注法，完全打开调节器，将药液灌入。

（3）直肠注入法：用注射器吸取药液，连接肛管，润滑肛管前端15～20cm，排气，轻轻插入直肠，缓慢注药，注射完毕后用5～10ml温开水冲管。

6.灌注药液时随时询问被照护者对药液滴入的反应，便意明显时可降低输液架或减慢灌注速度。

7.灌肠毕，缓慢拔出肛管，并分离，置入垃圾桶内。用卫生纸轻轻按压肛门。保留小枕20分钟。病变在结肠者，灌肠结束可采取胸膝卧位。

8.20分钟后撤去小枕、尿垫，协助被照护者着衣，取舒适体位，整理床单元。嘱被照护者保留药物1小时以上。

9.清理用物、洗手、记录灌肠液量、滴注时间、被照护者反应。

四、注意事项

1.在保留灌肠前，应了解病变部位，以便掌握灌肠的卧位和肛管插入的深度。

2.灌肠前嘱被照护者先排便，以利于药物吸收。

3.为使药物在肠道内保留时间更长，应选择较细的肛管，插入要深，压力要低，每次灌入药液不应超过200ml。

4.肠道疾病被照护者在晚睡前灌入为宜，并减少活动，以利于药液保留。

5.灌肠药液温度要适宜，一般为39～41℃，虚证被照护者药液温度可为

40～44℃。

6.灌肠器和肛管均为一次性使用。

五、本节小结

本节主要讲述了中药保留灌肠法的定义、适用范围、操作方法及注意事项，要求掌握中药保留灌肠法的操作方法并能应用于临床实践。

六、思考与练习

1.单选题

（1）中药保留灌肠的方法不包括（　　）。

A.直肠滴注法　B.直肠灌入法　C.直肠注入法　D.直肠塞入法

（2）中药保留灌肠的禁忌证不包括（　　）。

A.肛肠手术后被照护者

B.大便失禁者

C.下消化道出血被照护者

D.溃疡性结肠炎被照护者

2.是非题

（1）有肠道疾病的被照护者应在晚睡前灌入药液，灌入后需减少活动，以利于药液保留。（　　）

（2）为避免浪费，灌肠器和肛管可重复使用。（　　）

看答案

（孙美凤　李晓娟）

第四部分
康复护理

第十三章　康复护理基础知识

随着慢性病发病率的逐年增长，被照护者康复需求越来越高，对于有一定理论或技能经验的中级护理员来说，被照护者的早期康复是极其重要的一部分内容。本章通过阐述肌力、肌张力、日常生活能力、意识障碍等与康复相关的基础知识，旨在帮助中级护理员正确判断被照护者的基本情况，给予正确的康复指导及康复措施。

第一节　肌力的基本知识

一、肌力的概念

肌力是指人体肌肉在发生主动收缩时产生的力量，肌力的大小受很多因素的影响。

二、肌力的影响因素

1.肌肉横截面积　一组肌群中所有肌纤维横截面积总和称为肌肉的生理横截面积，其大小表示肌肉群中肌纤维的数量和粗细肌肉的多少。肌肉的生理横截面积越大，肌肉收缩越大，力量也越大。

2.运动单位激活　运动神经元连同它可以支配的所有肌纤维被称为运动单位。当一组肌肉收缩时，需要激活许多运动单位才能参与。

3.收缩速度肌力大小　与肌肉的收缩速度成反比，收缩速度越低，肌力也就越大，反之亦然。

4.肌肉的初长度　肌肉发生收缩前的初长度是影响肌力大小的因素之一。

5.肌腱和结缔组织的完整性　如果将肌肉张力转化为外力的肌腱和结缔组织受损或断裂，会导致不同程度的肌肉力量损失。

6.其他因素　肌肉产生收缩时的类型、外周和（或）中枢神经系统调节、个体的状况（如年龄、性别、健康状况、心理干扰等）、肌纤维走向、牵拉角度、力臂长度等，都可不同程度地影响肌力大小。

三、肌力评定

在肌肉、骨骼、中枢神经系统、周围神经系统等疾病康复治疗和康复护理过程中，肌力评定是重要内容之一。通过肌力评定，可以评估肌肉或相关肌群收缩力量的大小，判断肌力是否受损及受损的范围和程度。

徒手肌力分级标准详见表13-1。

表13-1 徒手肌力分级标准

级别	名称	标准	正常肌力的百分比（%）
0	零（zero，0）	肌肉收缩不可测	0
1	萎缩（trace，T）	可测得肌肉轻微收缩，但无动作发生	10
2	差（poor，P）	解除重力影响，可做全关节活动范围动作	25
3	尚可（fair，F）	可抗重力做关节活动范围内完整动作，但不能抗阻力	50
4	良好（good，G）	可抗重力和轻度阻力做关节活动范围内完整动作	75
5	正常（normal，N）	可抗重力和最大阻力做关节活动范围内完整动作	100

四、肌力评定注意事项

1.受试者应熟练掌握肌力检查操作技巧和设备使用，熟知相关解剖知识，了解相关运动模式。

2.为减少心理因素的干扰，向受试者清楚地说明检查的目的、方法和操作流程，争取受试者的高度配合。

3.测试姿势体位，施加阻力务必正确，防止受试者产生疼痛或疲劳，防止因肌肉代偿而出现替代动作。

4.如被测试部位的肌肉或肌群伴有疼痛、痉挛、肿胀时，应做好标记，必要时取消测试。

5.由于中枢神经系统疾病而引起的痉挛性瘫痪是实施徒手肌力评定（MMT）的禁忌证，同时对于有严重心血管疾病的被照护者慎用。

6.背肌力测试项目不适用于腰部疼痛被照护者或老年被照护者。

7.注意不同型号的等速肌力测定仪测定结果有差异。

五、本节小节

肌力评定在肌肉、骨骼、中枢神经系统、周围神经系统等疾病康复治疗和康复护理中有重要作用。本节主要阐述了肌力分级及评定肌力的注意事项等。期望通过本节学习，护理员可以根据所学知识了解被照护者的肌力情况。

六、思考与练习

1.单选题

可测得肌肉轻微收缩，但无动作发生是肌力的哪一级（ ）？

A. 0级 B. 1级 C. 2级 D. 3级 E. 4级 F. 5级

2.是非题

（1）肌力评定通常采用抗重力位和非抗重力位两种体位进行检测。（　　）

（2）徒手肌力评定分级标准包括零、微缩、差、尚可、良好、正常。（　　）

第二节　肌张力的基本知识

一、肌张力的定义

肌张力（muscle tone）是指在被动运动状态下表现出的肌肉紧张，是静止状态下肌肉组织微小的、连续的、不自主地收缩。正常的肌张力是身体维持正常姿势和活动的基础，不正常的增高或减低都会对被照护者的姿势的维持和运动的发生造成不良后果。

二、肌张力异常的分类

1.肌张力增高　当人体锥体束病变时，其所支配的上肢屈肌和下肢伸肌张力明显增高。

2.肌张力低下　又称为肌张力迟缓，在运动神经元疾病、小脑损伤、脑卒中早期或迟缓期、脊髓损伤休克期等疾病中常见。

3.肌张力紊乱　人体中枢神经系统病变时，肌肉张力紊乱，时高时低，会无规律反复出现。

三、肌张力的评定方法及分级

1.肌张力临床分级　检查者根据检查被活动部位时所感受到的反应或阻力大小，将其粗略地分为0～4级，见表13-2。

表13-2　肌张力临床分级

等级	肌张力	标准
0	软瘫	被动活动肢体无反应
1	低张力	被动活动肢体反应减弱
2	正常	被动活动肢体反应正常
3	轻、中度增高	被动活动肢体有阻力反应
4	重度增高	被动活动肢体持续性阻力反应

2.改良Ashworth痉挛评定　根据被照护者受试部位肌张力增加的程度对痉挛程度进行分级，见表13-3。

表13-3　改良Ashworth痉挛评定量表

分级	评定标准
0	肌张力无增加
I	肌张力轻微增加：受累部位做被动屈伸时，关节活动末时突然出现卡住，可感知微小阻力
I	肌张力轻度增加：受累部位做被动屈伸时，关节活动到1/2时突然卡住，继续关节活动到底，可感知微小阻力

续表

分级	评定标准
II	肌张力明显增加：关节活动的大部分时间段可感知阻力明显增加，但受累部位可以进行移动
III	肌张力严重增加：关节活动整个过程中有明显阻力，活动困难
IV	僵直：受累部分呈僵直状态，阻力非常大，不能活动

四、肌张力评定注意事项

1.进行评定前，对被照护者说明评定目的、方法、操作流程等，避免被照护者激动或者抗拒，消除心理因素的干扰。

2.受测的肢体需要暴露充分，先由健侧开始，然后是患侧，两侧进行对比。

3.采用改良Ashworth痉挛评定量表时，受试者在同一天内的不同时段、不同场合痉挛严重程度会有所不同，受试者体位、健康状况、配合程度等都会影响评分。因此尽量选择同时段，在同环境下进行评分。

五、本节小结

正常肌张力是身体维持各种姿势和正常活动的基础，异常增高或减低均会对被照护者的姿势和运动造成不良影响。本节对肌张力定义和异常分类做了简单介绍，对肌张力的测定进行系统性阐述，包括检查肌张力所用的评定方法和分级、改良Ashworth痉挛评定。希望护理员能够充分掌握相关知识，熟悉被照护者肌张力情况，在照顾过程中，根据肌张力大小，适当活动肢体。

六、思考与练习

1.单选题

（1）根据肌张力临床分级可将肌张力粗略地分为（　　）。

A.0～3级　　B.0～4级　　C.0～5级　　D.0～6级

（2）改良Ashworth痉挛评定量表分级在原量表基础上增加了（　　）。

A.I$^+$级　　B.II$^+$级　　C.III$^+$级　　D.IV$^+$级

2.是非题

（1）肌张力异常包括肌张力增高、肌张力下降和肌张力紊乱3种分类。（　　）

（2）肌张力临床分级有张力低下（0级）、正常（1级）、呈轻或中度增高（2/3级）、重度增高（4级）。（　　）

第三节　关节活动度基本知识

一、关节活动度的定义

关节活动度又称关节活动范围（range of motion），是指关节远端部位向近端部位运动时所经过的最大运动弧度，即远端到达最末位置时与初始位置所形成的夹角度数，可分为两类：一种是主动关节活动度，另一种是被动关节活动度。第一种是指支配关节的肌肉发生主动收缩可使关节形成的最大运动弧度；第二种是指关节受到外力作用时，关节所经过的最大运动弧度。

二、关节活动度的评定

关节活动范围的评估对评估病因、评估关节活动所受障碍的程度、评价治疗效果具有重要作用。

1.采用器械　具有固定臂和移动臂的量角器、直尺、钟盘量角器等。

2.测量方法

（1）受测者取舒适体位。

（2）充分暴露测量关节。

（3）确定骨性标志。

（4）主动和被动关节活动度都需进行测量（采用画线方式进行定位）。

（5）确定正确的运动轴、固定臂和移动臂。

（6）测量的结果需包括关节具体名称、主动关节活动度具体值、被动关节活动度具体值、关节是否强直、挛缩、痉挛。

（7）量角器轴心与此关节运动的轴心对齐，固定臂与关节的近端长轴平行，移动臂与远端长轴平行，然后转移动臂并记录角度数。

三、注意事项

1.测试人员熟知解剖位、中立位和关节运动方向。

2.受测者姿势体位准确、舒适，避免邻近关节的代偿运动，提高精确度。

3.先记录主动关节活动度具体值，再记录被动关节活动度具体值。

4.由于年龄、性别、职业因素的影响，关节活动度具有一定的差异性，因此左右关节需要进行对比。

5.如遇关节僵直、变形、痉挛、疼痛等情况，也应如实做好记录。

四、本节小结

本节主要讲述了关节活动范围（又称关节活动度）的概念。关节活动度的评定及评定过程中的注意事项。护理员了解关节活动度的概念及评定方法，针对特殊被照护者活动时，避免肢体的损伤。

五、思考与练习

1.多选题

关于关节活动度的描述，正确的是哪一条（　　）？

A.指关节的远端向近端运动时所通过的最大运动弧度。

B.远端骨到达最终位置时与起始位置所形成的夹角度数。

C.包括两种：主动关节活动度、被动关节活动度。

D.主动关节运动度定义为控制关节的肌肉主动收缩以允许关节所形成的最大运动弧度。

2.是非题

（1）主动和（或）被动关节活动度均需专业人士进行测量。（　　）

（2）关节活动度测量过程中如有关节僵直不必做记录。（　　）

第四节　日常生活能力的基本知识

一、日常生活能力定义

日常生活活动（ADL）是指个体为了维持自己独立生活或适应生活环境，必须每天反复进行的一系列自然界中最基本、最普遍的活动。ADL除日常的衣、食、住，行外，还包括人际交往能力，以及经济上、社会活动上和日常工作中安排自己生活的能力。

二、日常生活能力分类

1.躯体的或基础的日常生活能力　是指每天需要保持的基本运动及自理活动，需要反复进行并保持，如如厕、进食、日常洗漱、穿脱个人衣服、上楼梯或下楼梯、走路、翻身、站立等。

2.工具性或复杂性日常生活能力　是指个体在社会活动中为维持独立生活所需要的高层次活动，而这些活动需要借助各种工具才可以完成，如家务劳动（洗衣、做饭、清扫卫生等）、购物、交通工具使用、环境设施和工具（冰箱、消防器械）的使用、安全意识（拨打报警电话）的保持，以及人际交往和休闲活动等。

三、日常生活能力评定目的

对于因疾病、残疾、外伤等原因造成日常生活能力下降或部分能力丧失的被照护者来说，科学、细致、有效的日常生活能力评估，对于被照护者的有效康复训练具有指导意义，也可为被照护者全面的康复治疗提供一定依据。

四、日常生活能力评定量表

1. Barthel 指数评定量表　此量表是当下临床被应用最广泛，被研究最广泛的 ADL 评估手段，可靠性和敏感度高，可通过该表评价康复治疗前后的功能状态，同时监测被照护者的康复治疗效果和被照护者的住院时间，见表13-4。

表13-4　Barthel 指数评定量表

项目	评分标准
1.大便控制	0＝失禁 5＝偶有失禁（＜1次/周） 10＝可以控制
2.小便控制	0＝失禁，需导尿 5＝偶有失禁（介于1次/周和1次/24小时之间） 10＝能控制
3.个体修饰	0＝需他人帮助 5＝洗脸、梳头、洗漱、剃须可独立

续表

项目	评分标准
4.如厕	0＝完全依赖 5＝需部分协助
5.穿衣	0＝完全依赖 5＝部分依赖
6.进食食物	0＝较大或完全依赖 5＝部分依赖 10＝独立进行
7.床椅转移	0＝完全依赖 5＝需2人帮助，能做 10＝需1人帮助或监督 15＝可自理
8.平地行走45m	0＝不能完成 5＝需轮椅辅助独立完成 10＝需1人辅助步行 15＝可独立完成（可借助助行器）
9.上下楼梯	0＝不能完成 5＝需要帮助 10＝可独立完成
10.洗澡	0＝依赖 5＝可独立完成

注：评估结果评价：①总分100分，表示被照护者ADL活动较好，但不意味被照护者可完全独立生活，日常生活自理。②＞60分，轻度残疾，基本生活自理。③40～60分，中度残疾，生活需要他人帮助。④20～40分，严重残疾，生活急需他人帮助。⑤＜20分，完全残疾，生活完全依赖他人

2.改良Barthel指数评定量表（MBI） Barthel指数评定量表虽然应用广，但存在一定的缺点，如评定等级相对较少、相邻分数之间的分数差异较大，评价不够细化。而改良Barthel指数评定量表对这些缺点进行了改良，在每项所得总分值不改变的前提下，对评定等级进行了进一步的细化。

3.功能独立性测量 可以采用此表评估由于运动障碍和（或）认知障碍引起的ADL障碍。该量表包括了基本躯体的日常生活活动（BADL）和工具性日常生活活动能力（IADL）两方面的内容，可全面、客观、有效地反映被照护者的ADL能力。此方法较其他评定方法敏感度和精确度更高，因此FIM应用范围广，可适用于所有残疾者的ADL评估，见表13-5。

表13-5 功能独立性测量评定内容

项目	内容	得分	
		入院	出院
自理活动	1.进食		
	2.梳洗装扮		

续表

项目	内容	得分	
		入院	出院
	3.洗浴		
	4.穿衣		
	5.穿裤（裙）		
	6.如厕		
括约肌控制情况	7.排尿控制		
	8.排便控制		
转移能力	9.床－椅间转移		
	10.转移至卫生间		
	11.转移至浴盆或淋浴室		
行进	12.步行/轮椅		
	13.上下楼梯		
交流	14.理解		
	15.表达		
社会认知	16.社会交往		
	17.解决问题		
	18.记忆		
总计			

注：每项分为7个等级，从1～7分计算，总分为18～126分。得分越高，独立水平越好。功能独创性评定评分标准：126分，完全可以独立；108～125分，基本可以独立；90～107分，极少依赖或有条件独立；72～89分，仅轻度依赖；54～71分，中度依赖帮助；36～53分，重度依赖帮助；19～35分，非常严重地依赖帮助；18分，完全依赖帮助

4.功能活动问卷　主要用来评估社区居住的老年人的独立性，也可用来评估轻症老年痴呆的智障程度。

五、评定注意事项

1.熟悉被照护者病情，包括被照护者基础状态、心理状态、肌力情况、肌张力情况、关节活动度、意识状态等，确保医患有效配合。

2.选择适宜的评定时间和环境进行评估，尽量在专业的评定室内或被照护者真实生活环境中进行，以获得最真实最客观的数据。

3.结合被照护者情况选择合适的评定方式，宜对评估项目采取直接观察法，对于隐私问题应间接询问获取，评定顺序从简单项目到复杂项目。评定结果不能依赖被照护者口述或主观判断。

4.保护被照护者安全，避免疲劳或意外。

六、本节小结

本节主要介绍了日常生活能力定义、分级及评定方法。日常生活能力除平日的衣、食、住、行外，还包含与任何人交往的能力，以及经济上、社会上和工作中安排自己生活的能力。针对不同被照护者，护理员通过了解被照护者的日常生活能力，判断被照护者的自理能力，对被照护者的康复有促进作用。

七、思考与练习

1.单选题

（1）以下活动属躯体的或基础的日常生活能力的是（　　）。

A.家务劳动　　　B.交通工具使用　　　C.人际交往　　　D.穿脱衣物

（2）以下活动属复杂性日常生活能力的是（　　）。

A.进食食物　　　B.上下楼梯　　　C.消防器械使用　　　D.穿脱衣物

2.是非题

（1）日常生活能力评定最常用传统Barthel指数评定量表、改良的Barthel指数评定量表、功能性独立性测量、功能性活动问卷进行。（　　）

（2）Barthel指数评定量表适用于所有的人群。（　　）

第五节　意识障碍分级的基本知识

一、意识障碍定义

意识障碍是一种对人认识和理解周围环境及自身状态能力的障碍，表现为嗜睡、神志不清，昏睡、严重时可出现昏迷。临床上有许多常见疾病可引起意识障碍，包括感染、颅脑疾病、内分泌代谢紊乱、心血管疾病、物理损伤、中毒等。

二、意识障碍分类

意识障碍分为两个方面：意识水平下降和意识内容改变，第一个表现为嗜睡、昏睡和昏迷，第二个表现为神志不清、谵妄。

1.以觉醒度（意识水平）改变为主的意识障碍

（1）嗜睡：是意识障碍初发表现。被照护者通常表现为睡眠时间过长，但能被人唤醒，醒来以后能勉强配合检查和回答一些简单问题，当刺激停止后被照护者继续入睡。

（2）昏睡：被照护者处于深度睡眠状态，无法通过正常的外部刺激唤醒，只能通过大声喊叫或其他强烈刺激唤醒，说话的能力并没有完全丧失，可模糊、简单和不完整地回答问题，并在停止刺激后立即入睡。

（3）昏迷：是最严重的意识障碍体现。被照护者完全失去知觉，当有强烈刺激时不能被唤醒，无目的地进行随意活动，眼睛不能自己睁开。分为浅、中、深昏迷3种。

2.以意识内容改变的意识障碍

（1）神志不清：表现为注意力下降，情绪反应淡漠，定向力障碍，行动能力下降，语言不连贯，对外界刺激反应迟钝，水平低于正常。

（2）谵妄：是一种非常急性的脑功能障碍，被照护者对周围环境的认识和反应能力下降，病情经常波动，晚间加重，白天消退，常持续数小时或数天。

三、确定意识障碍的程度或类型的方法

1.临床分类法　主要采用言语和各种方式进行刺激，观察被照护者对判断的反应。例如，呼唤被照护者的名字，摇被照护者的肩膀，按压被照护者的眶上压痕，扎被照护者的皮肤，与被照护者说话，让被照护者采取有目的的行动等。

2. Glasgow 昏迷量表评估法　用于评估昏迷。该方法主要使用睁眼、语言刺激反应和运动命令来评估被照护者意识受损程度。最高分15分为意识清醒，12～14分为轻度意识障碍，9～11分为中度意识障碍，8分以下为昏迷。得分越低，表明被照护者意识障碍越严重，得分越高，表明被照护者意识状态越好。此量表用于评估被照护者的意识更客观。

表13-6　Glasgow昏迷量表

项目	状态	分数
睁眼反应	自发性睁眼反应	4
	声音刺激有睁眼反应	3
	疼痛刺激有睁眼反应	2
	任何刺激均无睁眼反应	1
语言反应	对人物、时间、地点等定向问题清楚	5
	对话混淆不清、不能准确回答有关人物、时间、地点等的定向问题	4
	言语不当，但字意可辨	3
	言语模糊不清，字意难辨	2
	任何刺激均无言语反应	1
运动反应	可按指令动作	6
	能确定疼痛部位	5
	对疼痛刺激有肢体退缩反应	4
	疼痛刺激时肢体过屈（去皮质强直）	3
	疼痛刺激时肢体过伸（去大脑强直）	2
	疼痛刺激时无反应	1

注：最高得分15分，最低得分3分。分值越高，表明意识状态越好。通常8分以上恢复的机会相对较大；7分以下预后相对较差；3～5分并伴有脑干反射消失的被照护者，有潜在死亡的危险

四、本节小结

临床常见的可导致意识障碍的疾病有很多种，包括感染、颅脑疾病、内分泌代谢障碍、心血管疾病、物理损伤、中毒等。本节主要对意识障碍分类和评估方法进行了系统阐述。护理员通过学习了解意识障碍的程度或类型，可以协助医护人员观察被照护者，提供必要的帮助。

五、思考与练习

1.单选题

（1）Glasgow昏迷量表评估法最高得分是（   ）。

A. 15分   B. 12分   C. 10分   D. 8分

（2）Glasgow昏迷量表评估法提示被照护者恢复机会较大时的分值为（   ）。

A. 5分   B. 6分   C. 7分   D. 8分

2.是非题

（1）意识障碍包括意识水平下降和意识内容变化两个方面。（   ）

（2）觉醒度发生改变的意识障碍表现为神志模糊、昏睡、昏迷。（   ）

看答案

（刘淑芹   薛   莉）

第十四章　康复护理的基本技能

护理员在被照护者的康复计划实施过程中，配合康复医师、治疗师和护士等康复专业人士，对被照护者进行基础护理和实施各种康复护理技能，能够减轻被照护者功能障碍的程度，预防继发性残疾，减轻残疾的影响，改善被照护者各方面的功能和恢复生活自理能力。康复护理技能是指应用于被照护者的康复护理中的操作技术，本章主要介绍护理员在临床护理中常用的康复护理基本技能，包括抗痉挛体位的摆放、特殊体位的摆放、被动活动技术、主动活动技术、生活照护技术和常见康复仪器的使用等。

第一节　抗痉挛体位的摆放

一、概念

早期卒中被照护者大部分时间是在床上度过的，采用正确的姿势对后期康复非常重要。抗痉挛位是早期治疗脑卒中被照护者的最基本方法，可以预防发生肩关节半脱位、早期诱发分离活动等作用。采取好的肢体位可以使偏瘫侧的关节相对稳定，有效防止上肢屈肌和下肢伸肌痉挛，也可防止以后的病理性活动模式出现。抗痉挛体位摆放是维持肢体正常功能而采取的体位。

二、意义

1.不正确的卧位会加剧痉挛模式，进而导致关节萎缩，出现严重的功能障碍。

2.加强康复训练，正确的抗痉挛体位摆放可以显著降低被照护者的残疾发生率，提高被照护者生活质量。

三、抗痉挛体位摆放的作用

1.预防及对抗异常痉挛模式的发生。

2.防止发生继发性的关节挛缩、肢体畸形及肌肉萎缩。

3.防止发生压力性损伤、深静脉血栓和坠积性肺炎。

4.早期诱发关节分离活动和有效保护肩关节。

四、抗痉挛体位摆放开始的时间

1.在被照护者生命体征稳定，临床症状不再发展以后的48小时即可进行。

2.康复越早，被照护者肢体功能恢复就越好。监护病房的被照护者病情稳定后就应马上进行体位摆放。

五、操作准备

备好软枕或体位垫。

六、抗痉挛体位摆放方法

偏瘫被照护者卧床时首选患侧卧位，其次选择健侧卧位，尽量避免长时间使用仰卧位。

（一）仰卧位（图14-1）

1.偏瘫侧肩关节　肩胛下垫薄枕头，保持患肩前伸，外旋。

2.偏瘫侧上肢　平放于枕头上，上肢外展20°～30°，肘、腕关节和指关节伸直，掌心向上。

3.偏瘫侧下肢　臀部及大腿外侧垫软枕头，保持膝关节微屈，足尖向上保持患足位于中立位。

4.注意事项　尽量减少被照护者仰卧位的时间，因为仰卧位时会引起颈紧张性反射和迷路反射；增加骶尾部、足跟和外踝发生压力性损伤的风险；避免盖被子过重而压迫患足。

（二）患侧卧位（图14-2）

1.躯干　略后仰，背后放枕头固定。

2.偏瘫侧肩部　向前平伸外旋。

3.偏瘫侧上肢　上肢外展，肘关节、腕、指关节伸直，掌心向上。

4.偏瘫侧下肢　髋关节、膝关节微屈，平放于床面上。

5.健侧上肢　可随意摆放，可放于枕头或身上。

6.健侧下肢　屈髋屈膝呈迈步的姿势，放于枕头上。

7.注意事项　患侧卧位时翻身角度不宜过大，后背垫软枕，保持躯干后仰，翻身后护理员需用手将偏瘫侧肩关节拉出，略向前伸，预防偏瘫侧肩部被压迫引起疼痛；注意不要直接牵拉患侧的上肢，以免加重患侧肩关节的损伤。

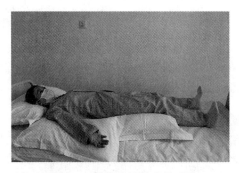
图14-1　偏瘫被照护者仰卧位

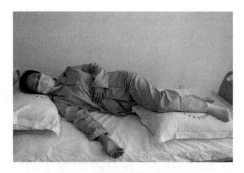
图14-2　偏瘫被照护者患侧卧位

（三）健侧卧位（图14-3）

1.躯干　略前倾。

2.偏瘫侧上肢　肩关节前屈，上肢充分外展放于枕头上，肘关节、腕关节和指关节伸直，手掌向下。

3.偏瘫侧下肢　屈髋屈膝呈迈步的姿势，放于软枕上。

4.健侧上肢　随意放于床上，可屈肘放于耳侧。

5.健侧下肢　髋关节、膝关节微屈，平放于床面上。

6.注意事项　患手和患足平放于枕头上，避免垂于枕头边缘；采取健侧卧位时被照护者感觉最为舒适。

（四）床上坐位

1.坐起时保持髋关节屈曲90°，后背部垫好枕头，躯干直立，双上肢向前伸展，放于床前桌上。臀和大腿下建议放一软枕或坐垫，保持双膝屈曲，角度为50°～60°，患侧足底放一软枕，保持踝关节背屈，双足中立位。

2.常见体位：图14-4示偏瘫被照护者床上坐位。

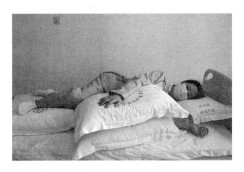

图14-3　偏瘫被照护者健侧卧位

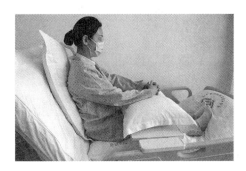

图14-4　偏瘫被照护者床上坐位

（五）坐位

1.患侧上肢下方放置软枕，偏瘫侧肩向前伸，肘部伸直放松；双足平放于轮椅脚踏板上，躯干直立勿倾侧，被照护者后背紧靠椅背坐于轮椅上。

2.常见体位：图14-5示偏瘫被照护者坐位。

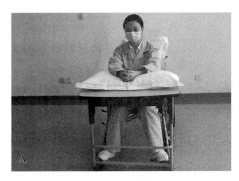

图14-5a　偏瘫被照护者坐位（正面）

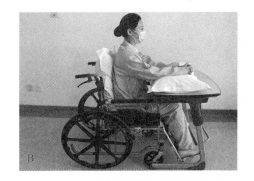

图14-5b　偏瘫被照护者坐位（侧面）

七、注意事项

1.体位摆放应至少2小时变换一次，以免发生压力性损伤。

2.尽早为被照护者进行体位摆放及康复锻炼可促进肢体静脉血回流，减轻患侧肢体的周围组织粘连，降低各类并发症的发生。

3.枕头柔软，大小、厚薄合适；使用矫形器时注意选用大小合适的柔软衬垫，避免压力性损伤的发生。

4.注意观察被照护者有无紧张、焦虑等情绪、周围温度是否过低等，避免引起肌张力的增高。

5.注意保护被照护者隐私，保证被照护者安全。

6.摆放体位时正确用力，避免拖、拉、拽，以防因摩擦力和剪切力造成被照护者皮肤损伤。

八、本节小结

抗痉挛体位摆放是照料肢体障碍被照护者的必备项目，本节内容详细规范地介绍了体位摆放的方法，护理员的操作应严格按照示范流程进行，避免对被照护者造成骨骼及肌肉的拉伤。

九、思考与练习

1.单选题

（1）以下关于抗痉挛体位摆放错误的说法是（　　）？

A.体位摆放变换一次后可维持4小时

B.肢体摆放时不可用蛮力、避免硬性牵拉伤

C.骶尾部、足跟和外踝等常见肢体受压处应予软枕、毛毯铺垫

D.尽量减少仰卧位的时间，因其受颈紧张性反射和迷路

（2）偏瘫被照护者最佳的体位是（　　）？

A.坐位　　B.患侧卧位　　C.仰卧位　　　D.健侧卧位

2.是非题

（1）肢体障碍被照护者使用矫形器时不需要注意衬垫的大小。（　　）

（2）抗痉挛体位摆放可在被照护者生命体征稳定，临床症状不再发展以后的48小时即可进行。（　　）

3.思考题

一位左上肢偏瘫的被照护者，他的患侧卧位应如何摆放？

情景模拟　抗痉挛体位的摆放

【情景导入】

被照护者，女，65岁，高血压3年，未规范服用降压药物，糖尿病5年，血糖控制不佳，因右侧肢体活动受限1天，诊断为脑梗死收入院治疗1周后转入康复科继续治疗，目前被照护者右侧肢体活动障碍，软瘫期，无大小便失禁，无认知障碍。

【路径清单】

（一）思考要点

被照护者卧床期间如何给予正确的体位摆放？

（二）操作目的

1.为偏瘫被照护者进行床上肢体位置的摆放。

2.预防各关节痉挛的发生，避免发生异常姿势。

（三）评估问题

1.被照护者意识是否清楚。

2.评估被照护者肢体的肌力、关节活动度等情况。

3.评估被照护者各种管路情况。

4.评估被照护者所处环境是否安全，能够保护隐私，温度是否适宜。

（四）物品准备

物品包括枕头6～8个、梯形枕、硬枕等。

（五）操作过程

1.操作前准备。

（1）护理员：洗手。

（2）用物：准备齐全。

（3）环境：整洁安静、安全、温湿度适。

2.携用物至床旁，为带管路的被照护者整理好管路。

3.仰卧位时给予被照护者抗痉挛体位摆放

（1）头部垫枕，肩胛下垫薄枕头，保持患肩前伸，外旋。

（2）从右侧肩胛下至上肢垫一长枕，上肢外展20°～30°。

（3）上臂旋后，肘关节、腕关节和指关节伸直，掌心向上，手指伸展，整个上肢和手平放于软枕上。

（4）从右侧髋下至大腿外侧放一软枕，防止患肢外展外旋，膝稍垫起，保持膝关节微屈。

（5）足尖向上保持患足位于中立位。

4.患侧卧位给予被照护者抗痉挛体位摆放

（1）侧卧角度≤60°，右侧在下，左侧在上。

（2）头垫软枕，背后置软垫，躯干略后仰，右上肢外展，前伸旋后，右肩向前拉出，右肩前屈不超过90°，避免受压和后缩。

（3）前臂旋后，肘关节、腕关节和指关节伸直，掌心向上，手指伸展。

（4）右侧下肢髋关节、膝关节微屈，平放于床面上，右侧踝关节中立位。

（5）左腿屈髋屈膝呈迈步的姿势，向前放于长枕上，左上肢自然放松，放在胸前或躯干上。

5.健侧卧位给予被照护者抗痉挛体位摆放

（1）侧卧≥90°，躯干可略为前倾，左侧在下，右侧在上。

（2）头部垫枕，右侧肩关节前屈，上肢和躯干呈90°，右肘伸展，腕关节和指关节伸展，放在枕上，掌心向下。

（3）右下肢屈髋屈膝呈迈步的姿势放于长枕上。右侧踝关节呈中立位，防止足内翻下垂。

（4）左上肢随意放于床上，可屈肘放于耳侧，左下肢髋关节、膝关节微屈，平放于床面上。

［考核标准］

抗痉挛体位摆放技术操作考核评分标准

姓名＿＿＿＿＿　考核人员＿＿＿＿＿　考核日期：　　年　月　日

项目	总分（分）	技术操作要求	标分（分）	评分标准	扣分（分）
仪表	5	仪表、着装符合护理员礼仪规范	5	一项不符合要求扣2分	
操作前准备	5	1.洗手 2.用物准备：枕头6～8个、梯形枕、硬枕、速干手消毒剂，必要时备布带和悬吊带	2 3	漏一项，扣2分	
安全评估	10	1.了解被照护者病情、合作程度 2.解释操作目的、方法及如何配合，询问是否排尿、排便 3.被照护者评估：被照护者病情、意识状态，被照护者上下肢肌力、肌张力、关节活动度、心理情况，皮肤情况、管路情况及需要摆放的体位。注意保暖，保护被照护者隐私 4.环境安静、清洁、舒适，调节适宜温湿度 5.与被照护者沟通时语言规范，态度和蔼	2 2 2 2 2	未解释操作目的、方法等每项扣2分 其余每项扣1分	
操作过程（根据不同情况选择其中一项）	60	1.仰卧位时给予被照护者抗痉挛体位摆放 （1）头部垫枕 （2）肩胛下垫薄枕头，保持患肩前伸，外旋 （3）从患侧肩胛下至上肢垫一长枕，上肢外展20°～30° （4）上臂旋后 （5）肘关节、腕关节和指关节伸直，掌心向上，手指伸展 （6）整个上肢和手平放于软枕上 （7）从患侧髋下至大腿外侧放一软枕，防止患肢外展外旋 （8）膝稍垫起，保持膝关节微曲 （9）足尖向上保持患足位于中立位 2.患侧卧位给予被照护者抗痉挛体位摆放 （1）侧卧角度≤60°，患侧在下，健侧在上 （2）头垫软枕，背后置软垫 （3）躯干略后仰，患侧上肢外展，前伸旋后 （4）患侧肩向前拉出，患侧肩前屈不超过90°，避免受压和后缩 （5）前臂旋后 （6）肘关节、腕关节和指关节伸直 （7）掌心向上，手指伸展 （8）患侧下肢髋关节、膝关节微屈，平放于床面上 （9）患侧踝关节中立位 （10）健侧腿屈髋屈膝呈迈步的姿势，向前放于长枕上	5 5 5 5 10 10 10 5 5 5 5 5 5 5 10 5 5 5 5	未与被照护者交流扣5分 未保护被照护者安全扣3分 暴露被照护者隐私扣3分 体位摆放不正确一处扣3分 未妥善安置导管扣3分 未查看被照护者皮肤一次扣2分 其余一项不合格扣1分	

续表

项目	总分（分）	技术操作要求	标分（分）	评分标准	扣分（分）
		（11）健侧上肢自然放松，放在胸前或躯干上	5		
		3.健侧卧位给予被照护者抗痉挛体位摆放			
		（1）侧卧≥90°，躯干可略为前倾，健侧在下，患侧在上	5		
		（2）头部垫枕	5		
		（3）患侧肩关节前屈	5		
		（4）上肢充分前伸	10		
		（5）患侧肘伸展，腕关节和指关节伸展，放在枕上，掌心向下	5		
		（6）患侧下肢屈髋屈膝呈迈步的姿势放于长枕上	5		
		（7）患侧踝关节中立位，防止足内翻下垂	10		
		（8）健侧上肢随意放于床上，可屈肘放于耳侧	10		
		（9）健侧下肢髋关节、膝关节微屈，平放于床面上	10		
操作后	5	1.帮助被照护者取舒适体位，整理床单	2	一项不符合要求扣2分	
		2.询问被照护者感受，交代注意事项	2		
		3.洗手，记录	1		
评价	10	1.查对规范，操作准确、熟练，步骤正确	5	一项不符合要求扣5分	
		2.爱伤观念强，被照护者无不适，与被照护者沟通有效	5		
理论提问	5	抗痉挛体位摆放的目的是什么	5	少一条扣1分	
合计	100				

理论提问：

抗痉挛体位摆放的目的是什么？

答：①预防及对抗异常痉挛模式的发生。②防止发生继发性的关节挛缩、肢体畸形及肌肉萎缩。③防止发生压力性损伤、深静脉血栓和坠积性肺炎。④早期诱发关节分离活动和有效保护肩关节。

第二节　特殊体位摆放

一、俯卧位通气

俯卧位通气（prone position ventilation，PPV）是临床上常用的治疗重症肺炎被照护者通气的一种体位方式，通过改变被照护者体位使塌陷的肺泡扩张，改善肺通气血流比例，减少无效腔而增加功能残气量，进而改善膈肌运动方式，减轻膈肌及心脏对肺组织的压迫，利于分泌物的引流，改善氧合和廓清气道。

（一）目的

增加功能残气量；改善通气血流比例；改善膈肌的位置和活动方式；减少肺受纵隔和心脏的压迫；改善胸廓的顺应性。

（二）适应证

1.符合ARDS诊断标准，$PaO_2/FiO_2 \leqslant 150mmHg$（$PEEP \geqslant 5\ cmH_2O$，$FiO_2 \geqslant 0.6$）。

2. ARDS诊断早期：$\leqslant 48$小时。

（三）禁忌证

1.绝对禁忌证

（1）尚未稳定的脊髓损伤或骨折（椎体骨折、骨盆骨折、多发骨折、连枷胸等）。

（2）未缓解的颅内压升高。

（3）严重的烧伤。

2.相对禁忌证

（1）腹部手术后。

（2）腹腔高压。

（3）孕妇。

（4）头面部损伤。

（5）血流动力学不稳定。

（6）气管切开。

二、俯卧位引流

俯卧位引流是指通过特殊的体位，借助于重力作用对肺组织的分泌物进行引流的方法。因背部处于更高的位置，使肺组织在胸腔的位置相对更低，在重力作用下，容易将气道内的分泌物引流出来。

（一）目的

促进排出脓痰，使肺病变部位升高，其引流支气管开口向下，使痰液在重力作用下沿体位咳出，经气管引流，有利于排痰。

（二）适应证

肺脓肿、支气管扩张等大量痰液无法顺利清除的被照护者。

（三）禁忌证

年长体弱者，无法忍受所需姿势，无法排出分泌物；抗凝治疗；胸部、脊柱骨折、近期大量咯血和严重的骨质疏松症。

三、俯卧位排痰

体位排痰是根据肺段情况，为被照护者安置舒适的体位，将支气管的分泌物引流至大气管，通过吸引等方式将痰液排出，达到清除目的的一种气道廓清技术。

（一）目的

根据肺叶解剖位置，采取不同的体位，利用重力原理，用较少的能量消耗达到排痰目的。常用俯卧位，头低45°，引流双肺下叶及肺底部。

（二）适应证

1.虚弱、极度疲劳、瘫痪或有术后并发症不能咳出的被照护者。

2.慢性气道阻塞、急性呼吸道感染和急性肺脓肿。

3.肺部分泌物长期不能清除，如支气管扩张、囊性纤维化等。

（三）禁忌证

高龄、体弱伴严重呼吸困难、肺水肿、肺栓塞、心肌梗死、心力衰竭、胸腔积液、急性胸部外伤、出血性疾病。如果在体位排痰过程中出现发绀、呼吸困难加重、PaO_2 < 50 mmHg 或 $PaCO_2$ > 60 mmHg，则需要进行治疗。

四、本节小结

本节主要介绍了俯卧位通气、俯卧位引流、俯卧位排痰三者利用重力作用，扩大肺部容积，扩张肺组织，促使分泌物排出的原理。护理员掌握三者的目的、适应证、禁忌证等内容，在操作过程中，严密观察被照护者病情变化，通过引流排痰，帮助被照护者恢复气道通畅。

五、思考与练习

1.单选题

（1）下面哪项不是俯卧通气的目的（　　）？

A.促使肺功能衰退的被照护者功能残气量增加

B.减少纵隔和心脏对肺的压迫

C.改善循环血流，减少静脉血栓发生的可能性

D.改变胸廓的顺应性

（2）以下哪项不是操作中需监测的生命体征（　　）？

A.BP　　B.T　　C.R　　D.SpO_2

（3）俯卧位引流时常用辅助药物是（　　）？

A.溴己新　　B.硝苯地平　　C.甲硝唑　　D.头孢

（4）俯卧位引流的最佳时间为（　　）？

A.睡前　　B.餐中　　C.两餐之间　　D.餐后

（5）吸气和呼气时间比为（　　）。

A.1：1　　B.1：2　　C.2：1　　D.1：3

（6）下列关于排痰说法错误的是（　　）。

A.操作时护理员五指并拢，手掌呈杯状，有节奏地叩击痰液部位，由下而上、由外向内

B.俯卧位排痰时需指导被照护者有效咳嗽，心脏功能不好被照护者避免使用该方法

C.排痰时间宜选为每晨早饭前及晚间睡眠前

D.排痰原理是利用重力原理，以较少的能量消耗达到排痰的目的

2.是非题

（1）部分被照护者会因紧张而挣扎，为避免受伤应适当给予镇静。（　　）

（2）为被照护者转换俯卧位前要先夹闭所有管路。（　　）

（3）咳痰伴咯血被照护者有呼吸道窒息的风险，宜尽快进行排痰疏通呼吸道。（　　）

（4）肺部分泌物长期不能清除，如支气管扩张、囊性纤维化的被照护者可进行俯卧位排痰。（　　）

（5）身体虚弱且伴有骨质疏松的年轻人适宜采用俯卧位引流排痰。（　　）

（6）被引流出的痰液沾染的衣物可直接与别的被照护者衣物同洗。（　　）

情景模拟1　俯卧位通气技术

【情景导入】

被照护者，男，46岁，身高180cm，体重92kg，因重症肺炎收治呼吸科病房，经口气管插管接呼吸机辅助通气，带右颈部深静脉置管一根，胃管一根，尿管一根，被照护者血氧饱和度85%，呼吸机吸氧浓度100%，现遵医嘱给予被照护者行俯卧位通气。

【路径清单】

（一）思考要点

护理员如何协助重症肺炎被照护者行俯卧位通气？

（二）操作目的

1.改善被照护者的肺通气功能，改善被照护者的氧合。

2.便于引流肺脏部位的分泌物。

（三）评估问题

1.评估被照护者生命体征、血流动力学状态、血氧饱和度、氧疗方式、氧合指数，并确认被照护者意识处于清醒状态。

2.评估被照护者是否有脊柱损伤、急性出血及颅内高压等情况。

3.评估被照护者气道廓清能力、被照护者肌力和自理能力。

4.评估被照护者进食时间，应在被照护者自主进食结束1小时后实施清醒俯卧位，持续鼻饲被照护者，实施清醒俯卧位前，应暂停鼻饲1小时。

5.评估被照护者各种管路情况。

（四）物品准备

物品包括软枕4～6个、手消液。

（五）操作过程

1.操作前准备

（1）护理员：洗手，戴口罩。

（2）用物：软枕4～6个。

（3）环境：室内光线充足，通风，调节温度湿度适宜。

2.携用物至床旁，为带管路的被照护者整理好管路。

3.放平床头，护理员分别站于床头和床两侧，做好分工。

（1）第一名护理员站于放置呼吸机的床头，负责妥善固定呼吸机的管路、安置被照护者头部并负责发出口令。

（2）第二名护理员位于床头端的左侧，负责妥善安置监护仪和固定头部导管。

（3）第三名护理员位于床尾端左侧，负责各类导管维护、股静脉插管、输液管路。

（4）第四名护理员位于床头端的左侧，负责插入该侧颈内静脉、闭合性胸腔引流或腹腔引流等。

4.第一名护理员给出口令，其他护理员同时抬起被照护者，先移到床的一侧，然后将被照护者翻至90°侧卧位，在被照护者肩部、胸部、腹部、膝盖、小腿和其他易受压的骨隆突处垫上软枕，再次由第一名护理员给出口令，其他护理员将被照护者再次翻转至90°俯卧位。

5.将头部抬高20°～30°，在头下垫一个软枕或马蹄形枕，使脸部悬在空中，以免压迫气管导管。被照护者的手臂可以平行于身体两侧放置或上举至头部两侧。将ECG电极和导联线放在与仰卧位相同的背部。

6.根据被照护者的耐受程度、生命体征及血氧饱和度情况确定，最短0.5小时，最长3小时，平均1.5小时，每2小时需为被照护者更换体位，每天总的俯卧位通气时间最长可达12小时。

7.严密观察被照护者生命体征、耐受程度、血氧饱和度等病情变化，随时记录。

（六）操作图（图14-6）

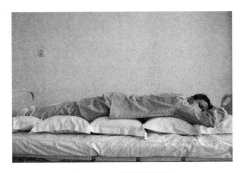

图14-6　俯卧位通气

（七）注意事项

1.注意被照护者安全：更换体位前，观察被照护者各项生理指标，选择最合适的翻身方式，确保有足够的护理员保护被照护者。适当镇静，减少耗氧量，防止被照护者因焦虑、紧张、躁动而受伤或导管断开，更换体位前后吸入纯氧2～5分钟。

2.清理呼吸道：在进行俯卧位通气前，应先由护士将被照护者气道内的痰液或分泌物完全吸出，在被照护者俯卧位时护理员可以帮助被照护者叩背，从而促进痰液的排出。

3.观察被照护者生命体征的变化：仔细观察被照护者每小时的R、BP、RR、SpO_2等。仔细观察被照护者的意识情况，发现异常及时通知医生采取措施。改变俯卧位时，被照护者头部偏向一侧并固定方便观察被照护者气道情况。

4.保持管路通畅：俯卧位通气时工作难度较大，特别是要及时松开因俯卧位换体位而应夹紧的各管路，确保所有管路通畅，全程严密监护被照护者，防止被照护者因情绪激动或其他原因拔管。

5.要与被照护者或家属做好沟通解释。

［考核标准］

俯卧位通气技术操作考核评分标准

姓名＿＿＿＿＿＿ 考核人员＿＿＿＿＿＿ 考核日期： 年 月 日

项目	总分（分）	技术操作要求	标分（分）	评分标准	扣分（分）
仪表	5	仪表、着装符合护理员礼仪规范	5	一项不符合要求扣2分	
操作前准备	5	1.洗手 2.用物准备：软枕4～6个、速干手消毒剂	2 3	漏一项，扣2分	
安全评估	10	1.评估被照护者生命体征、血流动力学状态、血氧饱和度、氧疗方式、氧合指数、意识状态	2	未解释操作目的、方法等每项扣2分 其余每项扣1分	
		2.评估被照护者是否有脊柱损伤、急性出血及颅内高压等情况	2		
		3.评估被照护者气道廓清能力、被照护者肌力和自理能力	2		
		4.评估被照护者进食时间，应在被照护者自主进食结束1小时后实施清醒俯卧位，持续鼻饲被照护者，实施清醒俯卧位前，应暂停鼻饲1小时	2		
		5.评估被照护者各种管路情况	2		
操作过程	60	1.携用物至床旁，解释目的和注意事项，为带管路的被照护者整理好管路	5	未保护被照护者安全扣3分 暴露被照护者隐私扣3分 体位摆放不正确一处扣3分 未妥善安置导管扣3分 未查看被照护者皮肤一次扣2分 口令不一致扣5分 其余一项不合格扣1分	
		2.放平床头，护理员分别站于床头和床两侧，做好分工			
		（1）第一名护理员站于放置呼吸机的床头，负责妥善固定呼吸机的管道、安置被照护者头部并负责发出口令	5		
		（2）第二名护理员位于床头端的左侧，负责妥善安置监护仪和固定头部导管	5		
		（3）第三名护理员在床尾端左侧，负责各类导管维护、股静脉插管、输液管路	5		
		（4）第四名护理员位于床头端的左侧，负责插入该侧颈内静脉、闭合性胸腔引流或腹腔引流等	5		
		3.第一名护理员给出口令，另外护理员同时抬起被照护者，先移到床的一侧	2		
		4.将被照护者翻至90°侧卧位，然后在被照护者肩部、胸部、腹部、膝盖、小腿和其他易受压的骨隆突处垫上软枕	10		
		5.再次由第一名护理员给出口令，其他护理员将被照护者再次翻转90°至俯卧位	10		
		6.将头部抬高20°～30°，在头下垫一个软枕或马蹄形枕，使脸部悬在空中	3		

续表

项目	总分（分）	技术操作要求	标分（分）	评分标准	扣分（分）
		7.被照护者的手臂平行于身体两侧放置或上举至头部两侧放置	2		
		8.将ECG电极和导联线放在与仰卧位相同的背部	2		
		9.观察被照护者的生命体征、耐受程度及血氧饱和度情况，每天总的俯卧位通气时间最长可达12小时	3		
		10.整理床单位，洗手，记录通气时间	3		
操作后	5	1.给予被照护者取舒适体位，整理床单 2.观察心电监护及被照护者面色情况 3.洗手，记录	2 2 1	一项不合要求扣2分	
评价	10	1.查对规范，操作准确、熟练，步骤正确 2.爱伤观念强，被照护者生命体征平稳	5 5	一项不符合要求扣5分	
理论提问	5	俯卧位通气的适应证有哪些	5	少一条扣1分	
合计	100				

理论提问

俯卧位通气的适应证有哪些?

答：①符合ARDS诊断标准，$PaO_2/FiO_2 \leqslant 150mmHg$（$PEEP \geqslant 5\,cmH_2O$，$FiO_2 \geqslant 0.6$）。②ARDS诊断早期：$\leqslant 48$小时。

情景模拟2　俯卧位引流

【情景导入】

被照护者，女，53岁，身高165cm，体重65kg，因病毒性肺炎收治呼吸科病房，经口气管插管接呼吸机辅助通气，戴右颈部深静脉导管一根，胃管一根，尿管一根，被照护者血氧饱和度85%，呼吸机吸氧浓度60%，CT显示被照护者肺下叶痰液较多，经口气管插管吸出黄白、II度痰液，现遵医嘱给予被照护者行俯卧位引流肺下叶。

【路径清单】

（一）思考要点

护理员如何协助病毒性肺炎被照护者行俯卧位引流，促进痰液排出?

（二）操作目的

1.促进被照护者支气管、肺泡内的痰液排出。

2.保持被照护者气道通畅，肺功能恢复。

（三）评估问题

1.根据肺部X线检查评估被照护者病变部位。

2.评估被照护者心理状态、合作程度。

3.评估被照护者年龄、病史及身体情况。

（四）物品准备

物品包括软枕4～6个、漱口水、听诊器、痰杯、纸巾、速干手消毒剂。

（五）操作过程

1.操作前准备

（1）护理员：洗手戴口罩。

（2）用物：口腔护理设备、痰缸、含氯消毒片。

（3）环境：室内光线充足，通风，调节温湿度适宜。

2.携用物至床旁，向被照护者解释引流目的、方法和注意事项，取得被照护者的配合，为带管路的被照护者整理好管路。

3.使被照护者处于俯卧位，使病变部位处于高处，引流支气管开口向下，有利于肺下叶引流。

4.嘱被照护者深呼吸，使用腹肌用力咳痰，痰液黏稠难咳出者，需先雾化吸入，用祛痰药稀释痰液，或用支气管扩张剂改善引流效果。

5.被照护者咳嗽时用手掌拍打或轻轻震动被照护者胸背部，松解黏性痰液，以利于痰液排出。

6.引流结束，指导被照护者平卧位或半坐卧位休息。

7.漱口，擦净口周痰液，保持口腔清洁舒适。

8.观察痰液颜色、量、性状，并记录，必要时送检。

9.洗手，观察生命体征、肺部啰音、呼吸音变化及治疗效果。

10.整理床单位。

（六）操作图（图14-7）

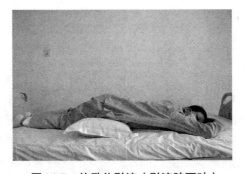

图14-7　俯卧位引流（引流肺下叶）

（七）注意事项

1.通常在餐前或两餐之间进行引流，1～3次/日，每次15分钟；倾斜角度为10°～45°，为被照护者进行体位的摆放时，要充分考虑被照护者的病情和耐受程度。

2.护理员需要了解病变部位，采取正确体位，才能达到满意的引流效果。

3.引流过程中需观察被照护者病情、生命体征、呼吸情况。

4.若出现头晕、发绀、呼吸困难、咯血、出汗、脉速、疲劳等情况时应立即停止操作。

5.如痰液黏稠不易咳出，使用超声雾化吸入及药物治疗稀释痰液，便于引流。

6.体位引流后注意观察排出痰液的颜色、性状、量等。

7.坚持每天行体位引流，每日总痰量减少到30ml以下停止引流。

[考核标准]

俯卧位引流技术操作考核评分标准

姓名＿＿＿＿＿　考核人员＿＿＿＿＿　考核日期：　年　月　日

项目	总分（分）	技术操作要求	标分（分）	评分标准	扣分（分）
仪表	5	仪表、着装符合护理员礼仪规范	5	一项不符合要求扣2分	
操作前准备	5	1.洗手 2.用物准备：软枕4～6个、漱口水、听诊器、痰杯、纸巾、速干手消毒剂	2 3	漏一项，扣2分	
安全评估	10	1.根据被照护者肺部X线检查及听诊啰音评估病变部位 2.评估被照护者心理状态、合作程度 3.评估被照护者年龄、病史及身体情况	5 3 2	未解释操作目的、方法等每项扣2分 其余每项扣1分	
操作过程	60	1.携用物至床旁，向被照护者解释引流目的、方法和注意事项，取得被照护者的配合 2.整理好管路并保持通畅 3.痰液黏稠难咳出者，需先雾化吸入，用祛痰药稀释痰液，或用支气管扩张剂改善引流效果 4.被照护者处俯卧位，使病变部位处于高处，引流支气管开口向下 5.护理员用手掌拍打或轻轻震动被照护者胸背部，松解黏性痰液 6.嘱被照护者深呼吸，使用腹肌用力咳痰 7.引流结束，指导被照护者平卧位或半坐卧位休息 8.漱口，擦净口周痰液，保持口腔清洁舒适 9.观察痰液颜色、量、性状，并记录，必要时送检 10.洗手，观察生命体征、肺部啰音、呼吸音变化及治疗效果 11.整理床单位	3 3 5 2 10 10 10 5 5 5 2	未保护被照护者安全扣3分 暴露被照护者隐私扣3分 体位摆放不正确一处扣3分 未妥善安置导管扣3分 未查看被照护者皮肤一次扣2分 未指导深呼吸扣5分 未观察痰液性状、量等扣5分 未听诊扣3分	
操作后	5	1.给予被照护者取舒适体位，整理床单 2.痰液按感染性医疗垃圾处理 3.洗手、记录	2 2 1	一项不符合要求扣2分	
评价	10	1.查对规范，操作准确、熟练，步骤正确 2.爱伤观念强，被照护者无不适	5 5	一项不符合要求扣5分	
理论提问	5	俯卧位引流的目的是什么	5	少一条扣1分	
合计	100				

理论提问

俯卧位引流的目的是什么？

答：促进排出脓痰，使肺病变部位升高，其引流支气管开口向下，使痰液在重力作用下沿体位咳出，经气管引流，有利于排痰。

情景模拟3　俯卧位排痰

【情景导入】

被照护者，男，72岁，身高175cm，体重85kg，因重症肺炎收治呼吸科病房，经口气管插管接呼吸机辅助通气，戴左颈部深静脉导管一根，尿管一根，经人工气道吸出痰液呈黄色，性状黏稠，现遵医嘱给予被照护者行俯卧位排痰。

【路径清单】

（一）思考要点

护理员如何为痰液黏稠的被照护者行体位排痰？

（二）操作目的

1.有利于痰液排出，控制呼吸道感染，防止加重缺氧。

2.保持气道通畅，减少反复感染，改善被照护者肺功能。

（三）评估问题

1.根据肺部X线检查评估被照护者病变部位。

2.评估被照护者心理状态、合作程度。评估被照护者胸腹部皮肤有无伤口、皮肤有无破损、管路情况，询问医师确定被照护者病变部位。

3.评估被照护者年龄、病史及身体情况。

（四）物品准备

物品包括枕头、听诊器、弯盘、抽纸、一次性水杯（装有温水）、痰杯2个、手消液、垃圾桶等。

（五）操作过程

1.操作前准备

（1）护理员：洗手戴口罩。

（2）用物：口腔护理设备、痰杯2个、含氯消毒片。

（3）环境：室内温度和湿度适宜，光线充足，通风，半小时内无洒扫。

（4）时间安排在两餐之间。

2.携用物至床旁，询问、了解被照护者身体状况，向被照护者解释排痰目的、方法和注意事项，取得被照护者的配合。

3.指导被照护者缩唇腹式呼吸：先闭上嘴巴，用鼻子深吸气，挺起腹部，尽量向下推动横膈膜，屏住呼吸2～3秒，慢慢收回嘴巴并呼气，尽量收腹，吹气。呼吸持续4～6秒，吸呼气的时间比例为1:2。

4.协助被照护者取俯卧位。

5.叩击：护理员五指并拢，手掌呈杯状，有节奏地叩击痰液部位，自下而上、由外向内，每分钟120～180次，每个部位叩击2～5分钟。

6.震颤叩击拍打后护理员双手交叉或重叠按在病变部位并压紧，指导被照护者深吸气后缓慢呼气，在呼气末时做快速轻柔的抖动，连续3～5次。

7.引流时间5～10分钟。若仍未咳出分泌物，则进行下一个部位的体位引流。

8.引流结束，摇平床尾，协助被照护者坐起排痰。

9.指导被照护者有效的咳嗽：被照护者慢慢地深吸气，短暂屏住呼吸3秒，然后张开嘴巴，腹部肌肉发力，暴发性咳嗽2～3声，停止咳嗽后慢慢吹出余气，促使痰液咳出。

10.观察痰液的颜色、性状、量。

11.协助被照护者漱口，擦净口唇。

（六）操作图（图14-8）

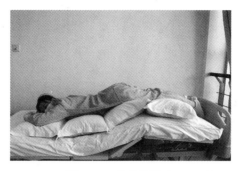

图14-8　俯卧位排痰

（七）注意事项

1.应在餐前或两餐之间进行，每次操作时间30～45分钟。

2.为被照护者安置好体位后，帮助被照护者拍背并指导被照护者配合深呼吸及咳嗽，帮助痰液排出。

3.体质虚弱，严重心肺功能不全或大咯血被照护者慎用。

4.引流过程中被照护者出现不适要立即更换体位或停止引流，一个部位引流结束，指导被照护者做有效咳嗽。

5.进行体位排痰时应合理使用防护栏，以保证被照护者安全。

［考核标准］

俯卧位排痰技术操作考核评分标准

姓名_____　考核人员_____　考核日期：　年　月　日

项目	总分（分）	技术操作要求	标分（分）	评分标准	扣分（分）
仪表	5	仪表、着装符合护理员礼仪规范	5	一项不符合要求扣2分	
操作前准备	5	1.洗手 2.用物准备：枕头、听诊器、弯盘、抽纸、一次性水杯（装有温水）、痰杯、手消液、垃圾桶	2 3	漏一项，扣2分	
安全评估	10	1.根据肺部X线检查及听诊啰音评估被照护者病变部位 2.评估被照护者心理状态、合作程度。评估被照护者胸腹部皮肤有无伤口、皮肤有无破损、管路情况，询问医师确定被照护者病变部位 3.评估被照护者年龄、病史及身体情况	5 3 2	未解释操作目的、方法等每项扣2分 其余每项扣1分	

续表

项目	总分（分）	技术操作要求	标分（分）	评分标准	扣分（分）
操作过程	60	1.携用物至床旁，询问、了解被照护者身体状况，向被照护者解释排痰目的、方法和注意事项，取得被照护者的配合	3	未保护被照护者安全扣3分 暴露被照护者隐私扣3分 体位摆放不正确一处扣3分 未妥善安置导管扣3分 未查看被照护者皮肤一次扣2分 口令不一致扣5分 其余一项不合格扣1分	
		2.指导被照护者缩唇腹式呼吸：先闭上嘴巴，用鼻子深吸气，挺起腹部，尽量向下推动横膈膜，屏住呼吸2～3秒，慢慢收回嘴巴并呼气，尽量收腹，吹气。呼吸持续4～6秒，吸呼气的时间比例为1:2	10		
		3.协助被照护者取俯卧位，整理各种管路	2		
		4.护理员五指并拢，手掌呈杯状，有节奏的叩击痰液部位，自下而上、由外向内，每分钟120～180次，每个部位叩击2～5分钟	10		
		5.叩击拍打后，护理员双手交叉或重叠按在病变部位并压紧，指导被照护者深吸气后缓慢呼气，在呼气末时做快速轻柔的抖动，连续3～5次	10		
		6.引流时间5～10分钟。若仍未咳出分泌物，则进行下一个部位的体位引流	2		
		7.引流结束，摇平床尾，协助被照护者坐起	2		
		8.被照护者慢慢深吸气，短暂屏住呼吸3秒，然后张开嘴巴，腹部肌肉发力，暴发性咳嗽2～3声，促使痰液咳出	10		
		9.观察痰液的颜色、性状、量，必要时送检	5		
		10.协助被照护者漱口，擦净口唇	3		
		11.洗手，观察生命体征、肺部啰音、呼吸音变化及治疗效果	2		
		12.整理床单位	1		
操作后	5	1.给予被照护者取舒适体位 2.痰液按感染性医疗垃圾处理 3.洗手、记录	2 2 1	一项不合要求扣2分	
评价	10	1.查对规范，操作准确、熟练，步骤正确 2.爱伤观念强，被照护者无不适	5 5	一项不符合要求扣5分	
理论提问	5	俯卧位排痰的适应证是什么	5	少一条扣1分	
合计	100				

理论提问

俯卧位排痰的适应证是什么？

答：①虚弱、极度疲劳、瘫痪或有术后并发症不能咳出的被照护者。②慢性气道阻塞、急性呼吸道感染和急性肺脓肿。③肺部分泌物长期不能清除，如支气管扩张、囊性纤维化等。

第三节　被动活动技术

一、目的

1.能熟练操作被动活动技术。

2.熟悉被动活动技术的注意事项。

二、适应证

机械性因素引起的软组织挛缩、粘连、疼痛、肌肉痉挛；减少和限制由神经系统疾病引起的关节活动范围；不能主动活动者，如昏迷、完全卧床等。

三、禁忌证

关节不稳、关节急性炎症、关节骨折未完全愈合或骨关节结核、损伤引起的肿胀、肿瘤等。

四、作用

即时效果好，静止状态下被照护者肌肉和四肢的紧张迅速放松，关节被动运动幅度大，姿势矫正。

五、缺点

对促进运动功能、提高运动能力、减轻体位紧张作用不大，但长此以往，会造成被照护者运动功能和运动能力的丧失；过度伸展关节活动范围会降低被照护者的控制能力。

六、躯体的被动活动方法

（一）肩关节屈曲

被照护者取仰卧位，护理员用一只手握住肘关节的上方，用另一只手握住腕关节，然后沿着头顶上方的矢状面慢慢地将被照护者的上肢向上抬起。

（二）肩关节外展

被照护者取仰卧位，护理员一手托住被照护者肘关节上部，另一手托住腕关节，然后将被照护者上肢沿头部上方额状面缓慢向上抬起。

（三）肩关节内外旋

被照护者取仰卧位，肩关节外展90°，肘关节屈曲，护理员一手握住被照护者肘关节，一手握住被照护者腕关节，以肘关节为轴转动上肢向内和向外。

（四）肘关节

被照护者取仰卧位，上肢外展，护理员一手托住被照护者肘关节，另一手托住被照护者腕关节，使肘关节屈曲。

（五）前臂和腕关节

被照护者肘关节屈曲，护理员一手托住被照护者肘关节上部固定，另一手握住手指，旋前旋后旋转前臂。护理员用一只手握住被照护者的上腕，另一只手握住下腕，屈伸腕。

（六）髋关节屈曲

被照护者取仰卧位，护理员一手托住被照护者小腿，另一手托住被照护者足后跟，双手在矢状面向上弯曲大腿，使大腿前部尽可能地靠近被照护者腹部。

（七）髋关节伸展

被照护者取仰卧位，护理员一手抓住踝关节上部，另一手从下方抓住膝关节前部，前臂拉动被照护者小腿膝关节，用力抬起并被动地伸展髋部。

（八）髋关节外展

被照护者取仰卧位，护理员一手放在膝关节下方，另一手握住踝关节上部，沿额状面移动下肢。

（九）踝关节背屈

被照护者取仰卧位，护理员一手固定踝关节上部，另一手搁在被照护者足后跟上，前臂贴在被照护者足底外侧用力向上拉。

七、注意事项

1.被照护者应以舒适的姿势躺下并尽量放松，必要时脱掉任何使操作困难的衣服或物品。

2.训练应在被照护者能忍受的无痛或微痛范围内进行，避免使用暴力，以免造成组织损伤。

3.对感觉功能障碍者进行关节活动度训练时，应在有经验的治疗师监督下进行。

4.做多关节幅度训练时，可以一个关节一个关节训练，也可以几个关节按从远到近的顺序一起训练。

5.关节活动训练配合镇痛药或药物、理疗等治疗措施，可加强康复效果。

八、本节小结

多数肢体障碍被照护者丧失主动活动的能力，因此护理员需熟练掌握被动活动技术。被动活动的部位及方法很多，护理员完全熟练地掌握有一定的难度，在实施操作前需做好被照护者的心理建设，瘫痪被照护者多有恐惧、自卑心理，护理员应给予被照护者信心，促进肢体恢复。

九、思考与练习

1.单选题

（1）被动活动时肩关节适宜外展度数为（　）？

A. 60°　　B. 90°　　C. 120°　　D. 180°

（2）何种病症被照护者不适宜进行被动活动技术（　）？

A.神经性疾病导致的关节受限

B.昏迷、嗜睡被照护者

C.疼痛及肌痉挛

D.未完全愈合的骨折

2.是非题

（1）做多关节幅度训练时，可以一个关节一个关节训练，也可以几个关节按从远到近的顺序一起训练。（　　）

（2）护理员在为被照护者进行被动活动时可在被照护者未感受到疼痛的情况下最大力度与角度的活动。（　　）

第四节　主动活动技术

一、定义

被照护者主动用力收缩肌肉完成的关节运动或维持关节活动范围的训练，根据被照护者情况选择单关节或多关节、单方向或多方向的运动；根据病情选择体位，如卧位、坐位、站位和悬挂位等。

二、目的

1.提高活动感觉的清晰度。

2.提高空间、时间知觉的精确性。

3.改善活动思维过程的敏捷性、灵活性。

4.加强情绪的稳定性。

5.加强意志的坚韧性。

三、适应证

1.肌力低于3级，能主动运动的被照护者。

2.关节粘连或肌张力增加限制关节活动而能够自行配合运动的被照护者。

3.用于改善心肺功能的有氧训练等。

四、禁忌证

骨折未痊愈、急性骨关节炎症、关节脱位、骨关节结核、肿瘤被照护者。

五、操作方法与步骤

1.床上横向运动移向健侧。指导被照护者用健手将患手放于胸前，将健侧下肢伸到患侧腘窝沿小腿下滑到踝关节，用健侧腿抬起患侧腿将双腿同时移向健侧；健腿屈曲，足底撑床，健侧上肢屈曲，肘部撑床，健侧足、健侧肘同时用力，抬起臀部，将身体移到健侧；最后向健侧移动将头部和肩膀，询问被照护者感受，同法向患侧移动。

2.床上支撑。拉起双侧床挡，协助被照护者用双手力量借助床挡坐起，被照护者伸膝坐位、躯干稍前倾，双手握拳放于身体两侧，肘关节伸直，双上肢用力撑起身体，使臀部向上抬起并离开床面做床上撑起运动。注意保护被照护者安全，询问感受。

3.坐位向后运动。被照护者伸膝坐位，身体前倾，双手握拳置于躯干两侧后方，双上肢用力撑起臀部，臀部离床的同时，向后方移动躯干，注意保护被照护者安全，询问感受。

4.坐位向前运动。被照护者双手将双腿盘起，身体前倾，双手握拳置于躯干两侧前方，双上肢用力撑起臀部，臀部离床的同时，向前方移动躯干，然后双手将双腿向前移动。注意保护被照护者安全，询问感受。

5.由仰卧位转向。患侧屈髋屈膝，双手握住上肢肘部伸直，做Bobath握手，肩部抬高约90°，头转向一侧，健肢带动患肢转向对侧时用力转动躯干，同时将膝盖向同侧倾斜，翻身到患侧。在此过程中，护理员应站在患侧，以减少被照护者的恐惧。初期可给予适当协助，护士用双手协助被照护者手和膝关节摆动。向患侧翻身比向健侧翻身更容易，但要注意不要损伤患侧肩部。

6.起坐。被照护者侧卧时健足勾住患侧踝关节，将腿伸至床外，然后将健手置于患侧腋下支撑，用力推动身体，同时躯干用力坐起。当出现困难时，护理员可以按压被照护者膝盖和小腿或推被照护者颈部以帮助坐起。

7.仰卧位挤压肩关节。患臂完全伸直时抬高。护理员一手握住患臂，伸掌抵住手腕后侧，另一手放在手腕上，保持肘关节伸直，将肱骨压入关节盂。同时帮助被照护者进行前屈外展。在此过程中需注意被照护者的感觉，另外被照护者可主动用肩部推动护理员的手使肩胛骨活动，护理员可推动提供阻力。健侧卧位下也可以锻炼。

8.手指训练。控制拇指的关键点以减轻手部屈肌疼痛，在这个位置也可练习手指伸展。

9.肘关节旋后活动。连续牵拉旋前肌，然后快速拉动旋后肌，及时嘱被照护者将前臂旋后，掌心向上，护理员可适当给予协助。

10.双上肢抬高仰卧位，Bobath握手，健侧上肢带动患侧上肢，做肩关节全范围的屈曲。在屈曲结束时将患手掌心向下，使其前臂旋后。掌心相对可使肩外旋。这种训练对于保持关节的活动范围，被照护者感受肩关节的空间位置和运动感，以及更好地了解患肢是非常重要的。

11.骨盆带摆动从躯干开始，由近端向远端依次进行，摆髋是早期髋关节控制能力的重要锻炼。被照护者仰卧，双膝弯曲。患侧跟上健侧从一侧摆动到另一侧，髋关节由外旋转内旋的过程比较困难，初期可适当协助。

12.分夹腿运动同上体位，双髋同时做重复的外旋至中立位运动，体位困难时，可在健膝内侧施加阻力，增强关节反应，促进髋关节外旋至中立位。患侧髋的控制能力差，劈腿时过度外旋容易损伤内收肌，必须注意保护。

13.仰卧位屈膝运动。下肢抗重力肌萎缩会导致屈膝困难，应进行屈膝运动。被照护者取仰卧位，从伸展位置开始运动，足跟不可离床。护理员可在早期阶段有困难时控制被照护者的足部。

14.仰卧位床边屈膝髋关节伸展，小腿垂在床边。护理员可帮助保持足踝背屈以避免重力的影响引起足下垂。

15.自然平衡训练。被照护者取坐位，护理员先帮助被照护者维持静态平衡，再训练动态平衡。被照护者呈直立坐姿，护理员指导被照护者向各个方向移动，躯干向侧面弯曲或转动，或保持直立坐姿的同时移动上肢。也可以直立坐位下练习触摸物体及投掷和接球。

六、注意事项

1.训练前向被照护者说明治疗目的和动作要点，取得被照护者的配合。

2.未愈合的骨折应给予足够的支持和保护。

3.活动时尽量使关节活动幅度最大，用力最大，以引起轻微疼痛为宜。如果需要，可增加肌肉阻力练习。

4.训练时，动作要轻柔、有节奏地重复数次，动作达到最大幅度后应保持数秒。

5.神经系统疾病被照护者进行主动运动时，早期以闭链运动为主，恢复期后开链和闭链运动交替进行。

七、本节小结

主动活动技术应用广泛，护理员须掌握该技能。不论是肢体活动自由或是肢体障碍被照护者都需进行主动活动技术来促进肢体更灵活化，本节内容要点过多，护理员应多多背诵练习以期熟练指导被照护者促进康复。

八、思考与练习

1.单选题

（1）下列哪种病症的被照护者适合主动活动技术（　　）？

A.关节粘连

B.关节急性炎症

C.骨折未完全愈合

D.骨关节结核和肿瘤

（2）下列关于主动活动技术说法错误的是（　　）？

A.主动锻炼时，动作要有节制，缓慢，幅度尽量大，以引起轻微疼痛的最大用力为宜。

B.活动时尽量使关节活动幅度最大，用力最大，以引起轻微疼痛为宜。如果需要，可增加肌肉阻力练习。

C.对于骨折未愈合等应给予充分的支持和保护

D.神经系统疾病被照护者进行主动运动时，早期以闭链运动为主，恢复期后开链和闭链运动交替进行

2.是非题

（1）主动活动训练时，动作要轻柔、有节奏地重复数次，动作达到最大幅度后应保持数秒。（　　）

（2）平衡训练时，先练习静态平衡再练习动态平衡。（　　）

3.思考题

一位右侧偏瘫被照护者应如何进行床上横向运动移向健侧？

第五节　生活照护技术

一、穿脱衣服、鞋袜的照护

很多脑卒中被照护者因神经受损影响肢体功能障碍，引起偏瘫，一侧肢体活动不利，所以这部分被照护者的穿衣与正常人不同，必须注意防止患肢过度牵拉受损，充分利用健肢。穿衣时先穿患侧再穿健侧，脱衣时先脱健侧再脱患侧；注意选择宽松、简单的衣服。

对于偏瘫被照护者，更换裤子时，建议被照护者平躺，松开纽扣或腰带，把裤子脱至臀部以下，扶被照护者于床边坐下，先脱下健侧的裤腿，再指导被照护者将患腿略弯曲后脱下患侧的裤腿，被照护者坐在床上两腿分开，将患侧裤腿套好至露出足面，再套入健侧裤腿至露出足面，尽量上提裤腿然后躺下，将裤子拉至腰间，提好裤子，整理裤子系好纽扣或腰带。

二、如厕的照护

协助被照护者如厕是护理员工作中的重要组成部分，在此过程中，涉及体位的变换、转移等活动，对于存在肢体活动障碍、头晕、虚弱等不适的被照护者，护理员需重点做好安全风险防范，防跌倒、摔伤等情况的发生。

长期卧床易发压疮，被照护者如厕结束，应及时观察、给药，避免加重皮肤破溃。穿脱衣服时，避免衣物牵拉用力，引起皮肤受损。

三、本节小结

为肢体障碍被照护者更换衣物是护理员的必备技能。本节内容详细讲述了操作原则及护理员为被照护者更换衣物时应尽量轻柔，避免肢体拉伤及皮肤损伤，不可使被照护者出现抵抗换衣情绪。

照护被照护者如厕是护理员的必备技能。本节内容详细讲述了护理员协助被照护者如厕时的操作原则及注意事项，协助被照护者如厕时要充分评估被照护者及周围环境，根据被照护者身体状况选择合适的如厕方式，保障被照护者安全。

四、思考与练习

1.单选题

（1）穿脱衣物应遵循的原则是（　　）。

A.先穿患侧，先脱患侧

B.先穿患侧，后脱健侧

C.先脱健侧，先穿健侧

D.先脱健侧，先穿患侧

（2）下列说法错误的是（　　）。

A.穿脱衣服时应关注被照护者皮肤状态，避免进一步损伤

B.进行穿脱衣服时不宜用力拉扯衣物或肢体

C.宜选择大小、松紧、薄厚适宜的拉链衣裤，以利于穿脱和舒适

D.进行穿脱衣物等私密性操作时应做好被照护者的隐私自尊保护

（3）将被照护者由床转移到轮椅时，轮椅与床的角度应为（ ）。

A.0°　　　B.45°　　　C.90°　　　D.120°

（4）进行如厕照护时，以下不需评估的是（ ）。

A.地面是否清洁、干燥

B.被照护者下肢皮肤状态

C.轮椅各部件的性能

D.床单位是否清洁

2.是非题

（1）秉承节力省力原则，护理员可在更换衣物时顺便进行床单位清洁。（ ）

（2）护理员因工作任务繁重，可在操作前省去为被照护者心理建设。（ ）

（3）被照护者从轮椅转移回床单位时，尽量使其用力护理员协助余力。（ ）

（4）进行如厕照护前可将床两边的床挡同时放下，选择护理员顺手的一边进行。（ ）

3.思考题

如何为右下肢偏瘫被照护者更换裤子？

情景模拟1　协助偏瘫穿脱衣服、鞋袜

【情景导入】

被照护者，女，66岁，因5年前卒中偏瘫，需协助穿脱衣物、鞋袜。

【路径清单】

（一）思考要点

怎样为偏瘫被照护者安全穿脱衣物、鞋袜？

（二）操作目的

1.规整地穿脱衣物、鞋袜，使之看起来整洁。

2.保持被照护者舒适。

（三）评估问题

1.为被照护者穿脱衣物、鞋袜过程中能否配合。

2.评估被照护者皮肤及肢体活动情况。

3.评估被照护者所处环境是否安全，能够保护隐私，温度是否适宜。

（四）物品准备

物品包括清洁衣裤、鞋袜。

（五）操作过程

1.操作前准备

（1）护理员：洗手。

（2）用物：备齐用物并检查，合理放置。

（3）环境：整洁安静、安全、温湿度适。

2.携用物至床旁，为带管路的被照护者整理好管路。

3.询问被照护者需求，是否需要大小便，需要时协助用便器。解释换单目的、方

法、注意事项，取得配合。

4. 穿衣、穿鞋袜

（1）被照护者取坐位，将衣服背面朝上衣领朝近侧平铺在双腿上，衣袖垂直于两腿间。

（2）将患侧上肢套进衣袖并用健手将衣领拉至肩峰。

（3）健手拉住衣服的领子，从前向后绕过头部至偏瘫侧肩部，将健侧衣袖拉到健侧斜上方。

（4）另一侧健手穿入衣袖。

（5）整理衣服并系衣扣。

（6）被照护者坐在床上两腿分开。

（7）将患侧裤腿套好至露出足面。

（8）再套入健侧裤腿至露出足面。

（9）尽量上提裤腿然后躺下，将裤子拉至悬腰，提好裤子。

（10）整理裤子系好纽扣或腰带。

（11）被照护者坐位时，用健手将患侧腿抬起放在健侧腿上。

（12）为患足穿鞋或袜。

（13）用健手放下患侧腿，全足掌着地后身体重心向患侧转移坐稳。

（14）抬起健腿放于患腿上穿好健足鞋或袜。

5. 脱衣、脱鞋袜

（1）解开衣扣。

（2）脱患侧衣服至肩下。

（3）再脱健侧衣服至肩下。

（4）两侧自然下滑脱出健侧衣袖。

（5）最后脱下患侧衣袖。

（6）被照护者平躺松开纽扣或腰带。

（7）把裤子脱至臀部以下。

（8）扶被照护者于床边坐下，脱下健侧裤腿。

（9）嘱患腿稍弯曲再脱下患侧裤腿。

（10）被照护者取坐位。

（11）抬健腿于患腿上脱下鞋或袜。

（12）同法再脱另一只鞋子。

（六）注意事项

1. 穿脱原则：穿衣时先穿好患侧，再穿健侧；脱衣时先脱下健侧，再脱患侧。

2. 选择合适的衣物，要求大小合适、松紧适度、薄厚适宜，利于穿脱，被照护者舒适。

3. 鞋子不要太硬或太重，建议使用松紧带代替鞋带，鞋袜应放在被照护者易拿取的地方。

4. 尽量不穿拉链衣裤，以防伤到被照护者。

［考核标准］

偏瘫被照护者穿脱衣物、鞋袜技术操作考核评分标准

姓名_____　考核人员_____　考核日期：　　年　　月　　日

项目	总分（分）	技术操作要求	标分（分）	评分标准	扣分（分）
仪表	5	符合护理员规范要求	5	一项不符合要求扣1分	
操作前准备	5	1.洗手 2.备齐并检查用物，放置合理	2 3	一项不符合要求扣2分	
安全评估	10	1.被照护者病情、管路、意识、自理能力、合作程度 2.被照护者肢体活动情况 3.环境：整洁、安静、安全，温湿度适宜，关门窗	4 4 2	一项不符合要求扣2分	
操作过程	60	1.携用物至床旁，评估被照护者情况，为带管路的被照护者整理好管路 2.询问被照护者需求，解释穿脱衣物、鞋袜的方法、注意事项 3.穿衣、穿鞋袜 （1）被照护者取坐位，将衣服背面朝上衣领朝近侧平铺在双腿上，衣袖垂直于两腿间 （2）先将患肢套进衣袖并拉至肩峰 （3）一只手拉住衣领，沿偏瘫侧肩部从前向后绕过头部，将健侧衣袖拉到健侧斜上方 （4）另一侧健手穿入衣袖 （5）整理衣服并系衣扣 （6）被照护者坐在床上两腿分开 （7）将患侧裤腿套好至露出足面 （8）再套入健侧裤腿至露出足面 （9）尽量上提裤腿然后躺下，将裤子拉至悬腰，提好裤子 （10）整理裤子系好纽扣或腰带 （11）被照护者取坐位，将患腿抬起放在健腿上 （12）为患足穿鞋或袜 （13）放下患腿，全足掌着地，身体重心转移至患侧 （14）抬起健腿放于患腿上穿好健足鞋或袜 4.脱衣、脱鞋袜 （1）解开衣扣 （2）脱患侧衣服至肩下 （3）再脱健侧衣服至肩下 （4）两侧自然下滑脱出健侧衣袖 （5）最后脱下患侧衣袖 （6）被照护者平躺松开纽扣或腰带 （7）把裤子脱至臀部以下	2 2 2 2 2 2 2 2 3 3 3 2 2 3 2 2 2 2 2 2 2 2 2	过度暴露被照护者扣2分 穿衣不整洁不平整扣2分 未观察被照护者管路、意识、肢体活动等情况各扣2分 其余一项不符合要求扣2分	

续表

项目	总分（分）	技术操作要求	标分（分）	评分标准	扣分（分）
		（8）扶被照护者于床边坐下，脱下健侧裤腿	2		
		（9）嘱患腿稍弯曲再脱下患侧裤腿	2		
		（10）被照护者取坐位	2		
		（11）抬健腿于患腿上脱下鞋或袜	2		
		（12）同法再脱另一只鞋子	2		
操作后	5	1.撤去遮挡，开窗通风，调节室温 2.用物、垃圾分类正确处置 3.洗手	1 2 2	一项不符合要求扣1分	
评价	10	1.遵循标准预防、消毒隔离、安全的原则 2.护理员知晓注意事项 3.被照护者皮肤及床单位清洁，无皮肤擦伤	4 2 4	一项不符合要求扣2分	
理论提问	5	为偏瘫被照护者更换衣物、鞋袜的注意事项有哪些	5	少一条扣1分	
合计	100				

理论提问：

为偏瘫被照护者更换衣物、鞋袜的注意事项有哪些？

答：①秉承穿脱原则：先穿患侧，后穿健侧；先脱健侧，后脱患侧。②鞋子不要太硬或太重，建议使用松紧带代替鞋带，鞋袜应放在被照护者易拿取的地方。③选择合适的衣物，要求大小合适、松紧适度、薄厚适宜，利于穿脱，被照护者舒适。④尽量不穿拉链衣裤，以防伤到被照护者。

情景模拟2　协助偏瘫被照护者如厕

【情景导入】

被照护者，女，66岁，因5年前卒中偏瘫，需协助如厕。

【路径清单】

（一）思考要点

怎样让偏瘫被照护者安全地如厕？

（二）操作目的

1.保证被照护者安全地如厕。

2.保持被照护者舒适。

3.照顾能坐起但无法行走的被照护者如厕，锻炼其功能，维持自尊。

（三）评估问题

1.帮被照护者如厕中能否配合。

2.评估被照护者皮肤及肢体活动情况。

3.评估被照护者所处环境是否安全，能够保护隐私，温度是否适宜。

（四）物品准备

物品包括轮椅、毛毯、别针、软枕头。

（五）操作过程

1.操作前准备

（1）护理员：洗手，戴口罩。

（2）用物：备齐用物并检查，合理放置。

（3）环境：病室整洁、安静、安全，调节温湿度适宜。

（4）被照护者准备：被照护者了解轮椅运送的方法、目的并能配合护理员完成操作。

2.评估

（1）老年人的一般情况：年龄、体重、病情、下肢皮肤状态和肢体活动能力，能保持身体的稳定性。

（2）轮椅检查各个部分的性能是否良好。

（3）厕所厕所内无障碍，地面防滑，便器为坐便式的，便器两旁装有扶手，安装可触及的呼叫装置，卫生间门的宽度可容轮椅进出。

3.操作步骤

（1）将病床调节至与轮椅齐平的高度，轮椅与床成直角，关闭手闸。

（2）将轮椅放在被照护者健侧与床呈45°，刹住轮椅，侧移脚踏板或打开脚踏板。

（3）协助被照护者从仰卧位到床边坐位，护理员站于被照护者患侧，指导被照护者bobath握手（患侧拇指在上），伸肘上举，健侧下肢屈曲，头转向患侧，协助被照护者左右摆动身体，利用惯性向患侧翻身。健足勾住患足移至床沿下，健手置于患肢内侧腋下撑床面，操作者一手帮助被照护者的患手支撑，一手向上扶住患肩至被照护者坐起，注意保护患手。被照护者健手支撑床面，左右移动臀部至双足平放于地面，呈功能位。注意询问被照护者感受，保护被照护者安全。

（4）护理员面向被照护者站立于患侧，一手抓住患手，另一手支撑患侧肘部。被照护者患足放在健足后方，健侧手支撑在轮椅扶手的另一侧，同时被照护者拉着操作者的手站起来，以双足为支点，帮助被照护者转身背对轮椅，臀部向后坐到轮椅上。

（5）推被照护者的轮椅，靠近坐便器，使轮椅与坐便器呈30°～40°，关好轮椅刹车，脚踏板打开。

（6）身体移向轮椅坐前沿，健侧靠近扶手，健腿用力，向上站起，弯腰，以健腿为轴，转动身体背对坐便器。

（7）转身将两腿后面靠到坐便器的前缘，使臀正对坐便器，站稳→解开裤子，并脱到臀部以下（但不要过膝），再坐到便器上。

（8）便后清洁后，协助被照护者用手拉起裤子整理。

（9）坐回轮椅上，放下踏板。

（10）放开刹掣，将老年人推回床旁，安抚鼓励老年人。

（11）将病床高度调节至与轮椅齐平，使轮椅与床呈45°，刹住轮椅，打开脚踏板。

（12）被照护者双足落地，向前倾斜躯干，用健腿支撑，健侧手扶住轮椅近侧的扶手，站起后再用健手扶住床面，保持平衡，以健腿为支轴慢慢转动身体，将臀部靠近床边后慢慢坐下，健手撑床调整身体坐稳。

（13）被照护者双手撑床，臀部后移，按床上坐位运动方法将身体移至床中央，护理员协助脱鞋，调整坐姿至背对床头，操作者拉起床挡，协助被照护者双手借助床挡躺下，调整体位。注意保护被照护者安全，询问感受。

（14）整理好床单位，将用物处理正确，洗手后做好记录。

（六）注意事项

1.卫生间内的扶手必须牢固稳定。

2.进行如厕练习时护理员必须进行陪伴保护，嘱咐被照护者勿急躁。

3.厕所地面要保持干燥。

4.在如厕过程中观察老年人询问状况，有不适立即说明防止发生意外。

［考核标准］

偏瘫被照护者如厕技术操作考核评分标准

姓名_____　考核人员_____　考核日期：　　年　　月　　日

项目	总分（分）	技术操作要求	标分（分）	评分标准	扣分（分）
仪表	5	符合护理员规范要求	5	一项不符合要求扣1分	
操作前准备	5	1.洗手，戴口罩 2.备齐并检查用物，放置合理	2 3	一项不符合要求扣2分	
安全评估	10	1.评估被照护者一般情况　年龄、体重、病情、下肢皮肤状态和肢体活动能力，能保持身体的稳定性 2.评估被照护者的认知反应　对轮椅运送技术的认识、心理状态、理解合作程度 3.轮椅各部件的性能是否良好 4.厕所的构造应无障碍，地面防滑，为坐便式的，两旁有扶手及有呼叫装置，宽度能进出轮椅 5.环境整洁、安静、安全，温湿度适宜，关门窗	2 2 2 2 2	一项不符合要求扣2分	
操作过程	60	1.将病床调节至与轮椅齐平的高度，轮椅与床成直角，关闭手闸 2.将轮椅放在被照护者健侧与床呈45°，刹住轮椅，侧移脚踏板或打开脚踏板 3.协助被照护者从仰卧位到床边坐位，护理员站于被照护者患侧，指导被照护者bobath握手（患侧拇指在上），伸肘上举，健侧下肢屈曲，头转向患侧，协助被照护者左右摆动身体，利用惯性向患侧翻身。健足勾住患足移至床沿下，健手置于患肢内侧腋下撑床面，操作者一手帮助被照护者的患手支撑，一手向上扶住患肩至被照护者坐起，注意保护患手。被照护者健手支撑床面，左右移动臀部至双足平放于地面，呈功能位。注意保护被照护者安全，询问被照护者感受	2 5 5	穿衣不整洁、不平整扣2分 未观察被照护者管路、意识肢体活动等情况各扣2分 未询问感受扣3分 未关刹掣扣5分 未安抚扣3分 床挡未拉起扣5分 未整理床单位扣3分 其余一项不符合要求扣2分	

续表

项目	总分（分）	技术操作要求	标分（分）	评分标准	扣分（分）
		4.操作者站在被照护者患侧，面向被照护者，用同侧手握住患手，另一手托住被照护者肘部，被照护者患足位于健足稍后方，健手支撑于轮椅远侧扶手，同时被照护者手拉住操作者的手站起，以双足为支点，协助被照护者臀部向后向下移动坐于轮椅中	5		
		5.被照护者的轮椅靠近坐便器，使轮椅与坐便器呈30°～40°，关好刹掣，旋开脚踏板	5		
		6.被照护者身体移向轮椅坐前沿，健侧靠近扶手，用健腿站起，弯腰，以健腿为轴转动身体	5		
		7.转身将两腿后面靠到坐便器的前缘，使臀正对坐便器，站稳→协助被照护者解开裤子，并脱到臀部以下（但不要过膝），再坐到便器上	5		
		8.便后清洁后，协助用手拉起裤子整理	2		
		9.坐回轮椅上，放下踏板	5		
		10.放开刹掣，将老年人推回床旁，安抚鼓励被照护者	3		
		11.将病床高度调节至与轮椅齐平，使轮椅与床呈45°，刹住轮刹，打开脚踏板	5		
		12.被照护者双足前足掌着地，向前倾斜躯干，用健腿支撑，健手扶住近侧轮椅扶手站起，再用健手扶住床面，维持平衡，以健腿为支轴，转动身体，使臀部在床边缓慢坐下，调整患侧肢体，保持坐位平衡	5		
		13.被照护者双手撑床，臀部后移，操作者协助脱鞋，调整坐姿至背对床头，操作者拉起床挡，协助被照护者双手借助床挡躺下，调整体位。注意保护被照护者安全，询问感受	5		
		14.整理床单位，交代注意事项	3		
操作后	5	1.撤去遮挡，开窗通风，调节室温 2.用物、垃圾分类处置 3.洗手	1 2 2	一项不符合要求扣1分	
评价	10	1.遵循标准预防、消毒隔离、安全的原则 2.护理员知晓注意事项 3.被照护者皮肤及床单位清洁，无皮肤擦伤	4 2 4	一项不符合要求扣2分	
理论提问	5	协助偏瘫被照护者如厕的注意事项有哪些	5	少一条扣1分	
合计	100				

理论提问

协助偏瘫被照护者如厕的注意事项有哪些？

答：①厕所内的扶手必须牢固稳定。②进行如厕练习时护理员必须进行陪伴保护，嘱咐被照护者勿急躁。③卫生间地面要保持干燥。④在如厕过程中观察老年人询问状况，有不适立即说明防止发生意外。⑤健康教育：向老年人介绍过程、方法及注意事项，鼓励老年人参与搬运过程，以维持及增强肌肉张力。

第六节 常见康复仪器的使用

一、排痰治疗仪

（一）作用

1.治疗呼吸道疾病，有效清除呼吸道分泌物，减少细菌感染，减轻或预防肺炎、肺化脓、肺不张等疾病。

2.改善肺部血液循环，防止静脉淤滞，放松呼吸肌，改善全身肌张力，加强呼吸肌产生咳嗽反射，有利于身体恢复。

3.术后或患病被照护者的气道护理，保证气道通畅，预防呼吸道感染等并发症。

（二）工作原理

根据临床胸部物理治疗原理，在被照护者身体表面产生特定方向周期变化的治疗力，其中垂直方向治疗力产生的叩击、震颤可促使呼吸道黏膜表面黏液和代谢物松弛和液化；水平方向治疗力产生的定向挤推、震颤帮助已液化的黏液按照选择的方向（如细支气管—支气管—气管）排出体外。

（三）适应证

各种原因引起的痰液过多，痰液过黏稠，被照护者咳出无力者。

（四）禁忌证

短期内肺切除、肺损伤；被照护者有心律失常或血流动力学不稳定；被照护者体内放置起搏器；有胸壁疼痛、开放性胸外伤、骨质疏松、脊柱疾病和肋骨骨折；被照护者皮肤溃疡，或有皮下气肿、凝血机制异常、肺出血等。

二、筋膜枪

筋膜是肌肉的白色线状部分，存在于全身的肌肉和肌腱组织中。筋膜枪主要针对筋膜肌肉，而不仅仅是筋膜。筋膜枪是软组织康复的工具，它利用高频振动来松弛身体的软组织，放松肌肉，降低局部组织张力，促进血液循环。对于因肌肉和筋膜紧张而引起的肌肉疲劳或疼痛症状，可能有一定的舒缓作用。

需要注意的是，筋膜枪的使用要慎重、合理。筋膜枪等器械不能代替主动运动，最有效的缓解疼痛的方法是改变生活方式和积极锻炼。建议每周进行3～5次一定强度的运动；静坐30～45分钟，起身走动几分钟，可做一些轻柔的伸展运动，如转动颈部、定时变换坐姿，积极伸展，放松胸部、背部、颈部肌肉等。

三、肢体压力泵

（一）定义

周期性充气压力（intermittent pneumatic compression，IPC）是一种从脚踝、小腿和大腿依次施加压力的装置，具有两种防止DVT的机制。

1.通过加快股下静脉的血流速度，促进堵塞静脉的排空，由于间歇加压减压的机械作用，脉动的血流通过肢体远端的深静脉系统，从而促进下肢血液循环，防止凝血因子积聚并黏附于血管内膜，防止血栓形成。

2.可增强纤溶系统的活性，无论健康人还是静脉血栓被照护者，使用后均能刺激内源性纤维蛋白的自溶活性。

（二）目的

1.预防深静脉血栓（DVT）通过促进血液循环，防止凝血因子聚集及其在内膜黏附，增加纤溶系统的活性，对外科、骨科、神经内科都有好处.对术后或长期卧床被照护者深静脉血栓的形成起到有效的预防作用，促进疾病的恢复。

2.消除水肿通过改善血液和淋巴循环（包括微循环），促进停滞的淋巴液恢复正常的血液循环和淋巴循环，从而达到消除水肿的目的。

3.改善糖尿病周围神经炎通过反复按压和放松四肢，可以极大地促进周围组织的微循环，改善四肢组织和周围神经的血液供应，增强周围组织的氧代谢，从而减少糖尿病被照护者的临床症状，对防治糖尿病性神经炎周围神经及糖尿病足有显著疗效。

（三）适应证

包括血液抗凝，预防深静脉血栓，静脉功能不全、静脉曲张，淋巴水肿，骨折、软组织损伤，股骨头坏死，下肢溃疡，间歇性跛行，糖尿病足及动脉硬化所致缺血性疾病。

（四）禁忌证

包括急性炎症性皮肤病，心功能不全，丹毒，深部血栓性静脉炎，肺水肿，急性静脉血栓，不稳定性高血压及安装有人工心脏的被照护者。

四、本节小结

本节重点阐述了排痰仪、筋膜枪、肢体压力泵的概念、适应证、禁忌证等基本知识，旨在指导护理员熟知机器的操作原理及使用方法，学会操作要点避免操作失误，掌握操作要点与注意事项，更好地为被照护者康复做好准备。

五、思考与练习

1.单选题

（1）关于排痰仪的使用频率，错误的是（　　）。

A.老年人推荐叩击频率：从15次/秒开始，最高30次/秒

B.重症被照护者推荐叩击频率：从10次/秒开始，最高25次/秒

C.设置初始频率为25次/秒，根据被照护者临床症状和模式的需要调节频率

D.长期卧床被照护者推荐叩击频率：从10次/秒开始，最高25次/秒

（2）在操作排痰仪时不需要准备的用物是（　　）。

A.合适的叩拍接头

B.叩击罩

C.氧气面罩

D.痰杯

（3）常用按摩头不包括的形状是（　　）。

A.球形头

B.扁平头

C.U形头

D.方形头

（4）肢体压力泵的适应证不包括（　　）。

A.深部血栓性静脉炎

B.血液抗凝

C.淋巴水肿

D.预防深静脉血栓

（5）肢体气压泵推荐的治疗时间及频率是（　　）。

A.20分钟/次，3次/日

B.20分钟/次，2次/日

C.30分钟/次，2次/日

D.30分钟/次，1次/日

2.是非题

（1）排痰叩拍应由外向内，由下往上，重点治疗被照护者胸部。（　　）

（2）排痰仪的叩击罩尽可能一人一用，避免交叉感染。（　　）

（3）筋膜枪可替代人的主动运动，可减轻病痛、改变肌肉方向。（　　）

（4）应选用正规品牌的筋膜枪，不当的震动频率和（或）缺乏保护机制很容易造成被照护者损伤，严重的甚至会导致心搏骤停。（　　）

（5）肢体压力泵可改善静脉血供，因此可用于治疗深静脉血栓。（　　）

（6）不建议为血管弹性差的被照护者使用肢体血压泵。（　　）

3.思考题

（1）叩击时若出现血痰应如何处理？

（2）下肢静脉血栓被照护者能否用筋膜枪？

情景模拟1　使用排痰治疗仪

【情景导入】

被照护者，女，58岁，肺炎，痰多，使用排痰治疗仪辅助排痰。

【路径清单】

（一）思考要点

如何正确使用排痰治疗仪？

（二）操作目的

协助排痰，保持气道通畅。

（三）评估问题

1.被照护者能否配合。

2.被照护者是否了解使用排痰治疗仪的目的、方法。

（四）物品准备

排痰治疗仪。

（五）操作过程

1.被照护者评估

（1）评估被照护者是否有胸部手术史、外伤史、心脏病史、胸痛及继发性疼痛史、性质及程度、呼吸困难及程度。

（2）评估咳嗽的难易程度，痰量和性质，呼吸的频率和节奏，有无胸壁痛、肋骨骨折，请医生确定操作位置。

2.操作前准备

（1）环境准备：室内光线充足，通风，调节温湿度适宜。

（2）用物准备：振动排痰仪性能完好，选择合适的叩拍头、叩击罩、痰杯。

3.操作步骤

（1）洗手，戴口罩，向被照护者解释。

（2）协助被照护者摆好体位。

（3）准备振动排痰仪，选择叩拍头，开机，处于待机状态。

（4）选择适当频率（参考值13Hz），压力（参考值7级），定时（参考值10～15分钟），设置初始频率20次/秒，根据被照护者的年龄、耐受程度、临床症状选择模式并调节参数设置，操作顺序是由外侧向内侧，由上方往下方，可先叩拍3～5分钟后指导被照护者有效咳痰，咳嗽无力的被照护者请护士给予吸痰。

（5）按启动键开始治疗。

（6）严密观察被照护者，指被照护者有任何不适（如胸闷、气短等）或被照护者和自觉频率过快、力度过大时，立即停止操作。

（7）操作结束，关闭电源开关，询问被照护者感受。

（8）操作后护理员指导被照护者进行有效咳痰，必要时请护士吸痰；注意观察被照护者病情并做效果评估。

（六）注意事项

1.治疗时准确连接各部件，并确认连接紧密。

2.使用轭状叩击头时不能连接叩击结合器。

3.建议为被照护者使用一次性罩头，避免交叉感染。

4.老年人推荐叩击频率　从15次/秒开始，最高30次/秒；重症被照护者推荐叩击频率：从10次/秒开始，最高25次/秒；长期卧床被照护者推荐叩击频率：从10次/秒开始，最高25次/秒。

5.治疗后询问被照护者感受，胸痛，呼吸困难症状是否减轻。

6.每日推荐治疗2～4次，治疗选择在空腹或两餐之间进行，治疗前先进行雾化吸入效果更好，治疗后5～10分钟及时协助被照护者拍背咳痰。

7.振动排痰治疗仪各个部件定时清洁消毒。

8.使用时，操作部位出现出血点和瘀斑、新出现血痰，或被照护者出现心率增加、血压等生命体征变化时，应立即停止治疗。

情景模拟2　使用筋膜枪

【情景导入】

被照护者，男，72岁，脑卒中后偏瘫，使用筋膜枪按摩偏瘫侧。

【路径清单】

（一）思考要点

如何正确使用筋膜枪？

（二）操作目的

使用筋膜枪按摩偏瘫侧，促进康复。

（三）评估问题

1.被照护者能否配合。

2.被照护者是否了解使用筋膜枪的目的、方法。

（四）物品准备

筋膜枪。

（五）操作过程

1.操作前准备

（1）环境准备：室内光线充足，通风，调节温湿度适宜。

（2）人员准备：洗手戴口罩。

2.筋膜枪的正确使用方法

（1）顺着肌肉的纹理与走向：操作时按照肌肉纹理整体的走向移动即可。比如笼统来说，胸背部肌肉是横向的，腿部肌肉是纵向的。

（2）控制好力度注意不要用力过猛。用筋膜枪头抵住肌肉的位置，配合共振，增强穿透力和按摩效果。

（3）缓慢移动不要在同一个位置击打时间过长，缓慢移动，并用一些推力。

（4）选择按摩头针对不同部位选择适宜的按摩头。

3.筋膜枪按摩头的使用部位以及方法。筋膜枪都会配备不同的按摩头，不同品牌的筋膜枪按摩头的配备也不同，这里列举几种常用的按摩头。

（1）球形头：作用面积较小，压力较大，适合大肌肉群的放松，比如手臂、腰背、臀部、大腿、小腿等。

（2）子弹头：常做点式按摩，可代替手指按摩，一般作用于有痛点位置，停留的时长一般不超过15秒，作用力强，最好在教练等专业人士的指导下使用。适用于冲击深层组织，比如经络、关节手掌、足底等。

（3）缓冲头：适应于软组织和敏感肌群的放松。

（4）扁平头：质地偏硬，作用力反馈较强，适合有一定健身基础的人使用。适应于身体各部位肌肉的放松和塑形。

（5）U形头：也称脊柱头，专门适用于脊柱两侧的肌肉及小腿等部位，用于放松两侧的肌肉。

（六）注意事项

1.头部、颈椎、胸部、腋窝、关节等部位，尤其是血管、神经、淋巴等密集部位。使用不当会导致肌肉、骨骼和神经损伤。

2.长时间伏案工作、长时间使用电脑、久坐的人是颈椎病的高发人群，可能会出现头晕、落枕、颈椎病等症状。

3.不要撞击关节：身体的关节是重要而敏感的部位。筋膜枪主要用于松解软组织。打关节是没有用的，还容易损伤关节。毕竟这是一场没有缓冲的硬碰撞。

4.控制力度和使用时间：同一部位多次使用的总时间为3～5分钟，可根据肌肉的质地移动到不同的位置。一般不需要施加太大的外压保持酸胀感即可。

5.选择筋膜枪质量：目前市场上的筋膜枪仿制、改装甚至假冒的筋膜枪很多。不当的震动频率和（或）缺乏保护机制很容易造成被照护者损伤，严重的甚至会导致心搏骤停。也存在一些风险，例如使用劣质电机和电池导致的爆炸。

情景模拟3　使用肢体压力泵

【情景导入】

被照护者，男，49岁。脑梗死后偏瘫，使用肢体压力泵预防下肢深静脉血栓形成。

【路径清单】

（一）思考要点

如何正确使用肢体压力泵？

（二）操作目的

使用肢体压力泵，促进下肢血液回流，预防深静脉血栓形成。

（三）评估问题

1.被照护者能否配合。

2.被照护者是否了解使用肢体压力泵的目的、方法。

（四）物品准备

肢体压力泵。

（五）操作步骤

1.根据治疗需要选择合适的气囊和内衬，绑定于被照护者治疗部位上注意控制松紧程度，以绑定后能插入不超过两指为宜。

2.根据被照护者位置，将仪器主机就近妥善安置于病床栏杆或台车上，确保不容易被牵扯、碰撞导致仪器跌落损坏。

3.用延长管将主机和气囊接在一起，理顺管路避免被按压或弯折导致气路不畅，并确保连接可靠，以免漏气。

4.连接电源适配器时，注意理顺电源走线，避免牵扯导致绊倒他人，或导致仪器、适配器跌落损坏。

5.打开仪器开关根据临床需要可调整治疗压力、治疗时间、治疗模式等参数，具体可参考仪器说明书。

6.点击开始按键开始治疗。

7.治疗过程护理员注意观察被照护者肢体的肤色变化，询问被照护者有无不适，根据情况及时调整参数设置，如果被照护者自我感受压力过大疼痛不耐受，暂停治疗，咨询医生后调整压力及模式等。

8.治疗完成后，先断开电源适配器，取下气囊，再拆掉延长管，妥善收纳，注意延长管不宜过度按压弯折避免失去弹性导致气路不畅。

9.将被照护者安置在舒适体位，整理用物。

（六）推荐治疗时间及频率

治疗时间为：30分钟/次，频率为2次/日。

（七）注意事项

1.治疗前，检查设备性能，被照护者有无出血。

2.每次治疗前都要检查肢体情况，如有溃疡或压疮尚未愈合，可使用敷贴覆盖伤口后再进行治疗，若有出血伤口则应暂缓治疗。

3.向被照护者说明治疗效果，打消恐惧心理，鼓励被照护者积极参与治疗。

4.对于血管弹性差的老年被照护者，压力值应从低开始，逐渐增加，直至耐受。

5.如被照护者有四肢/部位外露，注意穿一次性棉质隔离衣或罩，防止交叉感染。

6.建议第一次使用的护理员先试用设备，这样提供给感觉障碍的被照护者时可以参考的常规剂量。

看答案

（刘淑芹　盖玉彪）

参 考 文 献

常艳群，王红艺，2020. 山东省病历书写与管理基本规范（2020年版）［M］. 济南：山东科学技术出版社.

陈晓莉，张青，2018. 护理学基础［M］. 武汉：武汉大学出版社.

陈孝平，王建平，赵继宗，2018. 外科学［M］. 9版. 北京：人民卫生出版社.

陈岩，李星，2017. 中医护理学［M］. 3版. 南京：江苏凤凰科学技术出版社.

陈芝翠，刘苏曼，2012. 改进鼻饲饮食制备方法 减少胃管堵塞发生［J］. 现代医药卫生，28（6）：2.

陈钟和，纪龙飞，邓文洁，等，2022. 脑卒中偏瘫被照护者良肢位摆放在早期康复护理中的应用现状［J］. 护理实践与研究，19（3）：371-374.

丛雪，徐杨，王斗，等，2019. 女性压力性尿失禁管理相关循证指南的质量评价［J］. 中国循证医学杂志，19（11）：8.

邸佳，张大维，薛欣欣，2022. 康复护理联合血液循环驱动泵预防脑卒中偏瘫被照护者下肢深静脉血栓的效果观察［J］. 护理研究，36（8）：3.

董智莉，谢幼萍，2020. 影响电子护理文书书写时间的因素及对策［J］. 实用临床护理学电子杂志，5（13）：2.

敦煌市卫生局，2013. 腧穴定位与推拿［M］. 兰州：甘肃科学技术出版社.

方妙君，1999. 台湾华杏护理丛书护理程序［M］. 北京：科学技术文献出版社.

冯丽萍，2020. 中西医结合治疗顽固性呃逆的护理体会［J］. 浙江中西医结合杂志，10（9）：574.

葛均波，徐永建，王辰，2018. 内科学［M］. 9版. 北京：人民卫生出版社.

郭晓蕙，PAVIKA JAIN，于忱非，2012. 中国2型糖尿病被照护者教育的长期成本效果评估［J］. 中华糖尿病杂志，4（2）：4.

国家统计局，2020. 2020中国统计年鉴［M］. 北京：中国统计出版社.

国家卫生健康委员会，2020. 2020中国卫生健康统计年鉴［M］. 北京：中国协和医科大学出版社.

何桂香，2018. 康复护士临床工作手册［M］. 北京：人民卫生出版社.

洪洁，宁光，2009. 成人低血糖症的诊断和治疗——美国内分泌学会临床指南［J］. 中华内分泌代谢杂志，25（4）：446-450.

胡延秋，程云，王银云，等，2016. 成人经鼻胃管喂养临床实践指南的构建［J］. 中华护理杂志，51（2）：9.

胡雁，李晓玲，2015. 循证护理的理论与实践［M］. 上海：复旦大学出版社.

胡雁，彭健，2020. 我国质性研究系统评价和Meta整合论文的质量评价［J］. 中国护理管理，20（4）：6.

胡雁，王志稳，2017. 护理研究［M］. 5版. 北京：人民卫生出版社.

姬玉美，2018.《鼻饲术》课堂实录［J］. 现代职业教育，118（16）：432.

纪立农，郭晓惠，黄金，等，2017. 中国糖尿病药物注射技术指南（2016年版）［J］. 中华糖尿病杂志，9（2）：79-105.

贾建平，陈生第，2018. 神经病学［M］. 8版. 北京：人民卫生出版社.

江智霞，胡汝均，李晓娟，2021. 成人ICU转出被照护者健康相关生活质量的研究进展［J］. 中华护理杂志，56（1）：7.

姜安丽，2010. 新编护理学基础［M］. 2版. 北京：人民卫生出版社.

李晨露，程云，赵丽蓉，等，2017. 经鼻胃管喂养临床实践指南的临床应用［J］. 中华护理杂志，52（8）：6.

李春卉，蓝宇涛，2018. 护理学导论［M］. 北京：科学出版社.

李丹，杨阳，2019. 穴位按摩治疗习惯性便秘疗效观察［J］. 实用中医药杂志，35（9）：1154-1155.

李东泽，刘伯夫，周法庭，等，2021.《2021年AHA/ACC/ASE/CHEST/SAEM/SCCT/SCMR胸痛评估与诊断指南》解读［J］. 华西医学，36（11）：9.

李红萍，王建国，宋明浩，2014. 综合干预对微意识状态被照护者的影响［J］. 护理研究，2（28）：473-475.

李乐之，路潜，2017. 外科护理学［M］. 6版. 北京：人民卫生出版社.

李小寒，尚少梅，2017. 基础护理学［M］. 6版. 北京：人民卫生出版社.

廖二元，袁凌青，2019. 内分泌代谢病学［M］. 4版. 北京：人民卫生出版社.

林桦，梁勇，陈希，等，2017. 移动护士工作站数据信息共享与临床应用［J］. 海南医学，28（14）：3.

刘景超，2018. 盆底肌肉锻炼（PFMT）在女性压力性尿失禁中的应用进展［J］. 现代妇产科进展，27（1）：4.

刘婷，2022. WFAS标准《针灸技术操作规范拔罐》的研究与制定［D］. 天津：天津中医药大学.

刘文娜，刘姝，2017. 护士职业资格考试辅导讲义：2018年［M］. 北京：中国协和医科大学出版社.

栾雯，邵红，鲁晓宁，2016. 振动排痰与人工叩击排痰在重症肺炎排痰护理中的应用效果［J］. 实用临床医药杂志，20（8）：2.

吕广梅，莫永珍，2018. 护理学导论［M］. 3版. 南京：江苏科学技术出版社.

吕阳，2022. 康复护理对脑卒中偏瘫被照护者运动功能恢复的影响［J］. 中国医药指南，20（12）：4.

吕雨梅，李海舟，2021. 康复护理学基础［M］. 2版. 北京：人民卫生出版社.

马明娟，2019. 妇产科护理研究［M］. 长春：吉林科学技术出版社.

苗明三，许二平，武晏屹，等，2020. 中药熏洗（浴）疗法临床外用技术规范（草案）［J］. 中国实验方剂学杂志，26（9）：85-89.

齐海燕，王颖，李向丽，2015. 中医护理［M］. 兰州：甘肃科学技术出版社.

秦袖平，张慧杰，2021. 中药汤剂服用频次及合理性研究现状［J］. 天津中医药，38（9）：1215-1219.

秦元梅，杨丽霞，2016. 常用中医护理技术操作指南［M］. 郑州：河南科学技术出版社.

邱利然，周洁，吴彩琴，2013. 人体力学在护理工作中的应用［J］. 生物医学工程学进展，34（4）：3.

宋珊珊，张树杰，范冰，2022. 饮食控制疗法联合心理干预对老年高血压被照护者血压水平和生活质量的影响［J］. 中国老年学杂志，42（21）：4.

孙秋华，孟繁洁，2013. 中医护理学［M］. 北京：人民卫生出版社.

唐云跃，岳树锦，郭彤，等，2020. 国外最佳肠造口临床实践指南健康教育推荐意见的分析研究［J］. 护理研究，34（10）：6.

万学红，卢雪峰，2017. 诊断学［M］. 9版. 北京：人民卫生出版社.

王凤珍，苟小军，2013. 中西医护理技术操作精要［M］. 兰州：甘肃科学技术出版社.

王建枝，钱睿哲，2018. 病理生理学［M］. 9版. 北京：人民卫生出版社.

王丽丽，2022. 耳穴压丸治疗混合痔术后疼痛的临床观察及耳穴抗炎镇痛机制的研究［J］. 中国科技期刊数据库 医药，（8）：68-71.

王瑞麟，王旭，王超凡，2018. 中医外科理治［M］. 2版. 郑州：河南科学技术出版社.

王庭槐，2019. 生理学［M］. 9版. 北京：人民卫生出版社.

王文，2011. 2011中国血压测量指南［J］. 中华临床医师杂志：电子版，6（15）：1101-1115.

王小菊，蔺建宇，孙倩美，等，2018. 住院老年衰弱病人直立性低血压、跌倒发生情况分析［J］. 护理研究，32（18）：3.

王欣，葛萍，韩艳，2019．康复护理专科护士培训手册［M］．北京：科学技术文献出版社．

王颖，杨建国，刘洪娟，等，2019．夹管训练降低短期留置导尿相关并发症效果的Meta分析［J］．护理学杂志，34（19）：5．

魏丽丽，2015．临床实用护理常规［M］．北京：人民军医出版社．

项丽敏，赵瑾，张振芳，等，2021．个体化改良康复护理干预对脑卒中偏瘫被照护者创伤后成长、康复训练依从性及日常生活能力的影响［J］．护理实践与研究，18（24）：5．

萧佩多，2012．节力原则在髋部骨折被照护者翻身的应用效果［J］．实用医学杂志，28（22）：3836-3837．

谢红珍，袁长蓉，沈园园，等，2020．《中国护士伦理准则》内容解读［J］．中国医学伦理学，33（10）：9．

辛秉昌，公文，李刚，等，2018．脉冲式冲牙器的研究进展及应用［J］．口腔医学，38（12）：4．

徐桂华，胡慧，2016．中医护理学基础［M］．3版．北京：中国中医药出版社．

徐筱萍，赵慧华，2015．基础护理［M］．上海：复旦大学出版社．

许焕芳，赵百孝，2012．艾灸疗法作用机理浅述［J］．上海针灸杂志，31（1）：6-9．

颜巧元，2017．护理论文写作大全［M］．北京：人民卫生出版社．

燕铁斌，尹安春，2017．康复护理学［M］．4版．北京：人民卫生出版社．

杨冬花，2018．良肢位摆放在脑卒中偏瘫被照护者早期康复护理中的应用［J］．当代医学，24（8）：3．

杨金生，刮痧技术操作国家标准［S］．北京市，中国中医科学院针灸研究所，2013-12-01．

杨立群，高国贞，2018．基础护理学［M］．2版．北京：人民卫生出版社．

杨靓，谢红珍，谢玉茹，2017．最新护理文书书写基本规范［M］．沈阳：辽宁科学技术出版社．

杨巧菊，陈丽，2020．基础护理学［M］．3版．北京：人民卫生出版社．

杨旭东，朱塞筠，张海鹏，2015．耳穴全息诊断439例临床报告［J］．中国疗养医学，24（12）：1297-1299．

杨艺，何江弘，徐如祥，2018．微意识状态的研究进展［J］．中华神经外科杂志，34（11）：1185-1188．

杨瑜，潘路平，岳艳，等，2020．临床实用艾灸疗法操作及应用比较［J］．中华中医药杂志，35（12）：6395-6397．

姚金兰，庄一渝，2021．跨专业团队合作在危重症护理中的研究进展［J］．护理研究，35（3）：446-450．

佚名，2020．刮痧的基本方法：刮痧的注意事项［J］．湖南中医杂志，36（7）：64．

尤黎明，吴瑛，2017．内科护理学［M］．6版．北京：人民卫生出版社．

袁长蓉，蒋晓莲，2018．护理理论［M］．2版．北京：人民卫生出版社．

曾玉娥，冯紫菊，2021．穴位贴敷配合辨证施护对带状疱疹神经痛的疗效观察［J］．贵州中医药大学学报，43（4）：3．

张静，陈宝元，2017．临床氧疗相关指南简介及解读［J］．中华医学杂志，97（20）：5．

张连辉，邓翠珍，2017．基础护理学［M］．6版．北京：人民卫生出版社．

张佩玲，胡丽萍，杨文娟，2017．护理学［M］．延吉：延边大学出版社．

张群，蔡道章，王亚男，等，2017．3G智能血压计的开发及其测量老年人血压的准确性评价［J］．中国全科医学，20（17）：3．

张艳，史岩，薛淑好，等，2021．公共卫生护士的发展历程及启示［J］．中华护理杂志，56（2）：6．

张燕双，2018．中药保留灌肠的临床应用及护理研究进展［J］．天津护理，26（2）：244-246．

张云燕，2015．浅谈药剂中中药的性能及应用［J］．科技创新导报，12（11）：1．

赵小宇，梁思捷，周鑫，2021．肌筋膜冲击仪对非特异性腰痛被照护者腰部功能的影响［J］．按摩与康复医学，12（21）：31-33．

《中国高血压防治指南》修订委员会，2019．中国高血压防治指南2018年修订版，等，2019．中国高血压防治指南（2018年修订版）[J]．心脑血管病防治，24（1）：33．

中国高血压防治指南修订委员会高血压联盟（中国）中华医学会心血管病学分会中国医师协会高血压专业委员会中国医疗保健国际交流促进会高血压分会中国老年医学学会高血压分会，2019．中国高血压防治指南（2018年修订版）[J]．中国心血管杂志，24（1）：24-56．

中国静脉介入联盟，中国医师协会介入医师分会外周血管介入专业委员会，2019．抗凝剂皮下注射护理规范专家共识．介入放射学杂志，（8）：28．

中华护理学会静脉输液治疗专业委员会，2019．临床静脉导管维护操作专家共识[J]．中华护理杂志，54（9）：1334-1342．

中华医学会妇产科学分会妇科盆底学组，2017．女性压力性尿失禁诊断和治疗指南（2017）[J]．中华妇产科杂志，52（5）：5．

中华医学会糖尿病学分会，2021．中国2型糖尿病防治指南（2020年版）[J]．中华糖尿病杂志，13（4）：95．

中华医学会糖尿病学分会，2021．中国血糖监测临床应用指南（2021年版）[J]．中华糖尿病杂志，13（10）：13．

中华医学会消化病学分会胃肠动力学组，中华医学会消化病学分会功能性胃肠病协作组，2019．中国慢性便秘专家共识意见（2019，广州）[J]．中华消化杂志，39（9）：577-598．

中华医学会医学伦理学分会全国护理伦理学专业委员会，中国生命关怀协会，2020．中国护士伦理准则[J]．中国医学伦理学，27（4）：467．

周佳，2012．穴位按摩护理技术在中医外科和中医骨伤科的适用性筛选[D]．北京：北京中医药大学．

周剑英，许晖，张芳，等，2020．心脏康复分级诊疗模式在经皮冠状动脉介入术后被照护者中的应用[J]．中华急危重症护理杂志，1（6）：5．

朱晓霞，林华，黄志华，2020．粪菌移植的现状及未来[J]．中国微生态学杂志，32（11）：4．

邹恂，1996．现代护理诊断手册[M]．北京：北京医科大学；中国协和医科大学联合出版社．

Esposito K，Chiodini P，Maiorino MI，et al，2014．Which diet for prevention of type 2 diabetes? A meta-analysis of prospective studies[J]．Endocrine，47（1）：107-116．

Haas L，Maryniuk M，Beck J，et al，2012．National standards for diabetes self-management education and support[J]．Diabetes Care，35（11）：2393-2401．

Seaquist ER，Anderson J，Childs B，et al，2013．Hypoglycemia and Diabetes：A Report of a Workgroup of the American Diabetes Association and The Endocrine Society[J]．J Clin Endocrinol Metab，98（5）：1845-1859．

Tsolekile LP，Schneider H，Puoane T，2018．The roles，training and knowledge of community health workers about diabetes and hypertension in Khayelitsha，Cape Town[J]．Curationis，41（1）：e1-e8．

参 考 答 案

第一章　饮食照护

第一节　营养评估

填空题：社会文化因素、病理因素、生理因素、心理因素、长期应用药物和饮酒

第二节　特殊饮食及鼻饲饮食

1.填空题：（1）鼻饲术；（2）38～40℃；（3）鼻饲术

2.单选：（1）C；（2）D

3.是非题：（1）×；（2）√

4.思考题

答：①在灌注食物前，要验证一下胃管是否还在胃内。②每一次鼻饲前应先用50ml的注射器或者喂食器连接胃管末端回抽。③协助被照护者用药时护理员应将药物研磨成沫，溶化后灌入。速度要慢，并随时检查被照护者的反应。在抽吸鼻饲液时可将胃管反折，反折胃管可防止气体进入胃中引起腹痛。

第二章　排泄照护

第一节　尿潴留照护

1.单选题：D

2.是非题：√

3.思考题

答：第1次放尿时不能超过1000ml的原因是防止在一次排放大量尿液后，被照护者发生出冷汗、面色苍白、低血压、膀胱内大出血等现象。

第二节　尿失禁照护

1.单选题：C

2.是非题：（1）√；（2）√

3.思考题

答：被照护者取立位、坐位或卧位，做排尿（排便）的动作，先慢慢地收紧盆底肌肉，再缓缓地放松肌肉，每次10秒左右，连续10次，每日完成数次，以不觉疲乏为宜。

第三节　便秘照护

是非题：（1）×；（2）×；（3）√

第四节　腹泻照护

1.是非题：（1）√；（2）√；（3）√

2.思考题

答：①被照护者粪便的形状、次数、性状、颜色、气味和量的观察及记录；②记录被照护者腹泻时的伴随症状，及时通知医护人员；③保持肛周皮肤清洁、干燥。

第五节　人工造瘘（肠造瘘、膀胱造瘘、肾造瘘）照护

1.单选题：D

2.是非题：（1）√；（2）√；（3）√

3.思考题

答：正常的尿液呈淡黄色、清亮；如果发现尿液颜色加深，需要多饮水；若发现尿液浑浊、造瘘口及尿道口分泌物增多、有异味、有尿急、尿痛、低热等现象均要及时来院就诊，及时留取尿标本送检；如果发现造瘘管内尿液的颜色变深、变红，提示有可能膀胱出血，应立即去医院就诊。

第三章　睡眠照护

第一节　睡眠障碍

多选题：（1）ABCD；（2）ABCD；（3）

ABCD

第二节　助眠方法

思考题

答：照护入睡的评估内容：被照护者能否配合睡眠准备、被照护者病情及管路情况、环境是否整洁、声音是否嘈杂等。

第四章　消毒隔离

第一节　清洗与清洁

1.单选题：A

2.是非题：（1）√；（2）×

第二节　常见的消毒灭菌方法

1.单选题：（1）D；（2）A；（3）A

2.是非题：（1）×；（2）×；（3）√

第三节　消毒、灭菌的基本原则

1.单选题：（1）D；（2）A；（3）A

2.是非题：（1）×；（2）×；（3）√

第四节　特殊病原体感染物品和环境的消毒方法

1.单选题：（1）D；（2）A；（3）A

2.是非题：（1）√；（2）×；（3）√

第五节　床旁隔离概念及要求

1.单选题：（1）A；（2）C；（3）C；（4）C；（5）A；（6）C；（7）C；（8）D；（9）D；（10）B；（11）E；（12）E

2.是非题：（1）√；（2）√；（3）×；（4）√；（5）×；（6）√；（7）√；（8）×；（9）×；（10）×；（11）√；（12）×

第五章　呼吸系统常见症状的照护

第一节　咳嗽咳痰的照护

1.单选题：（1）D；（2）B

2.是非题：（1）×；（2）√；（3）√

3.思考题

答：促进有效排痰的方法有雾化吸入湿化痰液、深呼吸有效咳嗽、背部叩击、体位引流、吸痰。

第二节　胸闷憋气的照护

1.填空题

（1）＜90%

（2）防火、防震、防热、防油

（3）12小时，2小时

2.是非题：（1）×；（2）×

3.思考题

答：被照护者吸氧过程中，需要调节氧流量时，应先将被照护者吸氧鼻导管取下，调节好氧流量后，再与被照护者连接。

第六章　循环系统常见症状的照护

第一节　高血压的照护

1.单选题：（1）B；（2）C

2.是非题：（1）×；（2）√

3.填空题：140mmHg、90mmHg

4.思考题

（1）答：直立性低血压是指在体位改变后，血压骤然过度降低，并伴随脑供血不足的表现，如头痛或昏迷等。防治直立性低血压应在变换体位时行动要减慢，尤其是从卧位、坐位站立时；在静止情况下用药，且吃药后要休息片刻再开展其他运动；避免用过热的水沐浴，特别不要蒸桑拿；也不要大量饮酒。如果出现直立性低血压，则应该采取水平卧位，并抬高下肢，才能更有效地促使下肢血液回流。

（2）答：告知被照护者要绝对卧床休息，保持房间安静，防止任何不良影响和不合理的动作。协助对被照护者的生活照料，动作应轻柔。应给予被照护者持续低流量吸氧。对昏迷及惊厥的被照护者宜保证呼吸通畅，避免窒息、咬伤及跌倒。注意安抚被照护者心情，必要时使用镇静药品，紧急送往医院进行相关治疗。

第二节　胸痛的照护

1.单选题：C

2.是非题：（1）√；（2）√

3.填空题：部位、性质、程度、持续时间

4.思考题

答：胸痛是指由于胸部及胸壁病变而导致胸部不同程度的阵发性或持续性的严重疼痛，属临床常见的问题，其发病原因较多，引起的症状表现等都有不同程度的差异。

第三节　心悸的照护

1.单选题：D

2.是非题：（1）×；（2）√

3.填空题：氧气吸入

4.思考题

答：心悸是指由病理或生理因素导致的一种自觉心脏跳动的不适感。常见的病理因素有心脏搏动增强、心律失常及全身性疾病，如心血管神经症、甲状腺功能亢进、贫血等。生理性因素有精神紧张、情绪激动、剧烈运动、饮浓茶或咖啡、过量吸烟、饮酒等。

第四节　水肿的照护

1.单选题：（1）B；（2）B

2.是非题：（1）×；（2）√

3.填空题：轻度、严重

4.思考题

答：①轻度：手指按压组织时出现的轻度凹痕，平复速度较快，仅见于上眼睑、眶下软组织，胫前、踝部等皮下组织。②中度：在手指按压中见明确的较深塌陷，但平复较慢，在整个组织中可见明显水肿。③重度：周身组织明显水肿，低部位皮肤可见紧张发亮，甚至有大量水分渗出。

第七章　消化系统常见症状的照护

第一节　腹胀的照护

1.单选题：B

2.是非题：（1）√；（2）√

3.思考题

答：①为解除下腹胀，可通过热敷、肛管排气、导泻、灌肠等方法减缓症状。②严重者，应禁饮食，给予胃肠减压。③叮嘱被照护者多运动，尤其餐后要帮助被照护者做适当的运动，促进肠蠕动，以减轻病症。④在饮食照护方面，护理员应嘱被照护者少食多餐，多吃蔬菜、水果及含纤维素多的食物，少食或不食易产气的食品和引起便秘的食品。

第二节　呃逆的照护

填空题

（1）呃逆

（2）屏气法、压迫耳屏法、按摩软腭法、指压穴位法。

（3）中枢性、外周性、其他因素。

第三节　反酸的照护

填空题：（反酸）、（烧灼感）、（胸骨后疼痛）、（吞咽痛、吞咽困难）、（间歇性声嘶、慢性咳嗽）。

第四节　恶心与呕吐的照护

填空题

（1）呕吐

（2）反射性呕吐、中枢性呕吐、前庭障碍性呕吐。

（3）恶心、干呕、呕吐

第五节　腹痛的照护

填空题：急性腹痛、慢性腹痛

第六节　腹水被照护者的照护

填空题：腹水、100～200ml、腹水

第七节　食欲减退被照护者的照护

填空题：食欲减退、厌食

第八节 肠道准备的照护

是非题：×

第八章 神经系统常见症状的照护

第一节 肢体活动障碍的照护

1.单选题：（1）E；（2）C

2.是非题：（1）×；（2）√

3.思考题

答：重视患侧的刺激：护理员在负责被照护者房间的布局安排时，可以将床头柜、电视机、收音机等物品放在患肢侧，有意识地帮助被照护者的患侧在白天较多地接受自然刺激；协助被照护者洗漱、进食、测量血压、测量脉搏等照护工作，都可以在患侧进行操作；护理员与被照护者交谈时，也可以握住患手，引导头转向患侧。

第二节 语言障碍的照护

1.单选题：（1）E；（2）A

2.是非题：（1）√；（2）√

3.思考题

（1）与语言障碍被照护者辅助沟通方法，主要有可通过符号、图片、表情、手势、交流板、交流手册或手机等方式，引导和鼓励被照护者向医护人员或家属表达自己的需求，达到简单有效的双向沟通。

（2）语言康复训练的主要内容有肌群运动训练法、发音训练法、复述训练法、命名训练法、刺激训练法。

第三节 吞咽障碍的照护

1.单选题：（1）A；（2）B

2.是非题：（1）√；（2）×

第四节 头痛被照护者的照护

1.单选题：（1）D；（2）E

2.是非题：（1）×；（2）√

第五节 眩晕被照护者的照护

1.单选题：（1）E；（2）E

2.是非题：（1）√；（2）√

第六节 脑梗死被照护者的照护

1.单选题：（1）E；（2）A

2.是非题：（1）×；（2）×

第七节 脑出血被照护者的照护

1.单选题：（1）A；（2）E

2.是非题：（1）√；（2）√

第八节 帕金森病被照护者的照护

1.单选题：（1）E；（2）E

2.是非题：（1）√；（2）√

第九章 糖尿病的照护

第一节 高血糖的照护

1.单选题：（1）C；（2）B

2.是非题：（1）×；（2）√

3.填空题

（1）1

（2）注射的部位、注意事项、如何保存

第二节 低血糖的照护

1.单选题：（1）B；（2）C

2.是非题：（1）×；（2）√

3.填空题：饥渴感强烈、心慌、手抖、多汗、面色苍白

第十章 中药基本知识与用药护理

第一节 中药基本知识

1.单选题：A

2.是非题：×

3.思考题

答：口服中药注意事项有：避免使用寒性药和止血药，以温热药物温经止痛，适度活血化瘀为主。

第二节 方剂基本知识

1.单选题：A

2.是非题：√

3.思考题

答：方剂遵循君、臣、佐、使的原

则，常见剂型有汤剂、散剂、丸剂、膏剂、栓剂、糖浆剂、片剂、冲剂等。

第三节 用药护理

1.单选题：（1）A；（2）B；（3）C

2.是非题：（1）×；（2）√

第十一章 腧穴

第一节 概述

1.单选题：（1）A；（2）C

2.是非题：（1）√；（2）√

第二节 常见腧穴的定位及作用

1.单选题：（1）C；（2）B；（3）B；（4）D

2.是非题：（1）×；（2）√；（3）×；（4）×；（5）√；（6）√；（7）×；（8）×

第十二章 常见中医照护技术

第一节 穴位按摩

1.单选题：（1）C；（2）C

2.是非题：（1）×；（2）√

第二节 耳穴贴压

1.单选题：（1）C；（2）C

2.是非题：（1）×；（2）×

3.思考题

答：可选的耳穴贴压穴位有子宫、内分泌、肝、脾、肾等。

第三节 中药贴敷

1.单选题：D

2.是非题：（1）√；（2）√；（3）√；（4）×

第四节 熏洗法

1.单选题：C

2.是非题：（1）×；（2）√

3.思考题：

答：熏洗法主要适用于疮疡顽癣、关节肿痛、阴痒带下、肛周疾病等病证。

第五节 刮痧

1.单选题：C

2.是非题：（1）√；（2）×

3.思考题：

答：形体过于消瘦、皮肤病及出血倾向被照护者均不宜使用刮痧疗法。

第六节 灸法

1.单选题：（1）D；（2）B

2.是非题：（1）×；（2）√

第七节 拔罐法

1.单选题：（1）B；（2）D

2.是非题：（1）×；（2）√

第八节 中药保留灌肠法

1.单选题：（1）D；（2）D

2.是非题：（1）√；（2）×

第十三章 康复护理基础知识

第一节 肌力的基本知识

1.单选题：B

2.是非题：（1）√；（2）√

第二节 肌张力的基本知识

1.单选题：（1）B；（2）A

2.是非题：（1）√；（2）×

第三节 关节活动度基本知识

1.多选题：ABCD

2.是非题：（1）√；（2）×

第四节 日常生活能力的基本知识

1.单选题：（1）D；（2）C

2.是非题：（1）√；（2）×

第五节 意识障碍分级的基本知识

1.单选题：（1）A；（2）D

2.是非题：（1）√；（2）√

第十四章　康复护理的基本技能

第一节　抗痉挛体位的摆放

1.单选题：（1）A；（2）B

2.是非题：（1）×；（2）×

3.思考题

答：被照护者向左侧翻身。①躯干：略后仰，背后放枕头固定。②左侧肩：向前平伸外旋。③左侧上肢：上肢外展，肘、腕关节和指关节伸直，掌心向上。④左侧下肢：膝关节略弯曲，髋关节伸直。⑤右侧上肢：放在身上或枕头上。⑥右侧下肢：屈髋屈膝呈迈步的姿势，放于枕头上。

第二节　特殊体位摆放

1.单选题：（1）C；（2）B（3）A；（4）C（5）B；（6）A

2.是非题：（1）√；（2）√；（3）√；（4）×；（5）×；（6）×

第三节　被动活动技术

1.单选题：（1）B；（2）D

2.是非题：（1）√；（2）√

第四节　主动活动技术

1.单选题：（1）A；（2）D

2.是非题：（1）√；（2）√

3.思考题

答：指导被照护者用左手将右手放于胸前，将左侧下肢伸到患侧腘窝沿小腿下滑到踝关节，用左腿抬起右腿将双下肢移向健侧；左腿屈曲，足底撑床，左侧上肢屈曲，肘部撑床，左足、左肘同时用力支撑起臀部，将身体移到左侧；最后将头和肩部移向左侧，询问被照护者感受。同法向患侧移动。

第五节　生活照护技术

1.单选题：（1）D；（2）C；（3）B；（4）D

2.是非题：（1）√；（2）×；（3）√；（4）×

3.思考题

答：被照护者平躺松开纽扣或腰带，把裤子脱至臀部以下，扶被照护者于床边坐下，先脱下健侧的裤腿，再指导被照护者将患腿略弯曲后脱下患侧的裤腿，被照护者坐在床上两腿分开，将患侧裤腿套好至露出足面，再套入健侧裤腿至露出足面，尽量上提裤腿然后躺下，将裤子拉至腰，提好裤子，整理裤子系好纽扣或腰带。

第六节　常见康复仪器的使用

1.单选题：（1）C；（2）C；（3）D；（4）A；（5）C

2.是非题：（1）×；（2）√；（3）×；（4）√；（5）×；（6）×

3.思考题

（1）答：立即停止叩击，将被照护者体位转为平卧，注意保暖，观察呼吸道有无痰液、血液堆积，及时处理使其通畅，立即通知医护人员，密切观察被照护者的呼吸、脉搏、心率、血压，若被照护者出现异常立即通知医护人员进行处置。

（2）答：不可以。对于下肢深静脉血栓被照护者，为避免血栓脱落造成栓塞休克，应避免使用筋膜枪。

（刘淑芹　魏丽丽）